Martin Hirte

Impfen – Pro & Contra

Das Handbuch für die individuelle Impfentscheidung

Mit Sonderteil: Reise-Impfungen

Knaur
MensSana

Die Informationen in diesem Buch sind vom Autor sorgfältig recherchiert und nach bestem Wissen und Gewissen dargestellt. Das hier Aufgeführte ersetzt jedoch in keinem Fall den Besuch beim Arzt oder Heilpraktiker. Autor und Verlag haften nicht für Schäden, die aus dem Gebrauch des Dargestellten entstehen.

Besuchen Sie uns im Internet: www.droemer-knaur.de
Alle Titel aus dem Bereich MensSana finden Sie im Internet unter
www.knaur-mens-sana.de

Vollständig überarbeitete und erweiterte Ausgabe März 2005
Dieses Buch erschien bereits unter der Bandnummer 87114.

Redaktion: Ralf Lay, Mönchengladbach
Umschlaggestaltung: ZERO Werbeagentur, München
Umschlagabbildung: FinePic
Satz: Pinkuin Satz- und Datentechnik, Berlin
Druck und Bindung: Clausen & Bosse, Leck
Printed in Germany
ISBN 978-3-426-87242-0

5 7 8 6 4

Inhalt

Impfungen allgemein

Die Impfungen im Einzelnen

Anhang

Vorwort zur ersten Ausgabe

Durch den rasanten Fortschritt im Bereich der Medizin sind wir Ärzte mehr denn je gefordert, uns laufend fortzubilden und unser Wissen an die Patienten weiterzugeben. Über die Medien und das Internet hat zwar auch der medizinische Laie heute die Möglichkeit zu umfassender Information. Sie ist jedoch für ihn umso schwerer einzuordnen, über je weniger Grundwissen und Erfahrung er verfügt. Den dadurch aufgeworfenen Fragen und Diskussionen müssen wir Ärzte uns stellen.

Nach der geltenden Rechtsauffassung hat der Impfarzt den Impfling bzw. seine Sorgeberechtigten über »alle eingriffstypischen Risiken« aufzuklären – damit sind selbst Nebenwirkungen gemeint, die seltener als einmal auf eine Million Impfungen auftreten. Andererseits soll er auch alle typischen Komplikationen der entsprechenden Krankheiten erläutern. Bei der Arbeitsbelastung der meisten Ärzte ist dies eine kaum lösbare Aufgabe. Auch die Veröffentlichungen der Impfkommission bieten hier keinen Ausweg, da meist nur auf die »gute Verträglichkeit« der jeweiligen Impfung hingewiesen wird.

Nach zehn Jahren Impfpraxis und Beschäftigung mit Impfungen und der Impfliteratur habe ich nun dieses Buch zusammengestellt, das für Eltern und Impfärzte eine Art Wegweiser zum kritischen Umgang mit Impfungen sein soll. Um meine Aussagen zu belegen, habe ich Bezug zu zahlreichen Referenzen aus der Fachliteratur genommen. Dadurch wird die Lesbarkeit zwar nicht unbedingt erleichtert, aber ich will damit aufzeigen, dass mein impfkritischer Standpunkt auch wissenschaftlich untermauert ist.

Der Hauptteil dieses Buches ist grob in drei Teile gegliedert: zunächst die in Deutschland allgemein empfohlenen Impfungen, dann die unter besonderen Umständen angezeigten Impfungen – so genannte Indikationsimpfungen – und schließlich Reiseimpfungen. In den einzelnen Kapiteln werden die Vor- und Nachteile der jewei-

ligen Impfung gründlich abgewogen. Am Ende jedes Kapitels folgt eine kurze Zusammenfassung und im letzten Abschnitt des Buches ein »alternativer Impfplan«, den ich zur Diskussion stellen möchte. Da eine Impfentscheidung jedoch nach meinem Verständnis immer eine individuelle Entscheidung sein muss, die letztlich von den Eltern getroffen wird, relativiert sich jeder Impfplan.
Als klassisch homöopathisch arbeitender Kinderarzt habe ich die Überzeugung gewonnen, dass die Homöopathie eine Methode ist, mit der sich Kinderkrankheiten gut begleiten und Komplikationen verhüten lassen. Der wissenschaftliche Nachweis hierfür steht jedoch noch aus. Zudem verfügen viele Kinderärzte nicht über dieses Repertoire. Ich habe daher darauf verzichtet, die Homöopathie als Argument in die Impfdebatte zu werfen.
Ich möchte mich für die kritische Durchsicht meines Manuskripts bedanken bei meiner Frau Tina und bei einem anerkannten Impfexperten, der namentlich nicht genannt werden will.
Jeder Impfratgeber wird früher oder später von der Entwicklung überholt, und so kann es sein, dass bestimmte Informationen zu dem Zeitpunkt, in dem Sie dieses Buch in der Hand halten, schon wieder infrage gestellt oder neueste Aspekte noch nicht berücksichtigt sind. Um regelmäßige Ergänzungen und Überarbeitungen werde ich mich daher bemühen. Für Anregungen diesbezüglich bin ich jederzeit offen.

Dr. med. Martin Hirte
Kinderarzt, Homöopathie, Allergologie
Leopoldstraße 58
80802 München

Vorwort zur zweiten Ausgabe

Seit der Erstellung der ersten Auflage hat sich im Impfsektor viel getan, was eine Neuauflage notwendig machte: Im Jahrestakt werden die öffentlichen Impfempfehlungen erweitert. Neue Impfstoffe sind auf dem Markt, alte sind verschwunden; die Tendenz geht eindeutig zu einer »Verschlankung« des Marktes mit weniger Freiheit für eine individuelle Impfentscheidung. Neue Nebenwirkungen sind bekannt geworden, vor allem bezüglich des Impfzusatzstoffes Aluminium und der Mehrfachimpfstoffe. Das Klima für impfkritische Eltern und Ärzte ist rauer geworden, da von offizieller Seite zunehmend Druck ausgeübt wird. Der Erfolg der Impfprogramme ist an einem Verschieben des Krankheitsspektrums abzulesen: Kinderkrankheiten werden in der Kindheit seltener, im Erwachsenenalter dagegen häufiger; immer öfter ist in der kinderärztlichen Praxis auch eine Impfberatung bei Eltern angezeigt, die diese oder jene Kinderkrankheit noch nicht durchgemacht haben.

Gelegentlich wurde mein Impfratgeber als »nicht objektiv« beanstandet. Diese Kritik geht an der Sache vorbei, denn wissenschaftliches Wissen ist immer nur vorläufig und nie objektiv: »Nicht der Besitz von Wissen, von unumstößlichen Wahrheiten macht den Wissenschaftler, sondern das rücksichtslos kritische, das unablässige Suchen nach Wahrheit« (Popper 1969). Um sich der Wahrheit zu nähern, bedarf es der unablässigen Diskussion, die im Impfbereich jedoch nicht stattfindet, sondern eher unterdrückt wird. Der Einfluss der Industrie auf Forschung und Medien ist übermächtig. Interessenkonflikte sind bei vielen exponierten Wissenschaftlern und Entscheidungsträgern bekannt oder anzunehmen, werden jedoch in Deutschland – im Gegensatz zu den USA – nicht offen gelegt.

Dies alles sind günstige Voraussetzungen dafür, dass sich unser »Wissen« bezüglich Impfungen von der Wahrheit entfernt. Skepsis und kritisches Hinterfragen sind daher angebracht. Wenn es mir mit diesem Buch gelingt, hier und da zur kritischen Diskussion anzuregen und zu einer bewussteren, weil aufgeklärteren Impfentscheidung zu verhelfen, dann hat es seinen Zweck erreicht.

IMPFUNGEN ALLGEMEIN

Krankheit und Prophylaxe

Mit der Geburt eines Kindes beginnt für die Eltern ein Abschnitt im Leben, in dem sie plötzlich eine ungeheure Verantwortung übernehmen müssen. Bisher gewohnt, allein für sich selbst zu sorgen, müssen sie nun Entscheidungen treffen, bei denen es um das Leben und Wohlbefinden eines anderen Menschen geht, der völlig von ihnen abhängig ist.

Bereits in der Schwangerschaft sieht sich die werdende Mutter mit Maßnahmen der Krankheitsvorsorge konfrontiert: Ultraschalluntersuchungen, die möglicherweise schwer zu deutende oder kontrollbedürftige Auffälligkeiten ergeben; Ergebnisse von Blutuntersuchungen, die verunsichern können; Medikamente wie Jod oder Magnesium, die auf lange Zeit eingenommen werden sollen. Die Schwangere als Patientin – ein Zeichen unserer Zeit.

Schwerwiegender werden die Entscheidungen nach der Geburt des Kindes: Welche prophylaktischen Maßnahmen sind wirklich notwendig und unschädlich: die hoch dosierten Gaben von Vitamin K zur Vorbeugung seltener Hirnblutungen? Die Gaben von Fluor zur Kariesvorsorge, von Vitamin D gegen Rachitis? Soll ich mit Stoffwindeln oder Wegwerfwindeln wickeln? Wie ernähre ich mich als stillende Mutter, wie ernähre ich mein Kind? Wie kann ich Allergien vermeiden? Kann ich meinem Kind die schlechte Luft in der Stadt zumuten? Welche Möbel, welche Kleider, welche Baumaterialien sind ungiftig?

Auf all diese Fragen müssen die Eltern Antworten finden, die mit ihren Erfahrungen und ihrer Weltanschauung übereinstimmen. Eine der schwierigsten Fragen, der sich Eltern stellen müssen, ist die Frage nach dem Umgang mit Krankheiten. Auf diesem Gebiet erzeugt die moderne Medizin größte Erwartungen. Ungeheure Forschungsgelder werden in Projekte investiert, bei denen es um Eingriffe in Erbgut und Immunsystem zur Verhütung von Krankheiten und Verlangsamung des Alterns geht. Ewige Jugend und Gesundheit – ein Ziel, das sich deckt mit der Hauptzielgruppe der Werbestrategen in unserer Gesellschaft: Wertvoll ist, wer leistungsfähig

ist und über sein Konsumverhalten die Nachfrage steigert. Krankheit, Altern und Sterben sind gewissermaßen »unproduktiv« und werden aus dem öffentlichen Bewusstsein verdrängt.
Eltern stoßen beispielsweise auf Unverständnis, wenn sie ihr Kind mit Trisomie 21 nicht abgetrieben haben; sie erfahren Ablehnung, und man macht ihnen Vorwürfe (»Kindesmisshandlung«), wenn sie ihr Kind nicht gegen Masern geimpft, sondern eine Masernerkrankung mit ihm durchgestanden haben. Inzwischen wird uns sogar von Wissenschaftlern vorgerechnet, dass die Krankenpflegetage für Eltern an Windpocken erkrankter Kinder kostspieliger sind als der Impfstoff und daher die Windpockenimpfung die bessere Alternative sei. Das Gefühl für den Sinn von Krankheiten ist völlig verloren gegangen.

Als eine Art Gegenbewegung erfahren in den letzten Jahren alternative Vorstellungen Aufwind, die in Krankheiten wichtige Prozesse der Anpassung des Organismus an sich ständig verändernde Umweltbedingungen sehen. Hierzu zählen die Homöopathie, die anthroposophische Medizin, die Traditionelle Chinesische Medizin (TCM), die ayurvedische Medizin und die Naturheilkunde. Anstatt Krankheiten zu unterdrücken, wird bei diesen Therapieformen eine Art Regulation angestrebt, durch die eine positive Entwicklung auf körperlicher, geistiger und seelischer Ebene bewirkt werden soll.
Niemand wird sich der Verhütung oder drastischen Behandlung lebensbedrohlicher Erkrankungen entgegenstellen. Impfungen sind und bleiben ein wesentliches Instrument bei der Kontrolle gefährlicher Seuchen wie Diphtherie oder Kinderlähmung. Doch das Konzept, immer harmlosere Erkrankungen mit hochwirksamen und risikoreichen Arzneimitteln oder Impfungen hinwegzuwischen oder zu unterdrücken, muss aus dem Blickwinkel einer ökologisch und auf den einzelnen Menschen hin orientierten Medizin äußerst kritisch gesehen werden. Akute Erkrankungen haben einen wichtigen Stellenwert in der Entwicklung des Immunsystems und wahrscheinlich auch der Persönlichkeit. Es mehren sich beispielsweise die Hinweise, dass fieberhafte Erkrankungen, auch die typischen »Kinderkrankheiten«, einen gewissen Schutz vor Krebserkrankun-

gen, allergischen Erkrankungen und Autoimmunkrankheiten darstellen (Albonico 1998b, Krone 2003).
Das erste Gebot jeder ärztlichen Handlung ist der Leitsatz, der auf Hippokrates zurückgeführt wird: »Zuallererst nicht schaden« (»primum nil nocere«). Bei medizinischen Maßnahmen, die massenhaft angewendet werden – und bei den meisten Impfungen ist das Ziel eine mindestens 95-prozentige Erfassung der gesamten Bevölkerung –, müssen die langfristigen Wirkungen auf den Einzelnen und auf die Gemeinschaft, also die Nachhaltigkeit, besonders gut beobachtet und geprüft werden. Je weniger das geschieht, umso mehr Anlass gibt es für Zurückhaltung und Skepsis.

Die Geschichte des Impfens

Bereits um das Jahr 1000 hatte man in China herausgefunden, dass man nach überstandenen Pocken immun gegen die Erkrankung war. So wurden Kleinkinder künstlich mit Pocken infiziert, um sie im späteren Leben vor erneuter Ansteckung zu schützen. Die mit dieser Methode verbundenen hohen Risiken erschienen bei der damals sehr hohen Kindersterblichkeit erträglich (Temple 1986).
Schriften aus dem 18. Jahrhundert belegen, dass diese Art Impfung auch in der arabischen Medizin bekannt war. Die Methode breitete sich nach Europa aus. Man ging dazu über, Pockenimpfstoff von besonders milden Pockenfällen zu isolieren, um möglichst wenige Nebenwirkungen zu erzeugen (»Variolation«). Der Erfolg war gering, die Nebenwirkungen waren erschreckend (Buchwald 1997).
Am 14. Mai 1796 führte in England Edward Jenner an einem Buben die erste Pockenimpfung durch, die aus einem Kuhpocken-Hautausschlag hergestellt war. Er hatte beobachtet, dass Menschen, die sich bei Kühen infiziert hatten, den Pocken gegenüber resistent waren. Sechs Wochen nach der Impfung des Buben infizierte er ihn mit echten Pocken – ein Versuch, der heute vor keiner Ethik-Kommission Bestand hätte – und hatte offensichtlich Immunität erzielt,

denn der Junge erkrankte nicht. Jenners Sohn jedoch, der mit zehn Monaten geimpft worden war, wurde nach der Impfung schwachsinnig und starb mit 21 Jahren – eine Tragödie, aufgrund deren Jenner am Ende seines Lebens »von Zweifeln geplagt« gewesen sein soll (Buchwald 1997).

Die Pockenimpfung blieb zunächst jahrzehntelang umstritten, denn der Impfstoff war nicht standardisiert und hatte nur eine geringe Schutzwirkung (erst der im 20. Jahrhundert eingeführte gefriergetrocknete Impfstoff zeigte gute Impferfolge). Da die Pockenerkrankung jedoch weiterhin grassierte und Zigtausende von Menschenleben forderte, wurde in den westlichen Ländern nach und nach die Pockenimpfung eingeführt – in Deutschland zuerst im Jahre 1807 in Hessen. Am 8. April 1874 erklärte die deutsche Regierung durch das Reichsimpfgesetz die Pockenschutzimpfung mit Kälberlymphe zur Pflichtimpfung. Gleichzeitig wurde die Entschädigung für Bürger garantiert, die durch die Impfung gesundheitlich beeinträchtigt wurden. Bei vielen Impflingen verursachte sie nämlich schwere Nebenwirkungen, vor allem die gefürchtete Impfenzephalitis mit Todesfolge oder schwerer körperlicher und geistiger Behinderung.

Ende des 19. Jahrhunderts wurde aufgrund der Arbeiten von Louis Pasteur (1822–1895), der Mikroben als Ursache von Krankheiten identifiziert hatte, die Entwicklung von Impfstoffen vorangetrieben. Er hatte unter anderem die Erreger der Geflügelcholera untersucht und dabei entdeckt, dass Erreger, die mehrere Wochen im Labor »vergessen« worden waren, abgeschwächt waren und nicht mehr krank machten. Die damit infizierten Hühner wurden im Gegenteil vor einer späteren Choleraerkrankung geschützt. Pasteur entwickelte immunologische Modelle zur Funktion von Impfungen und erste Verfahren zur Impfstoffherstellung. Er schuf auch den Begriff »Vakzination« (vom lateinischen Wort für »Kuh«, *vacca*) für die Impfung mit lebenden oder toten Erregern. Das deutsche Wort »impfen« stammt eigentlich aus dem Gartenbau und leitet sich vom lateinischen *imputare* und griechischen *emphyteúein* ab, was »einpflanzen, pfropfen« bedeutet. Das Einritzen des Pockenimpfstoffs in die Haut wurde also als Pfropfen aufgefasst und danach benannt.

Die zunächst entwickelten Impfstoffe waren gegen die großen »Seuchen« gerichtet: Pocken (1798), Tollwut (1885), Pest (1897), Diphtherie (1925), Tuberkulose (1927), Gelbfieber (1937) und Wundstarrkrampf (1927). Bereits 1926 gab es auch erste Versuche mit einer Keuchhustenimpfung. Erst nach dem Zweiten Weltkrieg konnten infolge der wissenschaftlichen Fortschritte weitere Impfstoffe, nun auch gegen Viruserkrankungen, entwickelt werden: Kinderlähmung (1955 Totimpfstoff, 1962 Lebendimpfstoff), Masern (1964), Mumps (1967), Röteln (1970) und Hepatitis B (1981).
Die ersten Impfstoffe waren nach heutigen Kriterien schlecht gereinigt und hatten enorm viele Nebenwirkungen. Der Pockenimpfung fielen nachweislich Tausende von Menschen zum Opfer. Bis zum Zweiten Weltkrieg waren Impfungen zudem nur für die besser gestellten Bevölkerungsanteile in den westlichen Industrieländern zugänglich. Die Erkrankungszahlen etwa an Diphtherie oder Tetanus gingen daher kaum zurück.

In den fünfziger und sechziger Jahren wurden die ersten großflächigen Impfkampagnen gestartet: Die Polioimpfung wurde in Europa und den USA in allen Bevölkerungsschichten massiv propagiert (»Schluckimpfung ist süß – Kinderlähmung ist bitter«) und führte zu einem dramatischen Rückgang der Erkrankungszahlen.
Ab 1967 wurde auf Betreiben der Weltgesundheitsorganisation WHO zum ersten weltweiten Versuch der Ausrottung einer Krankheit, nämlich der Pocken, ausgerufen. In allen Ländern und Bevölkerungsschichten warb man für die Pockenimpfung, unter ständiger Überwachung von Durchimpfungs- und Erkrankungszahlen. Im Jahre 1980 erklärte die WHO die Erde pockenfrei, 1982 wurde in Deutschland die Impfpflicht gegen Pocken aufgehoben. Das Damoklesschwert hängt freilich in Gestalt militärischer Vorräte von Pockenviren über uns, deren Einsatz bei künftigen Terroranschlägen für möglich gehalten wird.
Im Jahr 1974 startete die WHO weitere weltweite Impfprogramme, die »Expanded programs on immunization«. Bis dahin waren weniger als 5 Prozent der Kinder in den ärmeren Ländern der Welt geimpft worden. Nun sollten in allen Ländern der Welt die Kinder gegen Diphtherie, Tetanus, Keuchhusten, Kinderlähmung und Ma-

sern immunisiert werden. Seit den neunziger Jahren kamen dazu noch die Impfung gegen Hepatitis B und in betroffenen Ländern die Impfung gegen Gelbfieber (WHO 2000).
Ein zu würdigender Erfolg dieser Impfprogramme war die Ausrottung der Kinderlähmung in der westlichen Hemisphäre in den neunziger Jahren. Sie ist heute nur noch in wenigen Ländern der Welt heimisch, bei weniger als tausend gemeldeten Fällen jährlich. Auch der Rückgang weiterer Erkrankungen wie Diphtherie, Hib sowie derzeit auch der Kinderkrankheiten Masern, Mumps, Röteln und des Keuchhustens im Kindesalter ist vor allem auf die Impfungen gegen ebenjene Krankheiten zurückzuführen. Beflügelt durch diese Erfolge hat sich die WHO für die nächsten Jahre die Ausrottung von Masern und Hepatitis B zum Ziel gesetzt.
Bei aller Euphorie über die erreichten Ergebnisse wird allgemein unterschlagen, dass die Gefährlichkeit der meisten Erkrankungen, ablesbar an den Todesfallstatistiken, zumindest in den Industrienationen schon vor Beginn der großen Impfprogramme deutlich rückläufig war. Hierzu trug vor allem der verbesserte Lebensstandard bei: bessere Wohnverhältnisse, bessere Ernährung, sauberes Trinkwasser und zunehmendes Hygienebewusstsein.
Mit der wachsenden Anzahl von Impfungen zeigte sich auch, trotz mangelhafter Erfassungssysteme für Nebenwirkungen, dass jeder Impfstoff neben harmlosen akuten Impfreaktionen, wenn auch selten, so doch schwere und im Extremfall lebensbedrohliche oder tödliche Nebenwirkungen haben kann. Mehr und mehr in den Blickpunkt geraten heute auch die verzögert einsetzenden langfristigen Nebenwirkungen durch Beeinträchtigung des Immunsystems und der Nervenentwicklung.
Die Nachhaltigkeit von Impfmaßnahmen wird weiterhin dadurch infrage gestellt, dass Krankheitserreger durch Mutation resistent gegen Impfstoffe werden können *(serotype replacement)*, dass andere Erreger die entstandene »Lücke« auffüllen oder überhaupt immer wieder neue Krankheiten auftauchen, wie es uns Aids oder Sars plastisch vor Augen führen.
Zudem ist bei epidemischen Krankheiten wie Mumps, Masern, Röteln, Keuchhusten, Windpocken, deren weltweite Auslöschung kaum zu erzielen sein wird, langfristig der epidemiologische Wert

der Impfung fraglich und könnte sich ins Gegenteil verkehren, wenn die Erkrankungen ins Jugendlichen- und Erwachsenenalter verschoben werden – mit einer sich daraus ergebenden Zunahme von Komplikationen.

Die Impffrage

Spätestens mit dem dritten Lebensmonat ihres Kindes werden Eltern mit der Impffrage konfrontiert: Die Ständige Impfkommission (STIKO) am Robert-Koch-Institut in Berlin empfiehlt ab der neunten Lebenswoche einen Impfkalender mit derzeit zehn Impfstoffen, die in bestimmten Abständen und Kombinationen mehrfach verabreicht werden sollen (die derzeitigen Impfempfehlungen finden sich im Anhang dieses Buches). Bis zum fünfzehnten Lebensmonat summiert sich das auf 31 Einzelimpfstoffe. In den Impfempfehlungen schlägt sich das Interesse des Staates und auch überstaatlicher Organisationen wie der WHO an möglichst breit akzeptierten Impfungen nieder.

Diese Politik verfolgt in erster Linie epidemiologische und ökonomische Ziele: die Ausrottung von weltweit verbreiteten Krankheiten, die Vermeidung von statistisch zu erwartenden Todesfällen und Krankheitskomplikationen, das Wegimpfen von Krankheiten, die im Vergleich mit den Impfkosten zu erhöhten Kosten im Gesundheitssektor und im sozialen Bereich führen – gemäß so genannter »Kosten-Nutzen-Analysen« –, und den Schutz der Allgemeinheit vor Seuchen durch Schaffung einer »Herdenimmunität« in der Bevölkerung. Mit dem Ausdruck »Herdenimmunität« ist gemeint, dass durch die Impfung eines Großteils der Bevölkerung auch für die Ungeimpften die Erkrankungswahrscheinlichkeit sinkt.

Werkzeug zur Durchsetzung dieser Ziele sind Massenimpfungen, an denen möglichst alle teilnehmen sollen. Die Vorbedingungen dafür sind die Zulassung geeigneter Impfstoffe, die öffentlichen Impfempfehlungen und die gezielte Überzeugungsarbeit in den

Massenmedien – in jüngster Zeit zunehmend auch mit sachlich unrichtigen, propagandistischen Behauptungen.
Die Belange der Allgemeinheit decken sich jedoch nur teilweise mit den Interessen des Einzelnen. Dem geht es in erster Linie um eine möglichst gute Lebensqualität, den Eltern eben hauptsächlich darum, dass ihre Kinder von Krankheits- oder Impfkomplikationen verschont bleiben, sich seelisch, geistig und körperlich gut entwickeln und ohne bleibende Schäden groß werden.
Es ist eine Glaubens- und Gewissensfrage, ob man sich unter diesen Umständen abstrakten gesellschaftlichen Zielen wie Krankheitsausrottung und Kostenvermeidung unterordnen will – man könnte ja im Extremfall auch durch eine Impfung zu Schaden kommen oder sich durch die Vermeidung bestimmter Krankheiten andere, schwerwiegendere Leiden zuziehen. Zwar drohen auch durch Krankheiten körperliche Schäden, Behinderungen oder im Extremfall sogar der Tod; doch selbst wenn man die Risiken von Krankheit oder Impfung exakt beziffern könnte – umfassende und korrekte Erhebungen und Statistiken vorausgesetzt –, wäre damit noch nichts über die konkrete Gefährdung des Einzelnen ausgesagt.
Dieses Dilemma führt zu dem berechtigten Interesse des Einzelnen, in Fragen der eigenen Gesundheit ein Selbstbestimmungsrecht ausüben zu dürfen. Nachdem es seit Aufhebung der Pockenpflichtimpfung 1982 in Deutschland – im Gegensatz etwa zu Italien oder den USA – keine Impfpflicht mehr gibt, liegt heute die Entscheidung für oder gegen Impfungen korrekterweise beim Einzelnen, im Fall von Kindern bei ihren Eltern.
Die Impfentscheidung ist – bei all den Unsicherheiten, die in diesem Bereich vorhanden sind und immer sein werden – letztlich eine intuitive Entscheidung. Sie ist von einem »rationalen«, wissenschaftlichen Standpunkt aus nur bedingt angreifbar. Schließlich werden wichtige Fragen wie die positiven Auswirkungen von Krankheiten auf die Lebensqualität, die langfristigen Auswirkungen von Impfungen auf den Einzelnen und die Nachhaltigkeit von Massenimpfungen auf die Gesellschaft wissenschaftlich kaum untersucht; ja, sie sind mit wissenschaftlichen Methoden auch höchstens ansatzweise zu erfassen, da wesentliche Kriterien wie beispielsweise körperliches Wohlbefinden, Persönlichkeitsentwicklung, Selbstbe-

wusstsein oder auch die Gesundheit in einer Gesellschaft nicht in Zahlen auszudrücken sind. Zudem sind wissenschaftliche Erkenntnisse immer nur eine Annäherung an die Wahrheit und nie der Weisheit letzter Schluss.

Sicher leben wir heute in einer Zeit, in der Infektionskrankheiten für den Einzelnen nur noch geringe Bedeutung haben. Im Allgemeinen vertrauen wir darauf, dass solche Krankheiten medizinisch »beherrschbar« sind. Todesfälle durch klassische Seuchen wie Diphtherie oder Masern sind eine extreme Rarität. Mit dem Verschwinden der Seuchen, zu dem neben dem gestiegenen Lebensstandard und der besseren Hygiene die Impfungen ihren Teil beigetragen haben, geraten ihre Gefahren in Vergessenheit; und die Probleme, die durch Impfungen entstehen, kommen uns umso mehr ins Bewusstsein.

Impfprogramme zur Ausrottung von Krankheiten entwickeln andererseits eine enorme Eigendynamik, da sie nur dann erfolgreich sein können, wenn möglichst rasch möglichst große Teile der Bevölkerung – in der Regel mehr als 95 Prozent – daran teilnehmen: »Die Details des Impfplanes sind relativ unwichtig im Vergleich zu einer möglichst frühzeitigen und möglichst vollständigen Durchimpfungsrate« (Schmitt 2001a). Medienberichte und Informationsmaterial zum Impfthema stellen daher einseitig die Gefahren von Krankheiten und den Nutzen von Impfungen in den Vordergrund. Wichtigster Bestandteil dieser Öffentlichkeitsarbeit durch Behörden und Industrie ist es, Angst zu erzeugen, um die Impfmotivation zu erhöhen. Ein ganzer Forschungszweig beschäftigt sich mit der Frage, welches »Angstniveau« optimal ist (Renner 2000). Die bewusste Auseinandersetzung mit den Themen Vorbeugung und Impfung, Krankheit und Sterben, mit dem Sinn des Lebens überhaupt wird auf diese Weise blockiert, die Menschen werden entmündigt, ihre Gesundheit wird abstrakten Zielen untergeordnet. Hinter dieser Verschärfung der Impfdebatte steht immer noch das Schreckgespenst der Impfpflicht. Nur sie würde eine weitgehend komplette »Durchimpfung« der Bevölkerung, wie sie von vielen Impfbefürwortern gefordert wird, gestatten.

Eine zentrale Funktion im Spannungsfeld der Impfentscheidung hat die Wissenschaft. Abhängig von Geldgebern im öffentlichen und vor allem privaten Bereich, verfolgt sie vorrangig deren Interessen. Das Bestreben dieser interessengelenkten Forschung ist der Nachweis von Wirksamkeit und Sicherheit einzelner Impfmaßnahmen in möglichst kurzer Zeit und mit möglichst geringen Kosten. Als Wirksamkeitsnachweis begnügt man sich in der Regel mit Antikörperbestimmungen vor und nach der Impfmaßnahme, bei der Sicherheitsbeurteilung mit der Beobachtung eines kurzen Zeitraums – Tage bis höchstens wenige Wochen nach der Impfung.

Kaum eine Studie vergleicht geimpfte mit ungeimpften Gruppen, in kaum einer Studie werden weiter reichende Kriterien berücksichtigt wie Lebensqualität, Lebensdauer oder Anfälligkeit für chronische und bösartige Erkrankungen bei Geimpften und Ungeimpften. Eine Ahnung von möglichen Erkenntnissen bei umfassenderen Untersuchungskriterien vermittelt eine überraschende Untersuchung aus Finnland: Sie zeigt, dass seit Einführung der Masernimpfung die Masern-Enzephalitis zwar nahezu verschwunden, durch Zunahme anderer Erreger die Häufigkeit schwerer Gehirnentzündungen insgesamt jedoch gleich geblieben ist (Koskiniemi 1997). Auch die Zunahme von schweren Pneumokokken-Infektionen seit Einführung der Impfung gegen Hib-Bakterien zeigt, dass wir beim Versuch, Krankheiten zu verhindern, vor Überraschungen nicht gefeit sind. Das ökologische Gleichgewicht zwischen dem menschlichen Organismus und Krankheiten war bisher noch nicht Forschungsobjekt. Der Schweizer Arzt und Impfskeptiker Hans Ulrich Albonico fordert, massive Eingriffe in dieses Gleichgewicht, wie es Massenimpfungen darstellen, sorgfältig auf ihre »Nachhaltigkeit« zu untersuchen – also auf mögliche negative Folgen für künftige Generationen (Albonico 1998b). So könnte beispielsweise die Massenimpfung gegen Masern, die bei einem zwar geringen, aber über die Jahre stetig wachsenden Teil der Bevölkerung keinen Schutz vermittelt, künftig zu schweren Epidemien bei Jugendlichen und Erwachsenen führen.

Bei der Überlegung, welche Impfungen sie ihrem Kind geben lassen sollen, sehen sich viele Eltern Kinderärzten gegenüber, die keine Zeit und oft auch keine Motivation haben, sich mit ihnen in Impffragen

länger auseinander zu setzen: Die Vergütung der Impfleistung ist, verglichen mit dem Aufklärungsaufwand, minimal. Zudem werden die Ärzte tagtäglich mit Bergen kostenloser »Zeitschriften« und Werbebroschüren überhäuft, herausgegeben von der pharmazeutischen Industrie und gespickt mit einseitigen Informationen zum Impfthema. Auch ärztliche Fortbildungen zum Thema Impfungen sind durchgehend von Impfstoffherstellern gesponsert.
So wird die eigentliche Position des Haus- oder Kinderarztes unterminiert, in erster Linie die Interessen seiner Patienten wahrzunehmen. Bewusst oder unbewusst vertreten viele Ärzte eher abstrakte gesellschaftliche Ziele wie auch kommerzielle Interessen der Impfstoffhersteller.

Wie hart die Auseinandersetzung zwischen Impfbefürwortern und -skeptikern inzwischen geworden ist, zeigen Veröffentlichungen, in denen gefordert wird, den Eltern im Zweifelsfall die Verantwortung für ihre Kinder zu entziehen. So war beispielsweise in der Zeitschrift *Kinderärztliche Praxis* zu lesen, Eltern und Ärzte hätten »so gut wie keinen Ermessensanspruch mehr bezüglich Impfbejahung bzw. Impfverweigerung«, sondern Kinder hätten Anspruch auf Impfungen, und dieser Anspruch sei zu erfüllen (Voss 1998). Man beruft sich unter anderem auf Artikel 6 Absatz 1 des Grundgesetzes, der die Familie unter den besonderen Schutz der staatlichen Ordnung stellt. Hardliner wie der STIKO-Vorsitzende H.J. Schmitt versuchen, Eltern gegen Ärzte aufzuwiegeln:

> »Ein 14 Jahre alter Junge hat eine Sinusitis und in deren Folge erleidet er eine Pneumokokken-Meningitis. Er überlebt, ist aber fortan taub. Wer hat Mitschuld? Gegebenenfalls der Arzt, wenn dieser nicht auf die entsprechende Möglichkeit der Prävention hingewiesen hatte« (Schmitt 2003).

Die Forderungen mancher Impfspezialisten gehen sogar so weit, dass der Schuleintritt wie in den USA an eine ausreichende »Durchimpfung« gekoppelt werden müsste (Markuzzi 1997).
Ärzte, die Impfungen nicht ausdrücklich empfehlen oder nach den STIKO-Empfehlungen durchführen, werden mehr und mehr unter

Druck gesetzt und sogar über das Erfassungssystem der Krankenkassen kontrolliert und abgemahnt:

> »Impfende und nicht impfende Ärzte bewegen sich hinsichtlich der notwendigen Durchführung von Impfungen nicht mehr im rechtsfreien Raum ... Ärzte, die die ihnen anvertrauten Kinder nicht impfen wollen, müssen mehr als ›gute‹ Gründe zum Beispiel auch vor Gericht vorbringen können, wenn es durch eigentlich vermeidbare ›Kinder‹krankheiten zu einer Lebensgefährdung, Verlust an Leben bis hin zu einem bleibenden Schaden durch die Infektionskrankheit selbst gekommen ist« (Voss 1998).

Zwei impfkritische Kinderärzte wurden nach der Coburger Masernepidemie 2002 von ihren ärztlichen Kollegen massiv verunglimpft und sogar mit dem Entzug ihrer Kassenzulassung bedroht.
Die Urheber solcher Stimmungsmache wollen offensichtlich nicht wahrhaben, dass es sich bei einer Impfung um einen Eingriff an einem gesunden Kind handelt und dass den Eltern das Recht zusteht, nach gründlicher Aufklärung selbst zu entscheiden, ob sie einem solchen Eingriff – mit letztlich unklaren, weil nicht genügend erforschten Risiken – zustimmen oder nicht. Im unglücklichen Fall einer schweren Impfnebenwirkung wird ihr Kind ja den besagten abstrakten epidemiologischen Zielen, wie zum Beispiel der »Ausrottung« von Krankheiten, gewissermaßen geopfert. Soll etwa der Staat entscheiden, ob ein Kind eher dem Risiko einer Keuchhustenerkrankung oder einer Impfenzephalitis als möglicher Impfnebenwirkung ausgesetzt wird – bzw. einer Hib-Meningitis oder einem Diabetes als möglichem Impfschaden? Wenn wirklich 15 Prozent aller Kinder aus einer genetischen Empfindlichkeit heraus gefährdet sind, durch Impfungen neurologische Entwicklungsstörungen zu erleiden (Bradstreet 2004), wer soll Eltern dann zu dieser Maßnahme bei ihrem Kind zwingen dürfen?
Die Selbstbestimmung über die Gesundheit ist folgerichtig eines der Ziele der WHO, die damit dem Spannungsfeld zwischen Staat und Individuum Rechnung trägt: »Die Menschen sind zu befähigen, dass sie die Verantwortung für ihre eigene Gesundheit übernehmen können« (WHO 1988). In diesem Sinne kontraproduktiv

sind Äußerungen, mit denen Eltern unter Druck gesetzt werden, und Veröffentlichungen, in denen einseitig und auf ängstigende Weise informiert wird. Interessant ist übrigens in dem Zusammenhang, dass Ärzte – also Leute, die es wissen müssten – zu den am wenigsten geimpften Bevölkerungsgruppen gehören (Kinnersley 1990, Llewellyn 1994).
Albonico spricht bezüglich der Impfentscheidung zu Recht von der »Wichtigkeit einer individuellen, freiheitlichen, umfassenden, auf den Patienten abgestimmten Information mit der Möglichkeit des Gedankenaustauschs. Und darin sind wir heute massiv bedroht« (Albonico 1998a). Er meint weiter:

> »Wir müssen anerkennen, dass in der Impffrage ganz große Unsicherheiten, Ungewissheiten leben, ich würde sagen, leben müssen. Das liegt im Wesen der Impfung selbst begründet. Angesichts dieser Unsicherheiten ist für mich in meiner Beratungstätigkeit der Eltern nicht nur entscheidend, welchen inhaltlichen Impfentscheid wir treffen, sondern mindestens ebenso entscheidend, auf welche Weise wir zu diesem Entscheid gelangen.«

Zu einem ähnlichen Fazit kommt die Zusammenfassung einer Diskussion über Masernimpfungen im *British Medical Journal*:

> »Die Impfentscheidung ist für Eltern ein moralisches Dilemma, und dies muss respektiert werden ... Wissenschaftler sollten sich hüten, Angst und Zurückhaltung als Ignoranz zu betrachten und sie mit einem derben ›rationalen‹ Instrument zerstören zu wollen ... Informierte Ablehnung muss in einer freien Demokratie eine Wahlmöglichkeit bleiben ...« (Pattison 2001).

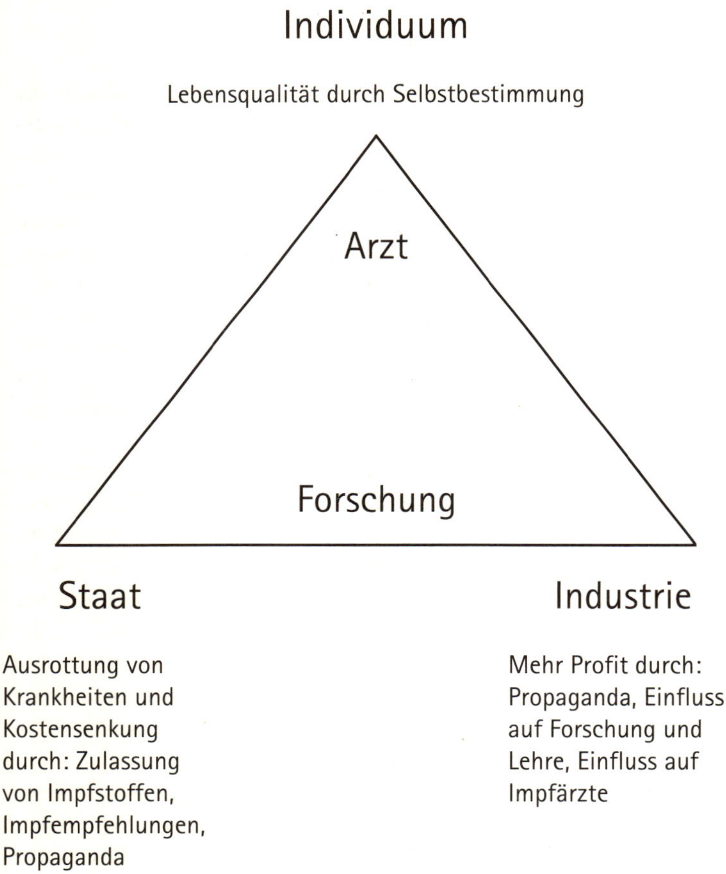

Das Spannungsfeld zwischen Impfpolitik, Impfstoffvermarktung und Impfentscheidung

Öffentliche Impfempfehlungen

Ursprünglich waren Impfempfehlungen Ländersache, wodurch die Impfpläne innerhalb der Bundesrepublik sehr unterschiedlich ausfielen. Das Bundesseuchengesetz legte 1961 jedoch eine Entschädigungspflicht der Bundesländer für Impfschäden durch öffentlich empfohlene Impfungen fest. Die Länder sahen sich somit genötigt, ihre Empfehlungen besser abzusichern und zu vereinheitlichen. Daher wurde 1972 die Ständige Impfkommission (STIKO) am Robert-Koch-Institut ins Leben gerufen. Das Robert-Koch-Institut ist Leitinstitut für die Erkennung, Überwachung und Verhütung von Infektionskrankheiten und zentrale Forschungseinrichtung des Bundesministeriums für Gesundheit, vor allem auf dem Gebiet der Infektionskrankheiten.

Im Jahr 1991 beschloss die Konferenz der Gesundheitsminister, dass die Empfehlungen der STIKO künftig die Grundlage für die öffentlichen Impfempfehlungen der Länder bilden. Dies ist auch im Infektionsschutzgesetz so festgelegt, das in den Paragraphen 20 bis 23 den Impfbereich gesetzlich regelt. Die öffentliche Empfehlung einer Impfung erfolgt durch die Bekanntmachung in den amtlichen Mitteilungsblättern der zuständigen Landesgesundheitsbehörden, im Internet auf der Homepage des Robert-Koch-Instituts (www.rki.de) sowie in der medizinischen Fachpresse. Die neuesten Empfehlungen finden sich im Anhang dieses Buches.

Die öffentliche Empfehlung begründet in aller Regel die Kostenübernahme der Impfung durch die gesetzlichen Krankenkassen (Infektionsschutzgesetz, Paragraph 20, 4), wovon in den letzten Jahren mit zunehmender Verdichtung des Impfkalenders und damit stark ansteigenden Kosten gelegentlich auch abgewichen wurde.

Die STIKO-Empfehlungen dienen im Fall von haftungsrechtlichen Ansprüchen Impfgeschädigter als »vorweggenommenes wissenschaftliches Gutachten« und begründen im Schadensfall auch einen Versorgungsanspruch an den Staat (»Staatshaftung«). Voraussetzung ist allerdings, dass ein vom Paul-Ehrlich-Institut in Langen zugelassener Impfstoff verwendet wurde.

Eine einschneidende Neuerung im Infektionsschutzgesetz, das am 1. Januar 2001 in Kraft trat, ist die Möglichkeit, dass die Gesundheitsbehörden für »bedrohte Teile der Bevölkerung« eine Impfpflicht aussprechen, falls »eine übertragbare Krankheit mit klinisch schweren Verlaufsformen auftritt und mit ihrer epidemiologischen Verbreitung zu rechnen ist«. »Das Grundrecht der körperlichen Unversehrtheit kann insoweit eingeschränkt werden« (Paragraph 20, 6 und 7 IfSG).

In jüngerer Zeit wird von STIKO-Mitgliedern auch immer wieder der »Leitlinien«-Charakter der STIKO-Empfehlungen betont, was mit der Drohung gekoppelt ist, es dürfe nur aus juristisch stichhaltigen Gründen davon abgewichen werden (Schmitt 2002). Impfkritische Ärzte sollen auf diese Weise zur Räson gebracht werden.

In der STIKO befinden sich derzeit siebzehn Fachleute: Kliniker und Wissenschaftler aus Mikrobiologie und Immunologie - meist Professoren medizinischer Fakultäten - und Vertreter des öffentlichen Gesundheitsdienstes und der niedergelassenen Ärzte. Die Berufung der STIKO-Mitglieder erfolgt durch das »Bundesministerium für Gesundheit im Benehmen mit den obersten Landesgesundheitsbehörden« (Paragraph 20, 2 IfSG) für jeweils drei Jahre, wobei die Berufungskriterien nicht veröffentlicht sind.

Impfkritiker wird man in der STIKO vergeblich suchen. Mitglieder der STIKO haben im Gegenteil ein eher enges Verhältnis zur Pharmaindustrie. Dies belegen gemeinsame Auftritte mit Impfherstellern auf Websites, etwa auf der Seite www.gesundes-kind.de der Firma GlaxoSmithKline, und in so genannten Pressegesprächen (zum Beispiel »Pressegespräch 1999«) sowie Sponsoring von Dienstreisen durch Pharmaunternehmen. Auch gemeinsame Projekte wie die »Arbeitsgemeinschaft Masern« (siehe Kapitel »Masern«) zwischen dem Robert-Koch-Institut, dem Grünen Kreuz und drei großen Impfstoffherstellern drücken die Intensität der Beziehungen aus.

Unabhängige Urteile oder Objektivität sind bei solch regem Austausch nicht zu erwarten. Der Hamburger Impfspezialist Prof. Wolfgang Ehrengut (1998) konnte aufzeigen, dass Mitglieder der STIKO in ihren Veröffentlichungen die Existenz bekannter Impfschäden leugnen oder in Gutachten zu konkreten Schadensfällen den verdächtigen Impfstoff ohne nähere Begründung als Ursache

ablehnen. Damit wurden Anerkennung und Entschädigung von Impfschäden in etlichen Fällen verhindert. Im Vergleich zu den USA, wo wesentlich offener mit dem Thema »Impfschäden« umgegangen wird – veröffentlichte Fälle und Studien sind regelmäßig über das Internet abrufbar (VAERS) –, herrscht bei uns eine Art Impftotalitarismus.
Der Schutzverband für Impfgeschädigte fordert ein modifiziertes Verfahren zur Besetzung der STIKO:

> »Der Schutzverband schlägt vor, die STIKO paritätisch zu besetzen. Etwa je ein Drittel der Mitglieder aus Personen der Gesundheitsbehörden, der impfenden Ärzteschaft sowie Neutralen bzw. Geschädigten. Dies dürfte unserem demokratischen und sozialen Rechtsstaat angemessen sein« (SfI 2002).

Auch im ärztlichen Fortbildungsbereich gibt es eine enge Zusammenarbeit zwischen Universitätsmedizin und Pharmaindustrie. Zwei von drei ärztlichen Fortbildungen werden mit Beteiligung der Pharmahersteller veranstaltet, ohne dass dies aus den Einladungen hervorgeht (SZ 2000b). Tatsächlich befindet sich bei Veranstaltungen zum Thema »Impfungen« vor den Saaltüren meist ein bunter Jahrmarkt von Werbeständen der Impfstoffhersteller. In den Pausen wird an diesen dann auch für das leibliche Wohl der beworbenen Teilnehmer gesorgt.

Auf internationaler Ebene ist die Weltgesundheitsorganisation WHO ein überzeugter Vertreter des Impfgedankens. Auch sie steht in sehr engem Kontakt mit der pharmazeutischen Industrie und lässt hochrangige Stellen sponsern oder sogar von Pharmamitarbeitern besetzen (BUKO 1999). Chef für den Arzneimittelbereich der WHO wurde beispielsweise 1998 der ehemalige Vizepräsident und Marketingdirektor beim Pharmamulti und Impfstoffhersteller SmithKlineBeecham, Dr. Michael Scholz (BUKO 1998a).
Die WHO verfügte 2000/01 über ein Budget von 958 Millionen Dollar, davon stammten 100 Millionen Dollar von der Industrie und 300 Millionen Dollar von Stiftungen. Da diese Gelder für größere Gesundheitsprogramme nicht mehr ausreichten, wurden

Ende des vergangenen Jahrhunderts so genannte Public Private Partnerships (PPP) ins Leben gerufen, bei denen private Geldgeber durch Spenden öffentliche Gesundheitsaufgaben unterstützen. Die für die weltweiten Impfprogramme zuständige Global Alliance on Vaccines and Immunization (GAVI), gegründet 1999, hat inzwischen ein Finanzvolumen von über einer Milliarde Dollar, wobei der Hauptanteil von 750 Millionen Dollar von der Bill & Melinda Gates Foundation stammt, neben Millionenbeträgen der Rockefeller-Stiftung, des Pharmariesen Aventis und anderer Geldgeber.
Wie sich in den letzten Jahren gezeigt hat, laufen die Interessen der GAVI quer zu den Interessen der ärmsten Länder der Welt. Bis vor kurzem war es nämlich Politik der WHO, den Anteil der Kinder zu vergrößern, die gegen Tetanus, Diphtherie, Polio, Keuchhusten, Masern und Tuberkulose geimpft sind; er liegt derzeit weltweit bei nur 74 Prozent. Seit der »Machtübernahme« durch die GAVI stehen dagegen die Propagierung und der Verkauf neuer, teurer Impfstoffe im Mittelpunkt, die mehr Profit abwerfen als die alten Impfstoffe, die in vielen Ländern inzwischen in Eigenregie produziert werden. Dies bläht das Gesundheitsbudget ärmerer Staaten auf das Mehrfache auf, ohne einen echten Gewinn an Lebensqualität zu bringen (Wulf 2003).

Ein starker privater Verbreiter des Impfgedankens in Deutschland ist das Grüne Kreuz, eine gemeinnützige Vereinigung (e. V.) zur »Förderung der gesundheitlichen Vorsorge und zur Abwendung von Schäden bei Mensch, Tier und Pflanze«. Es betreibt eine intensive Medienarbeit in Tageszeitungen, Rundfunk und Fernsehen. Die Website der Organisation (www.dgk.de) ist voll von Horrornachrichten im Stile von »Bilder helfen, die Folgen einer Krankheit deutlich zu machen, die ausgerottet scheint, aber jederzeit – zum Beispiel durch mangelnden Impfschutz – wieder ausbrechen kann«. Im Mai 2003 veranstaltete das Grüne Kreuz bundesweit die »Erste Nationale Impfwoche«, eine groß angelegte Impfkampagne, die von den vier großen Impfmultis (Aventis Pasteur MSD, Baxter, Chiron Behring, Wyeth) gesponsert wurde. Das Fazit dieser Veranstaltung, zu lesen auf der Website des Grünen Kreuzes: »Innerhalb einer Woche 1500 Berichte in Printmedien und Nachrichtenagenturen, dazu mehre-

re hundert Beiträge im Radio und vor allem 170 Fernsehsendungen zum Thema ›Impfen‹: Das ist die – vorläufige – Medienbilanz der Impfwoche, auf die wir stolz sind.« Deutlicher kann das aktive Eingreifen der Pharmaindustrie in die Gesundheitspolitik gar nicht mehr zum Ausdruck kommen.
Das Grüne Kreuz steht dem weltgrößten Impfstoffhersteller Aventis nahe und geriet in den letzten Jahren in die Schlagzeilen unter anderem im Zusammenhang mit Schmiergeldern für Pharmapromotion im Fernsehen (*Spiegel* 2000, 33). In Österreich ist es über Beteiligung an der Firma Seroplas in einen Pharmaskandal verwickelt, bei dem es um 200 Blutspender geht, die mit Hepatitis C infiziert wurden (*Spiegel* 2000, 47). Das Grüne Kreuz wirbt auch für ein Privatunternehmen, das die Einlagerung von Nabelschnurblut betreibt, und für bestimmte Arthrosemedikamente (Herberhold 2001). Im Jahr 2004 befanden sich immerhin sechs der siebzehn STIKO-Mitglieder im wissenschaftlichen Beirat des Grünen Kreuzes.

Wissenschaft und Forschung

Medizinische Forschung und Fortbildung werden in erschreckendem Umfang von Pharmaherstellern über »Sponsoring« gesteuert. Ein Großteil der wissenschaftlichen Untersuchungen zu Medikamenten und Impfstoffen wird von Forschern in enger Zusammenarbeit mit Pharmaunternehmen oder gleich in deren direktem Auftrag durchgeführt. Industrielle Gelder fließen unter anderem als »Drittmittel« an die Universitäten, stellen dadurch Arbeitsplätze sicher und sind daher sehr begehrt. Die Wissenschaftler, mit denen solche Stellen besetzt werden, stehen in einem deutlichen Interessenkonflikt (»Wes Brot ich ess, des Lied ich sing«); die von ihnen durchgeführten Studien sind oft mehr dem Geldgeber als der wissenschaftlichen Wahrheit verpflichtet, Qualität und Aussagen sind den Marketingzielen der Pharmaindustrie untergeordnet (AT 1999, 1).

Zur Beeinflussbarkeit der Meinung medizinischer Forscher gibt es bereits eine Reihe von Untersuchungen. Fließen Gelder aus der Pharmaindustrie, werden deren Produkte durchweg positiver beurteilt. So standen 100 Prozent der Forscher, die positiv ausfallende Studien zu bestimmten Herzmedikamenten (Calciumantagonisten) veröffentlicht hatten, in finanzieller Verbindung zu Herstellerfirmen, jedoch nur 43 Prozent der Kritiker (Stelfox 1998). 98 Prozent aller universitären US-Wissenschaftler, die für Pharmafirmen Medikamente testen, kommen zu einem positiven Urteil - gegenüber nur 79 Prozent, die ohne industrielle Unterstützung arbeiten (*Spiegel* 1999, 45). Bei einer großen Umfrage an über 2000 medizinischen Forschungseinrichtungen in den USA gaben 43 Prozent an, in den letzten drei Jahren Geschenke von der pharmazeutischen Industrie erhalten zu haben - teilweise verbunden mit der Bedingung, dass dadurch Einfluss auf Thema und Veröffentlichung des Forschungsvorhabens ausgeübt werden darf (Campbell 1998).
Mindestens ein Drittel der Wissenschaftler, die in großen Fachzeitschriften Artikel veröffentlichen, nehmen durch ihre Forschungsarbeit auch eigene finanzielle Interessen wahr: Teils haben sie selbst Patentrechte an ihrem Forschungsgegenstand, teils halten sie Aktien oder andere Beteiligungen an Firmen, deren Produkte untersucht werden - und das, ohne die Herausgeber der Zeitschrift oder die Öffentlichkeit darüber zu informieren (Krimsky 1996).
Forschungsdaten, die sich nicht mit den Vorstellungen industrieller Sponsoren decken, kommen selten ans Licht der Öffentlichkeit (*Spiegel* 1999, 45). Grundlage hierfür sind Knebelverträge, die der Industrie besondere Rechte an Studiendaten einräumen, und Verschwiegenheitsklauseln für Negativergebnisse (AT 2004a). »Firmen ziehen sämtliche Register, um finanzielle Einbußen durch Negativerkenntnisse zu ihren Produkten zu verhindern - zum Schaden der Patienten. Das Ausmaß der Manipulation ist erschreckend« (AT 2004b). Diese Art von Wissenschaftsmanipulation verzerrt in der Folge auch die so genannten Reviews, bei denen eine Vielzahl wissenschaftlicher Arbeit zu bestimmten Themen in einer Art Übersicht zusammengefasst und in ihrer Aussagekraft beurteilt wird. Ein schönes Beispiel für eine solche Verzerrung ist der Review

von Jefferson (2004) über die Nebenwirkungen von Aluminium. Er fand 35 Studien zu dem Thema, bezog aber nur fünf in seine Untersuchung ein, in denen lediglich örtliche Nebenwirkungen untersucht worden waren. Nach einem Vergleich dieser fünf Studien befindet er das Aluminium als unproblematischen Inhaltsstoff und meint schließlich: »Trotz eines Mangels an Beweismaterial von guter Qualität empfehlen wir nicht, dass zu diesem Thema weitere Forschung durchgeführt wird.« Diese Art »Forschungsmotivation« muss mit der Akribie, ja, mit dem Enthusiasmus verglichen werden, mit dem Komplikationen von Krankheiten gesucht und veröffentlicht werden.

Richard Smith, Professor für Medizinjournalismus und Herausgeber der angesehenen medizinischen Zeitschrift *British Medical Journal*, meint, dass höchstens 5 Prozent der Studien in seiner eigenen Zeitschrift relevante Aussagen für die medizinische Praxis machen: »Viele klinische Versuche haben zu wenig Teilnehmer, um relevant zu sein, und zumeist werden positive Studien publiziert – es gibt eine Menge negativer Beweise, die niemals das Tageslicht erblicken« (*Guardian* 1998). Von der pharmazeutischen Industrie werden sogar Ghostwriter eingesetzt, um positive Studien in Fachzeitschriften zu lancieren – nach Aussagen von Mitarbeitern der Firma Wyeth Pharma eine »ganz gewöhnliche Praxis« (AP 1999). Fälschungen wissenschaftlicher Daten sind keine Ausnahme. Experten schätzen, dass jede vierte bis fünfte »Wirksamkeitsstudie« geschönt ist (AT 1999, 9). »Wer als Forscher Karriere machen will, muss fälschen« – so ein wegen Wissenschaftsfälschung angeklagter kalifornischer Kliniker (Law 1999).

Die Abhängigkeit der Ärzteorganisationen und -zeitschriften von pharmazeutischen Anzeigen war ebenfalls Gegenstand wissenschaftlicher Untersuchungen. Danach beziehen Ärzteorganisationen 10 bis 50 Prozent ihrer Einkünfte aus Anzeigen der Pharmaindustrie, was nach Meinung der Autoren diese Organisationen in große Gefahr bringt, ihre Objektivität zu verlieren: »Die potenziellen Interessenkonflikte, die sich aus pharmazeutischen Anzeigen in ärztlichen Zeitschriften ergeben, dürften erheblich sein. Der Einfluss auf finanzielle Unabhängigkeit und Gebaren von Standesorganisationen ist unbekannt« (Glassman 1999).

Auch Impfexperten sind Ziel industrieller Umarmung. So wurde etwa das Buch *Impfreaktionen* des Autorenteams Ute Quast, Waltraud Thilo und Reinhard Fescharek kostenlos durch die Firma Chiron-Behring an Arztpraxen verteilt. In diesem Buch werden Impfreaktionen heruntergespielt, unerwähnt gelassen oder abgestritten (»... wenn überhaupt, dann äußerst selten«). Der für Ärzte gedachte Impfführer *Schutzimpfungen 2000*, herausgegeben unter anderem vom Mitglied der STIKO H. J. Schmitt, wird vom Pharmariesen und Impfstoffhersteller Aventis Pasteur MSD kostenlos an Ärzte verteilt.

Das Sponsoring von Ärzteveranstaltungen zahlt sich für die Pharmaindustrie ebenfalls aus: Ihre Produkte werden von den dankbaren Veranstaltern bevorzugt beworben – so etwa der Sechsfachimpfstoff Hexavac der Firma Aventis Pasteur MSD beim 6. Münchner Impftag im Oktober 2000.

Um ihre Erzeugnisse an den Mann zu bringen, wenden sich die Herstellerfirmen immer mehr auch direkt an die Öffentlichkeit. Patientenselbsthilfegruppen sind ein beliebtes Vehikel und werden finanziell und mit Werbematerial unterstützt. Auch die Medien stehen jederzeit bereit für die Unterstützung von Pharmakampagnen, da Angstmache auch zu ihren Verkaufsstrategien zählt. Es vergeht kein Frühjahr, in dem nicht in den Tageszeitungen die Schrecken einer Zecken-Enzephalitis an die Wand gemalt werden, verbunden mit dem Aufruf, jeder solle sich dagegen impfen lassen. Im Jahr 2003 wendete sich der Pharmariese Wyeth sogar direkt mit emotional getönten großflächigen Werbeplakaten an die Öffentlichkeit, um mehr Akzeptanz für seinen Pneumokokkenimpfstoff Prevenar herzustellen und auf diese Weise eine öffentliche Impfempfehlung vonseiten der STIKO zu erzwingen.

Auch die ärztlichen »Leitlinien«, die mehr und mehr Diagnostik und Therapie von Krankheiten diktieren, unterliegen einem starken Einfluss der Pharmaindustrie. Praktisch alle Leitlinien, die in einer Studie von N. Choudry (2002) unter die Lupe genommen wurden, waren in Abhängigkeit von pharmazeutischen Unternehmen entstanden. Die Leitlinienautoren waren in ihrer großen Mehrheit Berater, Aktieninhaber oder direkte Angestellte der Pharmaindustrie. Es bleibt zu untersuchen, inwieweit dies auch für die STIKO zutrifft, deren Empfehlungen gewissermaßen Leitliniencharakter haben.

Da bei Impfstudien der Zeitfaktor ein wichtiges Moment ist, weil entwickelte Impfstoffe möglichst schnell vermarktet werden müssen, werden die Nachbeobachtungszeiten der geimpften Personen sehr kurz gehalten. Langzeitstudien existieren so gut wie nicht. Die Mehrzahl der Studien kommt bei Beobachtungszeiten von bis zu drei Tagen nach der Impfung bereits zu dem Schluss, der jeweilige Impfstoff sei gut verträglich. Europäische Studien, etwa zu den azellulären Keuchhustenimpfstoffen oder zum Sechsfachimpfstoff Hexavac, brachten es immerhin schon auf dreißig Tage Nachbeobachtung – auch das ist jedoch für das Aufdecken von Spätfolgen völlig ungenügend.
Statistische Manipulationen scheinen besonders im Bereich der Impfforschung gang und gäbe zu sein. Es handelt sich ja häufig um epidemiologische, also statistische Untersuchungen anhand von bereits vorhandenem Material wie Krankenakten, Meldungen oder Unterlagen der Gesundheitsämter. Dieses Material kann nach Belieben geformt und geknetet werden. Eine Überprüfung der Einzelfälle, etwa durch Kontaktaufnahme mit den Eltern oder Ärzten, findet so gut wie nie statt. Coulter (1996) zeigt anhand einiger wichtiger Impfstudien auf, wie willkürlich Vergleichskollektive gebildet werden, Fälle ohne Begründung aus den Studien ausgeschlossen werden und Zusammenfassungen *(abstracts)* von Studien den Inhalt nicht einmal annähernd korrekt wiedergeben. Bei der Studie zum Sechsfachimpfstoff Hexavac wurden beispielsweise mehrere Atemstillstände, von denen sich einer sogar am Tag der Impfung ereignet hatte, nicht als Impfnebenwirkung gewertet; von 247 schwer wiegenden »unerwünschten Ereignissen« beurteilten die Prüfärzte insgesamt nur fünf als impfbezogen (Aventis 2000).
Einem großen Manipulationsskandal im Bereich der Impfforschung kam der amerikanische Arzt und Kongressabgeordnete Weldon auf die Spur. Das Ergebnis einer Studie zum Zusammenhang zwischen dem Impfstoffbestandteil Thiomersal und Autismus (Verstraeten 2003) wurde auf Betreiben der Hersteller und des amerikanischen Gesundheitsministeriums nachweislich gefälscht. In einem Brief

an das Gesundheitsministerium zitiert Weldon folgende dokumentierte Äußerungen aus einem Vorgespräch zwischen Verstraeten, Vertretern des Gesundheitsministeriums und der Impfindustrie:

»Wir fanden einen statistisch signifikanten Zusammenhang zwischen Impfung und Folgeerkrankung ... Es gibt einen hoch signifikanten Zusammenhang mit einer Sprachentwicklungsverzögerung ... Diese Information sollte vertraulich behandelt werden und nicht veröffentlicht werden ... Wir können diese Daten nach Belieben stoßen und ziehen, um die gewünschten Ergebnisse zu bekommen ... Wir können die Ausschlusskriterien der Studie beliebig verändern, mit nachvollziehbaren Begründungen, um die gewünschten Resultate zu erhalten ... Wir können die Kinder mit der niedrigsten Thiomersalbelastung aus unserer Datenbank entfernen. Wir könnten auch die Fälle mit der höchsten Belastung herausnehmen, da sie einen ungewöhnlich hohen Prozentsatz der Folgeschäden repräsentieren ... Diese Studie wäre wirklich nicht notwendig gewesen, die Ergebnisse waren ja vorhersehbar ...«

Einer der Teilnehmer des Treffens bemerkte: »Ich werde meinem Enkel keine Thiomersal-haltigen Impfstoffe mehr geben lassen, bis ich weiß, was hier vorgeht.«
In der ersten Version der Studie war noch von einem signifikanten Zusammenhang zwischen Autismus und Thiomersal die Rede, in der veränderten und letztlich veröffentlichten Version wurde dieser Zusammenhang abgelehnt. Wörtlich heißt es in Weldons Brief an die Direktorin der zuständigen Behörde CDC:

»Die erste Version der Studie vom Februar 2000 sprach von einem signifikanten Zusammenhang zwischen der Impfung mit Thiomersal-haltigen Impfstoffen (TCV) und Autismus bzw. neurologischer Entwicklungsverzögerung. In einer späteren Version der Studie vom Juni 2000 wurden verschiedene Datenmanipulationen angewandt, um den Zusammenhang mit dem Autismus herauszurechnen ... Die endgültige Version der Studie kommt zu dem Schluss, dass ›kein Zusammenhang zwischen Thiomersal-haltigen Impfstoffen und neurologischen Entwicklungsstörungen gefunden wurde‹ ... Bei unserer Prüfung der

Studie fanden wir Datenpunkte, nach denen Kinder mit höherer Belastung durch neurotoxisches Quecksilber weniger wahrscheinlich Entwicklungsstörungen aufwiesen. Dies beweist für mich, wie absurd die Ergebnisse einer exzessiven Datenmanipulation sein können. Bei dem gravierenden, aber nicht offen gelegten Interessenkonflikt des Autors war jedoch kein anderes Ergebnis zu erwarten.«

Der Autor, Verstraeten, war noch vor der Veröffentlichung der Studie auf eine hoch dotierte Stelle beim weltweit größten Impfstoffhersteller GlaxoSmithKline gewechselt, was aber in der Zeitschrift *Pediatrics* mit keinem Wort als Interessenkonflikt erwähnt wurde (Weldon 2003). Angesichts derart skandalöser Ereignisse fällt es schwer, der Impfforschung als solcher noch eine Spur Vertrauen entgegenzubringen.

Als weiteres Beispiel für Manipulation mögen die Untersuchungen dienen, mit denen in den frühen neunziger Jahren die Keuchhustenimpfung in den USA und Europa rehabilitiert wurde. Die erste diesbezügliche Untersuchung wurde von M.R. Griffin (1990) veröffentlicht; sie umfasst 38000 Kinder, die man lediglich bis zum dritten Tag nach der DPT-Impfung beobachtete – kein Krampfanfall wurde verzeichnet. Das Editorial von J.D. Cherry (1990) in derselben Ausgabe der Zeitschrift folgerte daraufhin: »... es ist Zeit, dass der Mythos der Keuchhusten-Impfenzephalopathie zu Ende geht.« In einem Editorial des *American Journal of Diseases of Children* wurden kurz darauf von V.A. Fulgitini (1990) die Schadenersatzforderungen von Eltern DPT-impfgeschädigter Kinder für absurd erklärt. Auch Cherry hatte das amerikanische Kompensationsprogramm für Impfschäden zynischerweise als *national nonsense* bezeichnet.
Alle drei Autoren hatten engste Beziehungen zu pharmazeutischen Firmen. Griffin wurde finanziell von Burroughs Wellcome, einem der weltweit größten Hersteller von Pertussisimpfstoffen, unterstützt; sie hatte an der firmeneigenen pharmakologischen Fakultät in Vanderbilt studiert. Cherry erhielt in den achtziger und neunziger Jahren für seine Berater- und Forschungstätigkeit mindestens 500000 Dollar von der Firma Lederle, dem größten amerikanischen Hersteller von Keuchhustenimpfstoff (Rock 1996). Fulgitini war ein

von der Pharmaindustrie bezahlter Experte bei Impfschadensprozessen, in denen es unter anderem um Folgen von Keuchhustenimpfungen ging (Neustaedter 1996). Die statistischen Manipulationen, die der Studie von Griffin zugrunde lagen, wurden von Coulter (1990a) aufgedeckt.

Die deutsche Studie, aufgrund deren die Keuchhustenimpfung wieder eingeführt wurde, stammt von K. Stehr (1991). Stehr, Mitglied der STIKO und inzwischen emeritierter Professor der Universität Erlangen, hatte beste Verbindungen zu Cherry über diverse gemeinsame Forschungsprojekte, die zumindest teilweise von der Firma Lederle finanziert wurden, unter direkter Beteiligung von Forschern der Firma. Nach Ehrengut (1992) und Buchwald (1997) ist die Manipulation der Daten in dieser Studie unter anderem daran zu erkennen, dass unter den 635 000 keuchhustengeimpften Kindern kein einziger Krampfanfall registriert wurde, obwohl statistisch neunzehn Krampfanfälle zu erwarten gewesen wären. Dokumentierte Impfschäden aus dem geografischen Gebiet der Stehr'schen Studie waren einfach herausgerechnet worden.

Ähnliche Manipulationen konnten 1989 bei einem Kreuzverhör im irischen High-Court einem anderen Wissenschaftler, T. M. Pollock (1989), nachgewiesen werden – er hatte seine Studie zu Krampfanfällen nach der Pertussisimpfung bereits vor der Veröffentlichung dem Produzenten Wellcome als Entwurf zur Verfügung gestellt; die Beziehungen zur der Firma stammten offenbar noch aus seiner Zeit als Angestellter von Wellcome (Ehrengut 1992).

Ein objektives Problem bei allen Untersuchungen über Impfnebenwirkungen ist das Fehlen von ungeimpften Vergleichsgruppen. So ist zum Beispiel gar nicht genau bekannt, wie häufig Krampfanfälle, Diabetes, Autismus oder plötzlicher Kindstod vorkämen, wenn die Kinder nicht geimpft würden – es fehlt sozusagen die Eichung.

Insgesamt ist die Situation so unbefriedigend, dass der Impfexperte J. B. Classen (1998c) im Fall der Hepatitis-B-Impfung zu der Auffassung kommt:

> »Meine Daten zeigen, dass die Studien, die die Impfung befürworten, so mangelhaft sind, dass es unmöglich ist, daraus abzuleiten, ob die Imp-

fung letztlich für den Einzelnen oder die Gesellschaft insgesamt von Nutzen ist. Diese Frage kann nur durch korrekte Studien entschieden werden, die bisher nicht durchgeführt wurden. Der Schwachpunkt der bisherigen Studien ist das Fehlen von Langzeit-Nachbeobachtungen und der Verzicht auf die Untersuchung der chronischen Toxizität.«

Herstellung und Zusammensetzung von Impfstoffen

Impfstoffe kann man grob in Lebend- und Totimpfstoffe einteilen. Lebendimpfstoffe bestehen aus noch vermehrungsfähigen, aber abgeschwächten und in der Regel nicht mehr krank machenden Erregern (zum Beispiel Masern, Mumps, Röteln, Windpocken). Totimpfstoffe enthalten abgetötete Bakterien oder Viren (Polio, FSME, Influenza, Hepatitis A), Bestandteile ihrer Zelloberfläche (Keuchhusten, Hib, Hepatitis B) oder auch nur entgiftete Giftstoffe der Erreger (Tetanus, Diphtherie).

Das Vorgehen bei der Produktion von Impfstoffen unterscheidet sich von Hersteller zu Hersteller. Im Prinzip werden jedoch die jeweiligen Erreger auf Kulturmedien unterschiedlicher Herkunft, meist aus menschlichen oder tierischen Zellen, angezüchtet.

Ein schwieriges Problem bei der Entwicklung von Impfstoffen ist die Dosisfindung, da einerseits ausreichend hohe Antigendosen geimpft werden sollen, um die Produktion von genügend Antikörpern zu stimulieren. Andererseits darf es auch nicht zu viel Impfantigen sein, um dem Organismus nicht zu schaden. Je mehr Erreger bei einer Lebendimpfung zugeführt werden, umso eher werden die Krankheit oder die Komplikationen erzeugt, vor denen man eigentlich schützen wollte. Dasselbe geschieht, wenn die Erreger nicht genügend abgeschwächt wurden (siehe das Kapitel über die Mumpsimpfung). Bei Totimpfstoffen ist in der Regel die wiederholte Verabreichung notwendig, um eine ausreichende Antikörperproduktion zu erzielen.

Totimpfstoffe

Bei Totimpfstoffen werden die Keime inaktiviert und verschiedenen Reinigungsschritten unterworfen. Bestandteile der Kulturmedien wie fötales Kälberserum, Hühnerembryo- oder Hefeeiweiß lassen sich dabei nicht vollständig entfernen. Zur Inaktivierung der Erreger werden Substanzen wie Formaldehyd, Phenol, Thiozyanat, Äther oder β-Propiolacton verwendet. Auch diese Stoffe sind teilweise noch in Spuren in den Impfstoffen zu finden. Die meisten jener Substanzen können bei empfindlichen Individuen Unverträglichkeitsreaktionen hervorrufen und verstärken möglicherweise die Neigung des Organismus zu Allergien.

Formaldehyd wird zur Abtötung von Viren – etwa bei Polio-, Grippe- oder Hepatitis-A- und teilweise auch Hepatitis-B-Impfstoffen – eingesetzt. Auch Diphtherie-, Tetanus- und Keuchhustenimpfstoffe enthalten Formaldehyd, mit dem einerseits die bakteriellen Giftstoffe inaktiviert werden, andererseits aber auch die Reaktion des Immunsystems verstärkt werden soll (Petre 1996). Es existieren keine Untersuchungen, die die Harmlosigkeit des Formaldehyds, wenn es Kindern unter die Haut gespritzt wird, überzeugend darstellen. Es handelt sich zwar nur um Mengen zwischen 5 und 100 Mikrogramm pro Impfdosis, aber immerhin ist Formaldehyd in der Arbeitsmedizin als Krebs verursachender und die Leber schädigender Stoff bekannt und kann auch die Wirkung anderer Gifte verstärken (Beall 1984).

Weitere chemische Substanzen werden verwendet, um die Impfstoffe zu konservieren. Thiomersal oder Natriumtimerfonat ist dabei der umstrittenste Inhaltsstoff. Er besteht zu etwa 50 Prozent aus Quecksilber und wird seit den dreißiger Jahren eingesetzt, um das Wachstum von Bakterien oder Pilzen in Impfstoffen zu verhindern. Thiomersal ist als starkes Zell- und Nervengift bekannt; es entfaltet allergisierende und erbgutschädigende Wirkung und steht auch unter dem Verdacht, Krebs auszulösen. Erst 1997 wurde in den USA auch von offiziellen Stellen erklärt, dass Thiomersal in Impfstoffen bei Kindern in den ersten sechs Lebensmonaten aufgrund ihres geringen Körpergewichts zu einer nicht hinnehmbaren Quecksilberbelastung führt. Es werden die in den USA gültigen Höchstmengen überschritten, oberhalb deren mit negativen Folgen für die neurologische Entwicklung gerechnet werden muss (CDC 1999).

Möglicherweise gibt es bei bestimmten Menschen eine besondere Empfänglichkeit für Schäden durch Thiomersal. Bei Mäusen mit einer genetischen Neigung zu Autoimmunerkrankungen führt Thiomersal bereits in kleinsten Dosen zu nachweisbaren Schäden im Nervengewebe, Entwicklungsverzögerungen und Verhaltensauffälligkeiten (Hornig 2004). Geier (2003) errechnet bei Kindern, die mit Thiomersal-haltigen Impfstoffen geimpft wurden, das Risiko für geistige Entwicklungsverzögerung und Autismus auf das mehr als Sechsfache, das für Sprachentwicklungsverzögerung auf das mehr als Doppelte.

In Deutschland wurde die Thiomersal-Problematik zunächst heruntergespielt, inzwischen ist jedoch auch hier Bewegung in den Impfmarkt gekommen, und die Mehrzahl der betroffenen Impfstoffe wurde vom Markt genommen. Leider verschwanden damit - sicher nicht unkalkuliert - ersatzlos auch solche Impfstoffe, die eine Alternative zum Maximal-Impfplan der STIKO ermöglichten, wie der DT- und der DT-Hib-Impfstoff.

Derzeit ist Thiomersal noch enthalten in einigen Hepatitis-B-, Grippe- und Tetanus-Einzelimpfstoffen sowie im Diphtherie- und Keuchhusten-Einzelimpfstoff.

Thiomersal wurde in modernen Impfstoffen durch Phenoxyethanol ersetzt, das allerdings gegen einige Bakterien weniger wirksam ist und in der medizinischen Literatur inzwischen als möglicherweise nerven- und nierenschädigender Stoff beschrieben wird: »Wir diskutierten die Möglichkeit, dass 2-Phenoxyethanol auch ein neurotoxisches Potenzial besitzt, eine Schlussfolgerung, die angesichts der von uns und anderen veröffentlichten Daten sicher völlig gerechtfertigt ist« (Mußhoff 1999). Es gibt bisher keine Langzeituntersuchungen zu Phenoxyethanol, insbesondere ist auch das Risiko der Krebserzeugung nicht untersucht.

Weitere Inhaltsstoffe von Totimpfstoffen sind Polygeline, Benzalkoniumchlorid und Cetyltrimethyl-Ammoniumbromid. Gegen diese Substanzen können empfindliche Personen allergisch reagieren (Quast 1997). Erstaunlich ist, wie wenig über die toxikologische

Wirkung solcher Stoffe, die ja regelmäßig weltweit Millionen von Kindern verabreicht werden, bekannt ist.

Als Hilfsstoff, der durch »Präsentation« des Impfantigens für eine höhere Wirksamkeit sorgt, wird in nahezu allen Totimpfstoffen Aluminium in Form von Aluminiumhydroxid oder Aluminiumphosphat verwendet. Im Rahmen des üblichen Impfschemas werden Säuglingen in den ersten Lebensmonaten mehrere Milligramm Aluminium eingespritzt, die sich im Körper verteilen und in verschiedenen Organen wie Knochenmark, Nervensystem, Nieren und Muskeln anreichern. Die Menge des durch Impfungen verabreichten Aluminiums ist größer als die Aufnahme aus anderen Quellen wie Atemluft, Nahrung oder Trinkwasser (Keith 2002). Die American Society for Clinical Nutrition gibt als Grenzwert für die unbedenkliche Aluminiumzufuhr über Infusionen 2 Mikrogramm pro Kilogramm Körpergewicht und Tag an (ASCN 1991). Bei einem 6 Kilogramm schweren Säugling wird dieser Grenzwert mit einer einzigen Hexavac-Impfung um das 25fache überschritten. Nur ein Teil der Kinder ist imstande, das Aluminium zumindest teilweise wieder auszuscheiden (Bradstreet 2004).

Aluminium kann an der Impfstelle oder in nahe gelegenen Lymphbahnen Reizungen und Entzündungen bis hin zu Abszessen hervorrufen. Es greift auch aktiv ins Immunsystem ein und kann über die vermehrte Bildung von Immunglobulin E zur Entstehung chronisch-allergischer Erkrankungen beitragen (Fujimaki 1984, Lindblad 1997). Eine folgenreiche und schwere Nebenwirkung aluminiumhaltiger Impfstoffe ist die makrophagische Myofasziitis – eine Autoimmunerkrankung von Muskeln und Nerven, die seit der Erstbeschreibung 1998 zunehmend häufig registriert wird (siehe unter »Nebenwirkungen von Impfungen«).

Von größter Tragweite sind jedoch die möglichen neurologischen Nebenwirkungen des Aluminiums. Seit längerem schon ist bekannt, dass das Metall durch Trägereiweiße aktiv ins Nervengewebe transportiert wird und dort immunologische und toxische Wirkungen entfalten kann (Redhead 1992). Bekannte neurologische Beschwerden nach erhöhter Aluminiumaufnahme Erwachsener sind Verhaltensstörungen, Gedächtnisschwäche, Müdigkeit und Depressionen. Nach Impfungen bei Säuglingen sind die Kon-

zentrationen im zentralen Nervensystem hoch genug, um Wachstumsfaktoren und das Erbgut der Nervenzellen zu stören und die Entwicklung von Nervenverbindungen zu hemmen (Waly 2004). Ähnliche Vorgänge lassen sich auch bei Schwermetallen wie Quecksilber (Thiomersal!) oder Blei und bei Alkohol nachweisen. Die genauen biochemischen Mechanismen dieser Störungen wurden in den letzten Jahren geklärt und im Februar 2004 in den USA in einem Hearing des Institute of Medicine der schockierten Öffentlichkeit vorgetragen.
Der Anteil der Kinder mit einer besonderen genetischen Anfälligkeit gegenüber eingespritzten Metallen wird von J. Bradstreet (2004) auf 10 bis 15 Prozent geschätzt. Die Erkenntnisse geben Anlass zu größter Sorge, denn sie liefern eine mögliche Erklärung für die epidemieartige Zunahme von neurologischen Krankheitsbildern wie Autismus oder ADHS (Aufmerksamkeitsdefizit, hyperkinetisches Syndrom). Die Entwicklung von Impfstoffen, die auch ohne den Zusatz von Aluminium einen ausreichenden Schutz vermitteln, muss aufgrund dieser Erkenntnisse unbedingt forciert werden. Die Aluminiumbelastung durch Impfungen könnte schon kurzfristig entscheidend verringert werden, wenn man zumindest Auffrischungsimpfungen ohne diesen Hilfsstoff durchführte. Die Wirksamkeit der Impfserie würde dadurch nicht verringert (Baylor 2002). Derartige Impfstoffe sind jedoch nicht mehr auf dem Markt.

Es ist ein Skandal, dass es bis heute keine staatlich geförderte systematische Risikoforschung zum Thema »langfristige Impffolgen« gibt und dass die erwähnten Erkenntnisse nur durch unabhängige Forscher, denen weder öffentliche noch industrielle Forschungsgelder zufließen, an die Öffentlichkeit kommen. Während sich in den USA und Großbritannien Forschungsgruppen mit dem Thema kritisch auseinander setzen, werden bei uns in Deutschland kritische Stimmen durch Druck vonseiten der STIKO, der Berufsverbände und der gesetzlichen Kassen rasch mundtot gemacht. Kritik an Impfempfehlungen wird nur von Elterninitiativen geäußert. In den USA dagegen nimmt in den letzten Jahren durch die offen geäußerte Kritik vieler Impfexperten eine kritische Haltung zu. Mehr und mehr Bundesländer erleichtern die Befreiung von der bisher rigid gehandhabten Impfpflicht.

Lebendimpfstoffe

Bei der Herstellung von Lebendimpfstoffen werden Viren unter nicht optimalen Wachstumsbedingungen abgeschwächt (»attenuiert«) und verlieren dadurch teilweise oder ganz ihre krank machenden Eigenschaften. Sie bleiben aber vermehrungsfähig und können daher im menschlichen Körper zu ähnlichen immunologischen Reaktionen wie bei einer Erkrankung führen. Mit ihren durch Zufall veränderten Eigenschaften sind sie jedoch auch Träger unbekannter genetischer Veränderungen mit ebenso unbekannten Risiken (Quak 1999).
Jederzeit möglich ist etwa die Rückmutation eines Impfvirus zu einem krank machenden Virus. Immer wieder gab es in der Medizingeschichte schwere Zwischenfälle mit Lebendimpfstoffen, die Krankheiten hervorriefen. Bekannt wurden etwa die Gehirnhautentzündungen durch den Urabe-Mumpsvirus (Cizman 1989) und die Impfpoliofälle durch die Schluckimpfung (Nkowande 1987). Erschreckend sind auch die Berichte über einen »verstärkten« Masernimpfstoff, der bei Tests in Ländern der Dritten Welt zum Tod zahlreicher Säuglinge führte und zwischen 1989 und 1991 ohne Wissen der Eltern auch an US-amerikanischen Säuglingen getestet wurde (Shirley's 1999).
Lebendimpfstoffe werden zum Schutz vor bakterieller Verunreinigung mit Antibiotika wie Streptomycin oder Neomycin versetzt, die noch in den Impfstoffen nachweisbar sind. Bei empfindlichen Personen können sie zu allergischen Reaktionen führen. Nicht ganz unproblematisch ist die Verwendung von fötalem Kälberserum bei der Virusanzüchtung. Es besteht ein theoretisches Restrisiko der Übertragung von BSE, falls der Kälberfötus infiziert war.

Bei der Herstellung der Lebendimpfstoffe wird zwar auf höchstmögliche Reinheit geachtet, dennoch sind sie mit verschiedenen anderen Erregern, meist Viren, verunreinigt: »Viruskontaminierte

Zellkulturen sind ein wesentliches Problem in der Bioindustrie« (Rivera 1993). Auch Krebs verursachende Viren finden sich in Zellkulturen, die für die Impfstoffherstellung verwendet werden (Kimman 1992).
Zwischen 1954 und 1963 wurden etwa hundert Millionen Polioimpfdosen allein in den USA verabreicht, die mit dem Affenvirus SV40 kontaminiert waren. Die Infektion mit diesem Virus hatte ein erhöhtes Risiko für Tumoren des Gehirns, der Knochen und der Lunge (Mesotheliome) zur Folge (Geissler 1990, Fisher 1999). Sogar Kinder geimpfter Mütter erkrankten, offenbar durch Virusübertragung während der Schwangerschaft, überzufällig häufig an einem bestimmten Hirntumor, dem Medulloblastom (Farwell 1979).
Noch 1976 fanden sich in dem Polioimpfstoff der Firma Lederle zwischen 1000 und 100 000 Viren aus Affenzellen pro Milliliter Impfstoff (Kyle 1992), was unter anderem als eine mögliche Quelle der Aidsepidemie diskutiert wurde (Elswood 1994). In Masern-Mumps-Röteln-Impfstoffen finden sich regelmäßig zwei Viren aus Hühnerzellkulturen, die bei Vögeln Leukämie auslösen können. Ihre Bedeutung für den Menschen ist ungeklärt (Tsang 1999), doch zeigte sich die WHO beunruhigt und forderte umfangreichere Studien, um mögliche Nebenwirkungen, insbesondere Krebserkrankungen, auch noch längere Zeit nach Lebendimpfungen zu beobachten (WHO 1998a).

DNA-Impfstoffe

Seit 1990 wird mit so genannten DNA-Impfstoffen experimentiert. Sie bestehen aus der Erbsubstanz bestimmter Bakterien, zum Beispiel Escherichia coli, und an sie gebundenen Impfantigenen. Die DNA-Impfstoffe werden in Muskelgewebe oder unter die Haut gespritzt, gelangen von dort in Körperzellen und werden in die Zellkerne aufgenommen. Die Zelle fängt nun an, die DNA zu »übersetzen« (»transskribieren«) und Antigene zu produzieren – also körperfremde Stoffe, die das Abwehrsystem des Körpers als Eindringling erkennt. Dies führt zur Bildung von Abwehrstoffen (Antikörpern) wie bei einer herkömmlichen Impfung, aber zugleich auch zur Stimu-

lierung bestimmter Abwehrzellen, der TH1-Lymphozyten, was bei den bisherigen Impfstoffen nicht oder kaum der Fall ist. Dadurch soll der Impferfolg gegen Krankheiten verbessert werden.
DNA-Impfstoffe können auf gentechnologischem Weg gewissermaßen »designt« werden. Damit werden Impfungen gegen Krankheiten möglich, bei denen eine Impfstoffherstellung nach konventioneller Art bisher nicht gelang, zum Beispiel gegen Tuberkulose, Malaria, Herpes simplex, Hepatitis C, Aids, Autoimmunerkrankungen und Allergien. Sogar Impfungen gegen Krebs und Schwangerschaft (!) rücken in den Bereich des Möglichen, ebenso Impfstoffe für Föten im Mutterleib.
Die neue Impftechnologie wird auch dazu führen, dass mehr und mehr Impfstoffe gegen harmlose Krankheiten, etwa gegen Schnupfen- oder Durchfallviren, entwickelt und ohne genaue Risikoerforschung auf den Markt geworfen werden. Es geht hierbei nicht mehr um die Vermeidung von Risiken oder von Kosten im Gesundheitswesen. Als Verkaufsargument dienen in erster Linie die so genannten sozialen Kosten von Krankheiten, vor allem durch Arbeitsausfälle, was bei den Regierungen gerade in Zeiten knapper werdender finanzieller Ressourcen ein offenes Ohr findet. Diese Entwicklung muss äußerst kritisch gesehen und mit wachem Auge begleitet werden. Von den Zulassungsbehörden ist zu fordern, dass sie die Vermarktung neuer Impfstoffe erst nach genauester Risikoabschätzung gestatten.

Die Risiken der DNA-Impfung liegen auf der Hand: Die DNA-Ketten werden teilweise in körpereigene Chromosomen eingebaut (Dörfler 1997). Dadurch könnten körpereigene Gene in ihrer Funktion gestört oder ausgeschaltet werden, was zu schwer wiegenden Krankheiten wie Krebs oder Autoimmunerkrankungen führen kann. Antibiotika-Resistenzgene könnten in die körpereigene Bakterienflora aufgenommen werden und die medikamentöse Behandlung bakterieller Infektionen unmöglich machen.
Die DNA-Impfstoffe könnten sich sogar in das Erbmaterial von Keimzellen einfügen, also an die Nachkommen weitergegeben werden – mit unabsehbaren Folgen. Im Tierversuch wurde die Vererbung von Impf-DNA bereits beobachtet: Mäusejunge von

geimpften Müttern waren immun gegen an die Mütter geimpfte Grippeviren (Siegmund-Schultze 1999). Werden während der Embryonalzeit Fremdstoffe zugeführt, so entsteht ihnen gegenüber Toleranz; das heißt, dass solche Stoffe wie körpereigenes Material akzeptiert werden. Dies könnte im späteren Leben zu schweren Defekten im Immunsystem führen.
Die DNA-Impftechnik birgt zudem die Gefahr, dass Abwehrstoffe nicht nur gegen das Impfantigen, sondern auch gegen die körpereigenen Zellen gebildet werden, die durch den Impfstoff manipuliert worden sind. Dies könnte bei anfälligen Personen zu Autoimmunerkrankungen führen (Heeg 1999, Bradstreet 2004).

Die Zulassung von Impfstoffen

In Deutschland werden Impfstoffe durch das Paul-Ehrlich-Institut, Bundesamt für Sera und Impfstoffe, in Langen zugelassen. Auf europäischer Ebene ist die Zulassungsbehörde EMEA (Evaluation of Medicinal Products) in London zuständig für die Zulassung. Zwingend ist die europäische Zulassung für Impfstoffe vorgeschrieben, die gentechnologisch hergestellt sind. Dies betrifft in erster Linie den Hepatitis-B-Impfstoff und Kombinationsimpfstoffe mit diesem.
Beide Zulassungsbehörden wurden wiederholt von Fachzeitschriften und Verbrauchergruppen wegen mangelnder Durchsichtigkeit ihrer Entscheidungen angegriffen. Unter anderem werden viele Informationen, die zu einer Zulassungsentscheidung führen, geheim gehalten – mit dem Argument, es handle sich um »vertrauliche Angaben kommerzieller Art« (BUKO 1998b). Dies widerspricht der Aufgabe, vorbeugenden Verbraucherschutz zu treiben, und behindert die objektive Beurteilung der zugelassenen Medikamente. In den USA müssen nach dem Gesetz zur Informationsfreiheit (Freedom of Information Act) alle Informationen, die zur Entscheidung der Zulassungsbehörden führen, offen gelegt werden.
Problematisch beim europäischen Zulassungsverfahren ist darüber

hinaus die Mitarbeit so genannter »unabhängiger Experten«, von denen viele parallel auch klinische Studien im Auftrag der Impfindustrie durchführen (Schwanig 2002). Hier ergeben sich Interessenkonflikte, die im Zweifelsfall Entscheidungen begünstigen, die nicht im Sinne des Verbrauchers liegen.

Da die Entwicklung von Arzneimitteln immer rasanter voranschreitet, die Industrie andererseits die Entwicklungskosten möglichst schnell amortisieren will, wird starker Druck auf die Zulassungsbehörden ausgeübt. Diese sind in jüngster Zeit durch Schnelligkeit und Schludrigkeit bei der Zulassung aufgefallen – auf Kosten einer genauen Prüfung. Tempo geht jedoch zulasten der Qualität; und so kommt es immer häufiger vor, dass Zulassungen im Nachhinein widerrufen werden müssen, nachdem schon etliche Patienten zu Schaden gekommen sind.
Schiffbruch erlitten die EMEA und das Paul-Ehrlich-Institut etwa mit der Zulassung des FSME-Impfstoffs TicoVac im Februar 2000. Schon bei der Erprobung des Impfstoffs waren häufige Fieberreaktionen aufgefallen. In den auf die Zulassung folgenden Monaten kam es zu massenhaften Berichten über teils schwere Nebenwirkungen. Bereits Mitte 2000 lagen mehr als tausend Meldungen von Störwirkungen vor. Dennoch kam von den Zulassungsbehörden keine Reaktion, sondern sie warteten ab, bis über ein Jahr später der Hersteller selbst den Impfstoff vom Markt nahm. Das *Arznei-telegramm* (AT), eine renommierte Monatsschrift mit kritischer Berichterstattung über Arzneimittel, meint zum Risikomanagement des Paul-Ehrlich-Instituts, es sei »langsam, unprofessionell« und ignoriere das Prinzip des vorbeugenden Verbraucherschutzes«. Weiter heißt es dort: »... immer noch werden Risikobeurteilung und Entscheidungen zur Risikoabwehr von Behörden hinter verschlossenen Türen mit der Industrie ausgekungelt« (AT 2001, 4). In einem weiteren Artikel über die deutschen Zulassungsbehörden stellt das *Arznei-telegramm* fest:

> »Häufung zweifelhafter Zulassungsentscheidungen und undurchsichtige Verquickungen von Behördenvertretern und Firmenmitarbeitern erfüllen mit Sorge, weil Patientenschutz dabei unterzugehen droht. Trans-

parenz und eindeutige Verhaltensregeln müssen gewährleistet sein, um Interessenkonflikte zu erkennen und zu vermeiden« (AT 2001, 6).

Die Todesfälle nach Sechsfachimpfstoffen wurden von der EMEA zwar registriert, ein Zusammenhang wurde aber nicht gesehen. Auf die Nachfrage des *Arznei-telegramms*, wie weit die Sicherheitsprüfung bei diesen Impfstoffen inzwischen fortgeschritten sei, antwortete die EMEA, dass »jedwede Informationen zurzeit vertraulich behandelt werden« (AT 2004a).

Die Zulassungsbehörde der USA, die Food and Drug Administration (FDA), musste zwischen 1994 und 1998 insgesamt 172 neue Produkte wieder vom Markt nehmen (AT 1999, 6), darunter einen Rotavirus-Impfstoff, der schwere Nebenwirkungen hatte und dessen Vertrieb 1999 eingestellt wurde, nachdem mindestens zwei Kinder durch ihn zu Tode gekommen waren. Im Verlauf dieses Skandals wurde offenbar, dass etliche Mitglieder der FDA und auch der CDC (Centers for Disease Control), die die Impfempfehlungen für die USA herausgeben, Aktionäre der Impfindustrie, als Berater der Impfindustrie tätig sind oder Patentrechte an Impfstoffen haben. Im Fall des Rotavirus-Impfstoffs hatten mindestens sechs der zehn entscheidenden Personen finanzielle Verbindungen zu den Impfstoffherstellern (Burton 2000).

Der Impfzeitpunkt

Nach Ansicht der STIKO sollen Impfungen zum frühestmöglichen Zeitpunkt verabreicht werden, um möglichst viele statistisch zu erwartende Krankheitskomplikationen zu verhüten. Die aktuellen Impfempfehlungen finden Sie im Anhang dieses Buches. Verschiedene Besonderheiten des frühkindlichen Organismus müssen jedoch die Frage aufwerfen, ob nicht eher ein abwartendes und individuelles Vorgehen angebracht ist.

Toxikologische Bedenken

Ein leicht einzusehendes Argument für einen eher späten Impfzeitpunkt ist, dass das geringe Körpergewicht von Säuglingen eine höhere Konzentration von potenziell giftigen Zusatzstoffen zur Folge hat. Bei sehr früh geimpften Kindern, etwa bei ehemaligen Frühgeborenen, die »nach Plan« geimpft werden, können dadurch schwere Akutereignisse wie Atemstillstand (Apnoe) oder Abfall der Herzfrequenz (Bradykardie) ausgelöst werden (siehe »Apnoe« im Abschnitt »Nebenwirkungen von Impfungen«).
Die Aluminiumkonzentration in einem 7 Kilogramm schweren Säugling liegt schon nach einer einzigen Impfung rechnerisch in einem Bereich, in dem signifikante Wirkungen auf die genetische Programmierung von Nervenzellen stattfinden. Aluminium wird daher in Verbindung gebracht mit der Zunahme neurologischer Störungen wie Autismus oder hyperkinetischem Syndrom (Waly 2004). Langzeituntersuchungen von möglichen Folgen aluminiumhaltiger Impfstoffe auf die neurologische Entwicklung wurden bisher nicht durchgeführt.

Unreife des Immunsystems

Gegen Massenimpfungen in den ersten Lebenswochen und -monaten spricht auch die Unreife des Immunsystems. Unter dem Schutz der von der Mutter übertragenen Immunglobuline entwickelt sich das kindliche Immunsystem nur allmählich und ist erst gegen Ende des ersten Lebensjahres ausgereift (Hitzig 1997, Prescott 1999). Gezielte Eingriffe während dieser Ausreifungsphase müssen wohl überlegt sein, da Störungen auf unterschiedlichster Ebene möglich sind und negative Auswirkungen im gesamten späteren Leben haben können.
Höchst problematisch ist – wie im Kapitel »Natürliche und künstliche Immunisierung« noch erläutert wird –, dass das Einspritzen von Antigenen in den Körper, unter Umgehung des natürlichen Weges durch die Schleimhaut von Atem- oder Verdauungstrakt, zu einem Ungleichgewicht im kindlichen Immunsystem führen

kann. Noch vorhandene übertragene mütterliche Antikörper etwa gegen Tetanus begünstigen in den ersten Lebensmonaten solche Fehlreaktionen (Holt 2003).
Das gut ausbalancierte Gleichgewicht zwischen Abwehr von Krankheitserregern und Toleranz von körpereigenem Gewebe ist leicht störbar. Dies kann auf der einen Seite die Entwicklung von Allergien oder Autoimmunerkrankungen zur Folge haben. Die Zunahme von Erkrankungen wie Diabetes oder Autismus zeitgleich mit der Einführung bestimmter Impfungen ist hierfür ein Indiz (siehe die Kapitel über Masern und Hib).
Theoretisch möglich ist auf der anderen Seite aber auch die Entwicklung einer Immuntoleranz. Das Immunsystem toleriert nämlich körperfremde Stoffe (Antigene), mit denen es in bestimmten frühkindlichen Entwicklungsphasen konfrontiert wird, und erkennt sie nicht als fremd. Eine Abwehrreaktion bleibt in solchen Fällen aus, mit möglichen negativen Folgen für das Erkennen gleicher oder ähnlicher Antigene im späteren Leben – eine Immunschwäche, die die Entstehung von Tumoren begünstigen könnte (Quak 1999). Zu diesem Thema gibt es keine Untersuchungen, obwohl die weitere Biografie so genannter Impfversager hierzu interessante Ansatzpunkte bieten würde.

Unreife des Nervensystems

Ein weiteres Argument gegen einen »möglichst frühen« Impfzeitpunkt ist die neurologische Entwicklung des Kindes. Das frühkindliche Nervensystem unterscheidet sich nicht nur quantitativ, sondern auch qualitativ von dem der Erwachsenen. In den ersten Lebensjahren entwickeln sich die verschiedenen Schichten der Großhirnrinde in hohem Tempo, und je früher hier bei entsprechend anfälligen Kindern potenzielle Gifte oder Viren zur Wirkung kommen, desto nachhaltigere Entwicklungsstörungen sind zu befürchten (Landing 2002, Bradstreet 2004). Die Blut-Hirn-Schranke – eine Schutzbarriere des zentralen Nervensystems vor Giftstoffen und Krankheitserregern – ist bei Säuglingen noch sehr durchlässig, was das Eindringen von Impfzusatzstoffen und Impfantigenen erleichtert (Uno

1997). Zudem umgeben sich die Nerven erst nach und nach mit der schützenden Markscheide. Dieser Prozess der »Myelinisierung« beginnt um den Zeitpunkt der Geburt im Stammhirn, durchzieht in der Kindheit nach und nach die höheren Hirnabschnitte und erreicht erst nach dem zehnten Lebensjahr die Hirnrinde (Valerian 2000).

Anhand des Spektrums der akuten Impfnebenwirkungen, die das Nervensystem betreffen, ist festzustellen, dass es im frühen Säuglingsalter eher zu komplexen, schwer fassbaren Störungen wie Wesensveränderung, Apathie, Unruhe, Schlafstörungen, schrillem Schreien oder »Wegbleiben« kommt, während mit der zunehmenden Ausreifung des Nervensystems in höherem Lebensalter umschriebene, sozusagen »reifere« Impfkomplikationen wie Enzephalitis oder Nervenentzündungen auftreten.

Das unreife Nervensystem von Säuglingen und Kleinkindern ist zunächst sehr anpassungsfähig – daher bleiben chronische Schädigungen oft lange Zeit unentdeckt. Neuere Forschungsergebnisse lassen jedoch vermuten, dass Totimpfstoffe mit ihrem Gehalt an Impfzusatzstoffen sowie Lebendimpfstoffe wie etwa der Masernimpfstoff bei anfälligen Säuglingen und Kleinkindern unterschwellige diffuse Entwicklungsstörungen hervorrufen können, die sich erst in einem späteren Lebensabschnitt manifestieren. Autismus, Lernschwierigkeiten, Aufmerksamkeitsstörungen und Verhaltensauffälligkeiten werden schon seit Jahren und heute wieder aktuell als Folge von Impfungen diskutiert (Coulter 1990b, Bradstreet 2004, Waly 2004).

Natürliche und künstliche Immunisierung

Zum Verständnis der Wirkung von Impfungen muss man sich zumindest ansatzweise durch das Wissen kämpfen, das wir durch die immunologische Forschung von diesen Vorgängen haben. Viele Zusammenhänge sind allerdings noch nicht aufgeklärt, und insbesondere das Immunsystem von Säuglingen – die Altersgruppe, um die es bei Impfungen hauptsächlich geht – ist in bedeutenden Teilen unerforscht.

Die Abwehrreaktion des Körpers

Bei Infektionen versuchen die Erreger, über die Haut oder Schleimhaut in den Organismus einzudringen. Haben sie diese Barriere überwunden, treffen sie zunächst auf das *unspezifische Abwehrsystem*: Fress- und Killerzellen sowie bestimmte Eiweiße, die die Erreger angreifen oder ihre Vermehrung hemmen. Durch die Schäden im Gewebe, die dabei entstehen, und durch chemische Signale kommt es zur Entzündungsreaktion. Die Blutgefäße erweitern sich und werden durchlässiger, was zur Schwellung, Überwärmung und Rötung führt. Abwehrzellen und -eiweiße kommen dadurch leichter an den Ort des Geschehens. Bei einer stärkeren Entzündung lösen körpereigene Signalstoffe und Giftstoffe der Erreger Fieber aus. Dadurch werden die Abwehrvorgänge beschleunigt und die Erreger in ihrer Aktivität und Vermehrung gehemmt. Das unspezifische Abwehrsystem entwickelt jedoch kein Gedächtnis.

Inzwischen wird ein noch weit wirkungsvolleres Verteidigungssystem des Körpers in Stellung gebracht, das *spezifische Abwehrsystem.* »Spezifisch« bedeutet, dass es sich ganz ausschließlich gegen einen bestimmten Erreger richtet und diesen besonders wirkungsvoll bekämpft. Und es entwickelt ein Gedächtnis. Das bedeutet, es schützt vor einer erneuten Infektion mit dem gleichen Erreger, und es schützt den Säugling in den ersten Lebensmonaten vor Infektionen, die die Mutter durchgemacht hat. Das spezifische Abwehrsystem besteht aus zwei »Abteilungen«:

- aus der *zellulären Abwehr* durch Abwehrzellen, die sich in Körperflüssigkeiten und im Gewebe aufhalten,
- und der *humoralen Abwehr* (das lateinische Wort *humor* bedeutet »Flüssigkeit«) durch spezialisierte Eiweiße im Blut, die so genannten Antikörper.

Letztere werden von der Mutter während der Schwangerschaft auf das Kind übertragen und bieten für die ersten Lebensmonate den so genannten Nestschutz.

Das zelluläre (TH1-aktivierte) Abwehrsystem

Informationen über die Eigenschaften des jeweiligen Erregers gelangen von den Fresszellen und so genannten dentritischen Zellen an die Lymphozyten. Diese spezialisierten Abwehrzellen werden dadurch teilweise in so genannte T-Helferzellen 1 oder TH1-Zellen umgewandelt und aktivieren das zelluläre Abwehrsystem mit spezialisierten Killerzellen und Fresszellen, die in einer Art Großaktion alle von dem jeweiligen Erreger befallenen Körperzellen abräumen.

Da sich Viren im Innern der Körperzellen vermehren, wird ihnen dadurch der Boden entzogen. Auch die Zerstörung von Parasiten und Krebszellen ist Aufgabe des zellulären Abwehrsystems. Ein Teil der TH1-Zellen behält das Gedächtnis für das Antigen und kann sich bei erneutem Kontakt mit ihm explosionsartig vermehren.

Das humorale (TH2-aktivierte) Abwehrsystem

Die Fresszellen geben Informationen über den Erreger mithilfe von T-Helferzellen 2 oder TH2-Zellen auch an spezialisierte weiße Blutkörperchen weiter, die B-Lymphozyten. Diese werden dadurch zur Produktion von Abwehrstoffen, den Antikörpern, angeregt. Antikörper sind gezielt und ausschließlich gegen einzelne Erreger gerichtet, kommen nur in Körperflüssigkeiten vor und sind mit Labormethoden im Blut messbar (»Titer«). Sie erkennen sofort die zu ihnen »passenden« Erreger, haften sich an sie an und bereiten sie so auf die Zerstörung durch Abwehrzellen vor.

Nach dem ersten Kontakt mit Krankheitserregern dauert es einige Tage, bis die spezifische Abwehr auf Hochtouren läuft – meist zu lange, um einen Krankheitsausbruch zu verhindern. Hat das Abwehrsystem jedoch stark auf einen Eindringling reagiert, werden

B-Lymphozyten zu »Gedächtniszellen« umgeformt. Bei einem erneuten Eindringen des gleichen Erregers werden von ihnen sofort und in großen Mengen Antikörper in die Blutbahn entsandt, sodass eine neuerliche Infektion mit einem bereits »bekannten« Erreger im Ansatz verhindert wird – der Organismus ist »immun« geworden.
Ein gesundes Immunsystem gründet auf dem feinen Zusammenspiel von Abwehrstoffen und Abwehrzellen mit verschiedenen gegenseitigen Kontroll- oder Verstärkungsmechanismen. Ist dieses Gleichgewicht gestört und überwiegt das TH2-System, erfolgt eine übermäßige Produktion von Abwehrstoffen. Dies kann eine Überreaktion gegen harmlose Fremdstoffe wie Lebensmittel oder Partikel in der Atemluft zur Folge haben – der Beginn einer allergischen Erkrankung. Auch kann dann die Toleranz gegenüber körpereigenem Gewebe verloren gehen, was das Auftreten von Autoimmunerkrankungen begünstigt.
Faktoren, die das kindliche Abwehrsystem derart aus der Balance bringen können, sind nach derzeitigem Kenntnisstand der mangelnde Kontakt mit Krankheitserregern durch unseren »hygienischen« westlichen Lebensstil, die Verabreichung von Breitbandantibiotika im ersten Lebensjahr und eben auch Impfungen.

Störung der Abwehrregulation durch Impfungen

Während der Schwangerschaft ist das Immunsystem von Mutter und Kind TH2-betont, um eine Abstoßung des Fötus durch Abwehrzellen zu verhindern. In den ersten Lebenswochen und -monaten wird jedoch, unter anderem durch Botenstoffe aus der Muttermilch, das TH1-System des Kindes als vorrangiges Abwehrsystem des ersten Lebensjahres »eingeschaltet« (Owens 2000). Dieser Vorrang des TH1-Systems ist sozusagen die Lernphase des Immunsystems. Die Bildung von Gedächtniszellen spielt bei Säuglingen eine untergeordnete Rolle, sie wird sogar aus verschiedenen und bisher nicht ganz verstandenen Gründen unterdrückt. Der überbordende Kontakt mit Antigenen in den ersten Lebenswochen würde wohl anderenfalls einen chronischen Entzündungszustand hervorrufen und dadurch die wichtige Ausbildung der Toleranz gegenüber kör-

pereigenem Gewebe und gegenüber harmlosen Umweltantigenen stören (Adkins 2004).
Der natürliche Schutz vor einer solchen Überreaktion des Immunsystems wird durch Impfungen unterlaufen, bei denen Antigene in den Körper eingespritzt werden, ohne mit der Schleimhaut und dem dort befindlichen Abwehrsystem Berührung aufzunehmen. Über eine direkte Aktivierung des TH2-Systems wird die Produktion von Antikörpern und Gedächtniszellen erzwungen (Hussey 1996). Am Beispiel der frühkindlichen Tetanus-Diphtherie-Keuchhusten-Impfung konnte gezeigt werden, dass die TH2-Zellen umso mehr stimuliert werden, je mehr der Säugling noch mütterliche Leihantikörper hat, je früher also geimpft wird (Holt 2003). Diese Fehlsteuerung wird offensichtlich begünstigt durch den Impfzusatzstoff Aluminium (Gupta 1995, Brewer 1999).
Folge dieser Vorgänge ist einerseits eine größere Empfänglichkeit für allergische Erkrankungen vor allem bei genetisch vorbelasteten Kindern:

> »Moderne Impfstoffe, Furcht vor Keimen und Hygienewahn enthalten dem Immunsystem Informationen vor, auf die es angewiesen ist. Es erwirbt daher nicht die richtige ... Feinabstimmung in der T-Zell-Regulation, was zu erhöhtem Auftreten von Allergien und Autoimmunerkrankungen führen kann« (Rook 1998).

Andererseits wird die Infektabwehr empfindlich gestört, wie ein Vergleich geimpfter und nichtgeimpfter Säuglinge und Kleinkinder in Westafrika zeigt: Die Sterblichkeit von Kindern, die eine Impfung gegen Diphtherie, Tetanus, Keuchhusten und Kinderlähmung erhielten, war in den Monaten und Jahren nach der Impfung doppelt so hoch wie die der ungeimpften Kinder – obwohl die Geimpften häufig aus besser gestellten Familien stammten und besser ernährt waren. Todesursache waren fieberhafte Erkrankungen, unter anderem Malaria und Darminfektionen (Aaby 2000).
John Clemens vom Global Advisory Committee on Vaccine Safety der WHO kommentierte Aabys Studie folgendermaßen: »Impfungen sind die letzten fünfzig Jahre von der Wissenschaft recht einseitig untersucht worden ...« Hersteller müssten vor der Zulassung eines

neuen Präparats lediglich nachweisen, dass es seinen Zweck erfüllt: dass also die Tollwutimpfung gegen Tollwut schützt und dass ein Kind nach der Masernimpfung nicht mehr an Masern erkrankt ... »Der Einfluss des Impfens auf das Langzeit-Überleben ist bislang kaum berücksichtigt worden« (Ehgartner 2003).
Impfungen stimulieren das Immunsystem völlig andersartig als natürliche Infekte. Sie erzeugen ein Ungleichgewicht, das bei genetisch anfälligen Menschen gravierende Auswirkungen haben kann:

> »Die jüngsten Fortschritte in dem Verständnis, wie das Immunsystem durch Abwehrzellen gesteuert wird, zeigen grundsätzliche Unterschiede zwischen der Reaktion auf natürliche Infektionen und Impfungen mit einer nur begrenzten Anregung einer TH1-Reaktion nach Impfungen« (Koppen 2004).

Den Immunologen und Impfforschern ist dieses Problem bekannt; und es wird daran gearbeitet, den Impfstoffen Substanzen beizumischen, die auch das TH1-System stimulieren (Holt 1997). Die ersten Impfstoffe mit so genannten Virosomen – das sind Partikel, die mit den Impfviren beladen werden und sie den TH1-Zellen »präsentieren« – sind bereits auf dem Markt. Ob dies funktioniert oder nicht wieder zu einem erneuten Ungleichgewicht führt, ist völlig ungewiss. Auch eine zu starke Stimulation der zellulären Abwehr könnte die Entstehung von Autoimmunerkrankungen begünstigen.

Künstliche Eingriffe in die fein abgestimmte und bis heute unverstandene Balance des Immunsystems sind in jedem Fall hoch problematisch. Diese Erkenntnisse unterschlagen Impfbefürworter, wenn sie behaupten, Impfungen seien eine »verschwindend geringe Anzahl [von Fremdstoffen] im Vergleich zu den Tausenden von anderen Fremdstoffen, gegen die das Immunsystem des Kindes ›natürlicherweise‹ innerhalb weniger Monate aktiv Antikörper entwickelt« (Schmitt 1999b).

Verabreichung von Impfstoffen, Impfabstände und Wirkungsdauer

Nachdem die Schluckimpfung gegen Kinderlähmung nicht mehr empfohlen ist, werden derzeit alle Impfstoffe durch Injektion verabreicht. Lebendimpfstoffe wie Masern, Mumps oder Röteln können unter die Haut (subkutan) oder intramuskulär gespritzt werden. Totimpfstoffe wie Tetanus oder Diphtherie bzw. Kombinationsimpfstoffe mit ihnen müssen in einen Muskel injiziert werden, da die Impfzusatzstoffe sonst im Fettgewebe zu Fremdkörperreaktionen führen könnten. Außerdem werden Totimpfstoffe durch Bindung an Hilfsstoffe absichtlich verzögert freigesetzt, um einen längeren Reiz auf das Abwehrsystem auszuüben. Dies funktioniert aber nur im gut durchbluteten Muskelgewebe.

Impfungen sollten besser vormittags gegeben werden, um akute Impfreaktionen besser beobachten zu können. Die Zeitabstände zwischen den Impfungen, wie sie in den offiziellen Impfplänen genannt werden, sind in der Regel Mindestabstände, die nicht unterschritten werden sollten. Es ist jedoch ohne weiteres möglich, die Abstände zu verlängern, denn: »Jede Impfung gilt.«

Messbare Antikörperspiegel nach einer Impfung sind kein hinreichender Beweis für den Schutz vor Erkrankung, da es vor allem das zelluläre Abwehrsystem ist, das eindringende Erreger abfängt und die Vermehrung und Ausbreitung von Viren hemmt. Nur bei Tetanus und Diphtherie lässt sich durch eine Antikörperuntersuchung der Impfschutz abschätzen. Unbekannt ist, warum ein Teil der Impflinge weder Antikörper noch einen Impfschutz entwickelt – hier handelt es sich um die so genannten Impfversager. Sie sind eine Art Achillesferse der Impfprogramme, da sie die Bemühungen zur Ausrottung von Krankheiten vereiteln können. Im Einzelfall kann ein Impfversager zu Schaden kommen, wenn er sich in falscher Sicherheit wiegt und meint, einen Impfschutz zu haben.

Totimpfstoffe schützen nur vorübergehend und müssen in gewissen Zeitabständen wieder aufgefrischt werden. Dauer und Qualität des

Impfschutzes sind durchgehend geringer als die Immunität nach einer überstandenen Krankheit. Ausnahmen sind Diphtherie und Tetanus: Beide Krankheiten hinterlassen eine nur unsichere Immunität, daher ist nach ihrem Abklingen eine Impfung empfohlen. Auch nach einer Hib-Infektion, zum Beispiel einer Hib-Meningitis, empfiehlt die STIKO eine Hib-Impfung, weil durch die in der Regel sofortige Behandlung der Erkrankung mit Antibiotika eine ausreichende Antikörperbildung verhindert wird.
Nach Erkrankungen wie Masern, Mumps, Röteln oder Windpocken ist der Schutz vor einer Wiedererkrankung nahezu perfekt, und die messbaren Antikörper liegen deutlich höher als nach der entsprechenden Impfung. Der Kontakt mit dem Antigen ist bei einer Erkrankung komplexer und intensiver, denn er findet zunächst auf der Schleimhaut und erst nach massiver Keimvermehrung im Körperinneren statt. Eine Impfung erlaubt hingegen wegen der Umgehung der Schleimhautbarriere nur eine relativ geringe Antigenzufuhr, um für den Impfling keine allzu große Gefahr darzustellen. Die dadurch geringere Produktion von Antikörpern hat unter anderem zur Folge, dass gegen Masern oder Mumps geimpfte Mütter ihren Kindern kaum einen Schutz vor diesen Krankheiten in die ersten Lebensmonate mitgeben.
Bei Lebendimpfstoffen wie Masern- oder Mumpsimpfstoff ist zudem noch unklar, ob bei mit der Zeit absinkenden Antikörpern eine Auffrischimpfung überhaupt wirksam ist (siehe das Kapitel über Masern).

Mehrfachimpfstoffe

Mit der Zunahme der auf den Markt gebrachten und empfohlenen Impfstoffe ist es aus Gründen der Akzeptanz in der Bevölkerung notwendig, Mehrfachimpfstoffe herzustellen und zu erproben. Spitzenreiter sind die Ende 2000 zugelassenen Sechsfachimpfstoffe Hexavac und Infanrix Hexa (DTPa, Polio, Hib und Hepatitis B). Vorteilhaft ist bei diesen Präparaten, dass die Kinder mit weni-

ger Zusatzstoffen und weniger schmerzhaften Injektionen belastet werden.
Es gibt jedoch auch Nachteile: Bei eventuellen Impfkomplikationen durch Mehrfachimpfstoffe kann man nicht festmachen, welche Komponente dafür verantwortlich ist. Dies erschwert die Entscheidung, wie in solchen Fällen der Impfplan fortgesetzt werden soll. Ein weiteres Problem ist die schlechtere Immunisierung durch einzelne Komponenten, wie das zum Beispiel bei Fünf- oder Sechsfachimpfstoffen für die Hib- und Hepatitis-B-Komponente beobachtet wurde (Pichichero 1997). Das kann Folge von Wechselwirkungen, aber auch der so genannten »Antigen-Verschlankung« in den modernen Impfstoffen sein: Um die Verträglichkeit zu verbessern, werden immer kleinere Bruchstücke der Erreger in die Impfstoffe eingearbeitet. Diese scheinen jedoch zum Teil andere, eventuell eben auch schlechtere Wirkungen zu haben als die ursprünglichen Impfantigene, sodass man heute schon »natürliche« von »künstlichen« Impfstoffen unterscheidet (Zinkernagel 2003).
Ein ungelöstes Problem sind auch die nicht überschaubaren und schwer zu untersuchenden Wechselwirkungen der Inhaltsstoffe. Die Verträglichkeit von Vielfachimpfstoffen scheint schlechter zu werden, je mehr Komponenten zugefügt sind: Nach der DTP-Hib-Kombination wurde zehnmal häufiger »schrilles Schreien« beobachtet als nach der DTP-Kombination (Mansoor 1997). Der Sechsfachimpfstoff Hexavac verursacht deutlich häufiger Lokalreaktionen, Fieber, Reizbarkeit und Schläfrigkeit als der Fünffachimpfstoff Pentavac (Aventis 2000) und hat immerhin bisher zur Meldung von sechzehn Todesfällen Anlass gegeben. Bereits bei der Studie, die zur Zulassung von Hexavac führte, traten bei 12,5 Prozent der Impflinge auffallende Schläfrigkeit und bei 0,3 Prozent Schreien über mehr als drei Stunden auf (Aventis 2000). Bei den betroffenen Kindern wurde weder ein EEG zum Ausschluss einer Enzephalitis angefertigt noch eine Nachuntersuchung der neurologischen und geistigen Entwicklung vorgenommen. In einer Veröffentlichung des Paul-Ehrlich-Instituts heißt es:

»Neben der Heterogenität der Kombinationsimpfstoffe, die eine Vergleichbarkeit von Produkten unterschiedlicher Hersteller erschwert, konnten wir feststellen, dass durch die Kombination mehrerer Wirksubstanzen in einer Impfdosis einzelne Antigenkomponenten in ihrer Wirksamkeit stark verändert werden. Die Wirkungen einzelner oder mehrerer Antigene können dabei abgeschwächt oder verstärkt sein. Die Veränderungen können sofort messbar sein, aber auch zum Teil erst mit zeitlicher Verzögerung auftreten ... Immunologische, chemische und physikalische Wechselwirkungen wurden noch nicht ausreichend berücksichtigt ... Indirekte Wechselwirkungen ergeben sich nach den Gesetzen der Kombinatorik und können eine unübersehbare Anzahl von Möglichkeiten annehmen ... Diese Ergebnisse zeigen, dass zu prüfende Wirkungen mit zum Teil neuen Methoden ermittelt werden müssten« (Zott 1997).

Auch die American Academy of Pediatrics (AAP) sorgt sich um die Sicherheit von Kombinationsimpfstoffen: Sie fordert unter anderem Forschungsanstrengungen, um die Unschädlichkeit der Gabe von Kombinationsimpfstoffen an Personen, die schon (natürlich oder impfbedingt) Antikörper haben, nachzuweisen. Die Unschädlichkeit der wiederholten Gabe von Eiweißstoffen, die als Impfantigen oder Trägereiweiß benutzt werden, sei noch nicht genügend gesichert (MMWR 1999). Aus dem Jahrestreffen 2003 der AAP war zum Problem der Kombinationsimpfstoffe weiterhin zu vernehmen:

»Die Wirksamkeit und die möglichen Nebenwirkungen kombinierter Antigene wurden noch nicht untersucht. Wegen der möglichen physikalischen und chemischen Wechselwirkungen zwischen den einzelnen Impfstoffen, den Puffersubstanzen und Konservierungsstoffen muss für jeden einzelnen Bestandteil bestimmt werden, ob er gleichartig und ebenso wirksam ist wie in den Einzelimpfstoffen« (Jorge 2003).

Problematisch ist nach den bisherigen Erkenntnissen besonders die Kombination von Impfstoffen aus Lebendviren. Mögliche Wechselwirkungen der abgeschwächten, aber immer noch vermehrungsfähigen Viren sind kaum untersucht. Bei Masern-Impfstoffkombinationen ist es etwa vorstellbar, dass die abwehrschwächende Wirkung des Masernimpfvirus es den anderen Impfviren ermöglicht, in Körperzellen zu überleben und Späterkrankungen herbeizuführen (»Viruslatenz«). Die Mumpserkrankung und die Masernimpfung in kurzem zeitlichem Abstand hintereinander erhöhen beispielsweise das Risiko chronischer Darmerkrankungen (Montgomery 1999). Einen Hinweis auf die Problematik von Kombinationsimpfstoffen liefert der Zusammenhang zwischen dem MMR-Impfstoff und der »autistischen Enterocolitis« (siehe das Kapitel über Masern).

Zu den möglichen Langzeitnebenwirkungen von Kombinationsimpfstoffen gibt es bisher überhaupt keine Untersuchungen. Die vielen bekannten und gemeldeten, in ihrer Entstehung letztlich oft nicht aufgeklärten Nebenwirkungen von Einzelimpfstoffen zeigen, dass hier noch viel Forschungsbedarf besteht. Die weitere Hineinnahme von Impfantigenen in Mehrfachimpfstoffe, wie es für den Windpocken- und Pneumokokkenimpfstoff geplant ist, verbietet sich daher, wenn nicht vorher die schon auf dem Markt befindlichen Mehrfachimpfstoffe über Jahre erprobt und beobachtet worden sind. Hierbei sind die genaue Dokumentation von Impfreaktionen und die langjährige Nachbeobachtung der Impflinge im Vergleich mit Ungeimpften zu fordern.
Die Entscheidung, ob ein Mehrfachimpfstoff verabreicht wird oder nicht, muss entsprechend der Impfwünsche der Eltern bzw. der Impfempfehlungen von Arzt und Impfkommission jeweils individuell gefällt werden. In meiner Praxis ziehe ich bei Totimpfstoffen Kombinationspräparate vor. Bei Lebendimpfstoffen sind Einzelimpfstoffe eindeutig weniger problematisch.

Nebenwirkungen von Impfungen

Jedes Arzneimittel, das eine Wirkung hat, zeitigt auch Nebenwirkungen. Die Verabreichung ist daher nur zu verantworten, wenn dafür ein umso größerer Schaden abgewendet wird. Dies abzuwä-

gen ist Aufgabe des Arztes. Er ist auch verpflichtet zur Aufklärung über die jeweiligen Risiken, denn letztlich muss der Patient – im Fall der Impfung der Impfling selbst oder seine Erziehungsberechtigten – in die Maßnahme einwilligen.
Zu jeder Impfaufklärung gehört selbstverständlich die Information darüber, wie häufig und gefährlich die Krankheit ist, der man vorbeugen will. Auch Krankheiten können schließlich, ebenso wie Impfungen, im Extremfall zu einer Katastrophe führen. Impfärzte sind verpflichtet, sich selbst und ihre Patienten hierüber zu informieren. Bei einem guten Vertrauensverhältnis zwischen Arzt und Patient (bzw. dessen Eltern) wird die Meinung des Arztes einen wichtigen Stellenwert in der Impfentscheidung der Eltern haben.
Nebenwirkungen von Impfungen werden teilweise von den Impfantigenen, teilweise von den Zusatzstoffen hervorgerufen. Für Ersteres spricht, dass verschiedene Impfstoffe trotz gleicher Zusatzstoffe ein unterschiedliches Nebenwirkungsprofil haben. Für Zweiteres gibt es zahlreiche Belege, die teilweise bereits im Kapitel »Herstellung und Zusammensetzung von Impfstoffen« aufgeführt wurden.
Über das Risiko und die genauen Entstehungsmechanismen von Impfkomplikationen ist kaum etwas bekannt – nicht zuletzt aufgrund der Tatsache, dass hierfür Forschungsgelder und -motivation fehlen. Impfkomplikationen werden jedoch teilweise gerade mit dem Argument abgestritten, dass ihr Entstehungsmechanismus bisher nicht geklärt werden konnte: Die europäische Arzneimittelbehörde EMEA etwa empfahl im Herbst 2003 die Beibehaltung der bisherigen Impfpraxis im Fall der Sechsfachimpfstoffe unter anderem mit dem Argument, es fehle »eine Hypothese für einen biologisch plausiblen Pathomechanismus, der den beobachteten Fällen [sechzehn Todesfällen] zugrunde liegen könnte«, und zog daraus den Schluss, »dass ein ursächlicher Zusammenhang zwischen der Impfung und dem Tod der Kinder nicht belegt ist«.
Eine detaillierte Klärung der Zusammenhänge würde die Industrie, Hauptgeldgeber für medizinische Forschungsprojekte, wohl als kontraproduktiv empfinden. Auch von staatlicher Seite gibt es keine Unterstützung. Die Europäische Gemeinschaft beispielsweise gibt mehr Geld für Impfpropaganda aus als für Impfforschung (Albonico 1998a).

Erforschung von Nebenwirkungen vor der Zulassung eines Impfstoffs

In den Studien, die die pharmazeutische Industrie für die Zulassung eines Impfstoffs vorweisen muss, werden die Nebenwirkungen durchweg als weniger häufig und bedrohlich dargestellt als die eventuellen Folgen der durch die Impfung verhüteten Krankheiten. Dies ist nicht verwunderlich, da an der Erforschung von unerwünschten Effekten eigener Produkte selbstredend kein Interesse besteht.
Auch bei korrektem Vorgehen wären die üblichen Studien allein schon wegen der geringen Zahl von Probanden nicht in der Lage, seltene Impfnebenwirkungen zu erfassen. Es werden nur Komplikationen bemerkt, die bei mehr als einem von 500 bis 1000 Impflingen auftreten.
Impfstudien stehen zudem unter Zeitdruck und haben in der Regel eine sehr kurze Laufzeit. Sie sind daher nicht geeignet, nach Wochen oder gar Monaten auftretende Nebenwirkungen aufzudecken, etwa eine neurologische Entwicklungsverzögerung im Kleinkindalter. Es werden letztlich nur Akutereignisse wie Fieber, allergische Reaktionen oder Krampfanfälle registriert, und aus der Harmlosigkeit oder Seltenheit dieser Ereignisse wird der Schluss gezogen, der Impfstoff sei »sicher«.
Das Vorgehen bei der Auswertung der Studien ist alles andere als wissenschaftlich objektiv. Es werden nur die Nebenwirkungen berücksichtigt, die nach Auffassung der Studienleiter einen Zusammenhang mit der Impfung haben können. Unerklärliche oder »nicht plausible« Nebenwirkungen finden keinen Eingang in die Veröffentlichung. Einen guten Eindruck von diesem Vorgehen vermitteln die beiden Studien, die zur Zulassung von Hexavac im Oktober 2000 führten: Unter 3800 geimpften Kindern wurden 247 schwer wiegende unerwünschte Ereignisse registriert, von denen die Prüfärzte nur fünf als »impfbezogen« gelten ließen; ihr Fazit war »geringe Reaktogenität und gutes Sicherheitsprofil« (Aventis 2000). Die öffentlichen Gesundheitsbehörden stützen die Zulassung von Impfstoffen auf solche sehr persönliche und subjektive Bewertungen.

Seltene oder zeitlich verzögert auftretende Nebenwirkungen finden kaum Eingang in die Kataloge anerkannter Impfnebenwirkungen. Autoimmunerkrankungen, Entwicklungsstörungen oder chronische neurologische und allergische Erkrankungen haben bis zu ihrem Ausbruch eine Vorlaufzeit von Monaten oder Jahren. Ihr möglicher Zusammenhang mit Impfungen könnte nur in Studien mit speziellem Design - zum Beispiel zehn bis zwanzig Jahre Beobachtungszeit, große Probandenzahl, ungeimpfte Vergleichsgruppe - aufgedeckt werden. Solche Studien wurden bisher nicht durchgeführt. Langzeitbeobachtungen im Tierversuch sind kein Ersatz, da viele Tiere resistent gegen Autoimmunkrankheiten, Diabetes oder andere chronische Erkrankungen sind (Classen 1999): »Es besteht der dringende Bedarf an verlässlicheren Methoden zur Aufdeckung von Impfnebenwirkungen« (Lancet 1995).
Die Einschätzung des Komitees für Impfsicherheit der USA ist nach wie vor aktuell:

> »Während seiner Nachprüfung fand das Komitee viele Lücken und Mängel im Wissen über die Sicherheit von Impfstoffen. Hierzu zählen die ungenügende Kenntnis biologischer Mechanismen, die für Komplikationen nach natürlicher Infektion oder Impfung verantwortlich sind, ungenügende oder widersprüchliche Informationen aus Fallberichten und Fallserien, ungenügender Umfang oder Zeitraum vieler epidemiologischer Studien und zu begrenzte Kapazität der bestehenden Überwachungssysteme für Impfschäden, um überzeugende Beweise für die Ursache zu erbringen. Das Komitee fand nur wenige veröffentlichte experimentelle Studien im Vergleich zur Zahl der epidemiologischen Studien. Ohne Zweifel werden die Kenntnisse über Impfsicherheit auch weiterhin dürftig sein, wenn die Leistungsfähigkeit von Forschung und Lehre in diesem Bereich nicht verbessert wird« (Stratton 1994).

Erfassung von Nebenwirkungen nach der Zulassung

Befindet sich ein Impfstoff erst einmal auf dem Markt, ist das Bekanntwerden von Nebenwirkungen von den »Anwendern«, also den Impfärzten, abhängig. In einigen Ländern, beispielsweise in den USA, existiert ein passives Erfassungssystem für Impfkomplikationen, bei dem Ärzte aufgefordert sind, unerwünschte Impffolgen an eine zentrale Stelle zu melden (VAERS = Vaccine Adverse Event Reporting System). Die Daten werden nach der Extraktion aus so genannten »Rohdaten« veröffentlicht und können im Internet unter www.vaers.org von jedermann abgerufen werden. Man schätzt, dass etwa 10 bis 15 Prozent der tatsächlichen Nebenwirkungen an VAERS gemeldet werden (Meyer 1999). Dies sind dennoch jedes Jahr 12 000 bis 14 000 Impfreaktionen. Etwa 20 Prozent davon werden als ernst eingestuft – das bedeutet schwere oder lebensbedrohliche Erkrankungen, Krankenhausaufnahmen, bleibende Behinderungen und auch Todesfälle (CDC 2003). Die Kosten von Impfnebenwirkungen durch Arzt- und Krankenhausbesuche, Arbeitsausfall und Entschädigung sind beträchtlich und in Kosten-Nutzen-Analysen bisher nicht berücksichtigt (Lieu 2000).

Auch in Deutschland begnügt man sich mit einem passiven Meldesystem, das zwar seit 2001 auf einer Meldepflicht beruht, dessen Funktionieren jedoch allein von der Initiative der Anwender abhängt – bei der bekannt schlechten Meldemoral der Ärzte ein bescheidenes Instrument. Die Erfassungsquote selbst für schwere unerwünschte Arzneimittelnebenwirkungen liegt in Deutschland vermutlich nur bei 5 bis 10 Prozent (Lasek 1991, Göttler 1999).

Ein Grund für die schlechte »Meldemoral« dürfte sein, dass der Impfarzt mit einer Meldung einräumt, er habe dem Impfling möglicherweise geschadet. Er fürchtet vielleicht, er könnte das Vertrauen in die ärztliche Kunst im Allgemeinen und in die Impfprogramme im Besonderen untergraben. Auch erfordert die Meldung Arbeit: das Blättern im Impfausweis, die Durchsicht der Krankenakte, das Ausfüllen und Versenden von Formularen.

In vielen Fällen wird vom behandelnden Arzt auch gar kein Zusammenhang zwischen Impfung und möglicher Nebenwirkung hergestellt. Es muss ja erst einmal überhaupt daran gedacht werden, dass eine Krankheit Impffolge sein könnte; und das geschieht umso seltener, je mehr Zeit seit der Impfung verstrichen ist.

Die große Diskrepanz zwischen passiver Meldung und aktiver Überwachung zeigte sich beispielsweise nach Einführung eines neuen Grippeimpfstoffes in der Schweiz: Auf direkte Nachfrage bei Impfärzten ergaben sich 23-mal mehr Gesichtsnervenlähmungen als vorher »passiv« gemeldet worden waren (Mutsch 2004). Japanische Wissenschaftler stellten nach der Mumpsimpfung sogar 78-mal häufiger eine Meningitis fest als Fachleute des amerikanischen Gesundheitsministeriums (Barr 1999). Der britische Forscher Forsey zog aus diesem Missverhältnis die logische Schlussfolgerung, dass die Nebenwirkungsrate von Impfungen »von der Intensität abhängt, mit der versucht wird, solche Fälle zu finden« (Forsey 1994).
Bisweilen weigern sich Impfärzte oder Krankenhausärzte trotz des Drängens Betroffener sogar, Verdachtsfälle von Impfnebenwirkungen zu melden. Die Strategie ist eindeutig: Durch die nicht erfolgte Meldung und Anerkennung von Impfnebenwirkungen sollen den Impfskeptikern und -gegnern die Argumente bereits an der Quelle entzogen werden. Da das Infektionsschutzgesetz in Paragraph 73 das Unterlassen einer Meldung mit einer Strafe von bis zu 25 000 Euro belegt, sind Betroffene in solchen Fällen nicht völlig wehrlos.

Aus all diesen Unwägbarkeiten heraus muss im Interesse der Sicherheit, aber ebenso der Akzeptanz von Impfmaßnahmen der Schluss gezogen werden, dass auch nach der Zulassung und massenhaften Anwendung von Impfstoffen eine aktive Überwachung geboten ist (Li Wan Po 2004). Dies erfordert die Registrierung und Nachbeobachtung aller Impflinge in einem gebotenen Umfang über einen längeren Zeitraum. Ein solches Überwachungssystem ist aufwändig und teuer. Es könnte aber durch einen Forschungsfonds finanziert werden, in den die Impfindustrie einzahlt.

Meldepflicht von Verdachtsfällen einer Impfnebenwirkung

Paragraph 6 Absatz 1 des Infektionsschutzgesetzes schreibt zwingend die Meldung des Verdachts einer Impfkomplikation an das örtliche Gesundheitsamt vor. Die Meldung sollte unverzüglich, möglichst innerhalb von 24 Stunden erfolgen. Ein Meldebogen kann aus dem Internet heruntergeladen werden (www.pei.de/uaw/ifsg_meldebogen.pdf). Das Gesundheitsamt leitet die Meldung anonym an die Bundesoberbehörde weiter (Paul-Ehrlich-Institut, Bundesamt für Sera und Impfstoffe, Paul-Ehrlich-Straße 51–59, 63225 Langen, www.pei.de). Für Ärzte besteht außerdem eine Meldepflicht an die Arzneimittelkommission der Deutschen Ärzteschaft, der eine anonymisierte Kopie des Meldebogens geschickt werden kann. Im Interesse einer objektiven und kritischen Verwertung von Informationen wäre auch eine Meldung an das *Arznei-telegramm* wünschenswert (Bergstraße 38a, 12169 Berlin).

Die Meldepflicht besteht unabhängig davon, ob die betroffene Schutzimpfung öffentlich empfohlen war oder nicht. Die Verpflichtung, bereits den »Verdacht« zu melden, bezweckt eine frühestmögliche Information der zuständigen Behörde. Der Sinn der Meldung besteht in erster Linie darin, möglichst schnell abzuklären, ob durch den Impfstoff eventuell auch noch weitere Personen gefährdet sind. Darauf ergeben sich insbesondere dann Hinweise, wenn zu einem bestimmten Impfstoff mehrere Meldungen über Verdachtsfälle eingehen. Dass dabei auch Einzelfälle von großer Bedeutung sind, wird dadurch deutlich, dass in der Vergangenheit bereits zwei Meldungen für die zuständige Bundesbehörde ausreichend waren, um ein Stufenplanverfahren einzuleiten. Darüber hinaus sollte das Gesundheitsamt die Meldung zum Anlass nehmen, den Betroffenen über die in diesem Gesetz enthaltenen Entschädigungsregelungen zu informieren. Die Information über Beratungs-, Betreuungs- und Versorgungsangebote ist nach Paragraph 3 IfSG eine öffentliche Aufgabe.

Nicht meldepflichtig sind das übliche Ausmaß nicht überschreitende, kurzzeitig vorübergehende Lokal- und Allgemeinreaktionen, die als Ausdruck der Auseinandersetzung des Organismus mit dem Impfstoff anzusehen sind, zum Beispiel wenige Tage anhaltende Rötung, Schwellung oder Schmerzhaftigkeit an der Injektionsstelle, Fieber unter 39,5 °C leichtes Krankheitsgefühl oder Symptome einer »Impfkrankheit« ein bis drei Wochen nach einer Lebendimpfung (Mumps, Masern, Röteln oder Windpocken). Ausgenommen von der Meldepflicht sind auch Krankheitserscheinungen, denen offensichtlich eine andere Ursache als die Impfung zugrunde liegt.

Die Meldestatistik

Anders als in den USA gibt es in Deutschland keinen öffentlichen Zugang zu den Meldedaten, nicht einmal für Ärzte oder Wissenschaftler. Diese Art von Geheimniskrämerei ist skandalös. Im Paragraph 4 des Infektionsschutzgesetzes ist die regelmäßige Veröffentlichung gefordert:

> »Das Robert-Koch-Institut stellt die Zusammenfassungen und die Ergebnisse der infektionsepidemiologischen Auswertungen den jeweils zuständigen Bundesbehörden, dem Sanitätsamt der Bundeswehr, den obersten Landesgesundheitsbehörden, den Gesundheitsämtern, den Landesärztekammern, den Spitzenverbänden der gesetzlichen Krankenkassen, der Kassenärztlichen Bundesvereinigung, der Berufsgenossenschaftlichen Zentrale für Sicherheit und Gesundheit (BGZ) und der Deutschen Krankenhausgesellschaft zur Verfügung und veröffentlicht diese periodisch.«

Die bisher einzige Veröffentlichung seit Inkrafttreten des Infektionsschutzgesetzes im Jahr 2001 stammt aus dem Jahr 2002 und erfasst nur Fallberichte aus den ersten neun Monate des Jahres 2001 – mit der absurd geringen Zahl von 236 Meldungen, die den Kommentator im Gesundheitsblatt zu der Bemerkung veranlasste:

»Dies weist darauf hin, dass die seit Anfang 2001 bestehende Meldeverpflichtung noch nicht allen Ärzten bekannt ist. Weitere Anstrengungen sind daher erforderlich, um die Meldefreudigkeit zu steigern und so belastbare Aussagen über Impfkomplikationen in der Diskussion um die Stärkung des Impfgedankens zu erhalten« (Keller-Stanislawski 2002).

Und weiter: »Die Aufmerksamkeit gegenüber einer Impfung beeinflusst die Zahl der Meldungen möglicher Komplikationen.« Immerhin kommt es in Deutschland jährlich zu mindestens fünfzehn bis zwanzig offiziell anerkannten bleibenden Schäden durch die üblichen Impfstoffe. Dies dürfte angesichts der schlechten Meldemoral, der Verweigerung von Meldungen und der Schwierigkeiten im Anerkennungsverfahren nur die Spitze des Eisbergs darstellen. Verdachtsfälle langfristiger Nebenwirkungen auf Immun- und Nervensystem bleiben im Melde- und Anerkennungsverfahren von vornherein unberücksichtigt, da sie den engen zeitlichen Rahmen überschreiten, innerhalb dessen eine Anerkennung als Impfschaden durchzusetzen ist.

Mit älteren Zahlen zu Impfschadensmeldungen wartet G. Buchwald (1997) auf: Zwischen 1972 und 1995 wurden in Deutschland 18 141 Impfschadensanträge gestellt, das entspricht rund 750 Anträgen pro Jahr. Davon wurden 4574 (= 26 Prozent, etwa 190 pro Jahr) anerkannt und 7420 (= 40,9 Prozent) abgelehnt, die übrigen Anträge waren in der Schwebe oder hatten sich »erledigt«. Im Jahr 1995 waren in Deutschland etwa 2400 »Schwerbehinderungen« als Impfschaden erfasst – viele davon infolge der inzwischen eingestellten Pocken- und Tuberkuloseimpfung (Statistisches Bundesamt 1998). Zwischen 1990 und 1999 wurden jährlich 200 bis 300 Anträge auf Anerkennung eines Impfschadens gestellt, 389 (15 Prozent) wurden anerkannt und entschädigt, 60 Prozent aufgrund der inzwischen unterlassenen Impfungen gegen Pocken, Tuberkulose und der Schluckimpfung (Meyer 2000).

»Nach heutigem Wissen führt keiner der derzeit in Deutschland von der Ständigen Impfkommission am Robert-Koch-Institut (STIKO) empfohlenen Impfstoffe zu bleibenden Schäden bei einem Impfling oder bei dessen Kontaktperson« (Schmitt 2001b): Diese Art von Verharmlosung in Verlautbarungen von Mitgliedern der STIKO hat sicher unter anderem den taktischen Hintergrund, in der Bevölkerung keine Angst vor Impfungen aufkommen zu lassen und damit der so genannten Impfmüdigkeit vorzubeugen. Sie bringt jedoch gewissenhafte Impfärzte, die auch über sehr seltene Nebenwirkungen (»alle eingriffstypischen Risiken«) aufklären wollen, in ein Dilemma. Geradezu demütigend für Menschen, die durch Impfungen erkrankt sind, wirken flapsige Äußerungen wie die, Krankheiten wie Autismus, Rheuma oder Morbus Crohn könne man ebenso gut dem Verzehr von Schokolade anlasten, da häufig vor Ausbruch einer solchen Krankheit auch Schokolade gegessen werde. Einen fiktiven Beipackzettel von Vollmilch-Nuss-Schokolade veröffentlichte ein STIKO-Mitglied in einem wissenschaftlichen Fachblatt (Schmitt 2002).

Das Wissensdefizit und die Vernebelungstaktik im Bereich der Impfnebenwirkungen dürfte allmählich zu einem Risiko für die Akzeptanz der immer mehr ausufernden Impfprogramme werden (Ward 2000). In weiten Bevölkerungskreisen wächst spürbar der Unmut über die Arroganz der Impfbefürworter. Auch der Trend zu DNA-Impfstoffen mit hohem Risikopotenzial (siehe das Kapitel über die Herstellung und Zusammensetzung von Impfstoffen) wird zu verstärktem Widerstand in der Bevölkerung führen, da die Sensibilität im Bereich Gentechnologie sehr hoch ist. Sogar im Impfland Nummer eins, den USA, fordern Wissenschaftler inzwischen offen einen patientenorientierten Zugang zum Impfvorgehen, das heißt vor jeder Impfmaßnahme eine Einschätzung des individuellen Risikos akuter und chronischer Impfnebenwirkungen:

> »Die derzeit praktizierten Regeln der Sorgfalt gehen von einer nur sehr geringen Zahl von Gesundheitsstörungen aus, die Zurückhaltung beim Impfen rechtfertigen. Dies widerspricht den Empfehlungen des Institute of Medicine zur patientenorientierten Sorgfalt. Die ›sparsame‹ Praxis, Gegenanzeigen gegen Impfungen anzuerkennen, ist unvereinbar mit den Empfehlungen des Institute of Medicine, über alternative

Impfpläne und -programme nachzudenken, die darauf abzielen, das Verhältnis zwischen Nutzen und Schaden von Impfungen zu verbessern ... Die Qualität der Impfungen im Kindesalter kann durch ein patientenorientiertes Vorgehen verbessert werden, bei dem das Risiko des Einzelnen für akute und späte Impfnebenwirkungen abgeschätzt wird und für diese Hochrisikokinder alternative Impfpläne erstellt werden ...« (Gallagher 2003).

Um Impfungen sicherer zu machen und den öffentlichen Impfempfehlungen eine höhere Akzeptanz zu verleihen, ist zu fordern:

- Die Interessenkonflikte aller Personen, die mit Impfforschung und öffentlichen Aufgaben im Impfbereich betraut sind, sollen offen gelegt werden. Für öffentliche Ämter müssen vorrangig Personen gewählt werden, die weitgehend frei von solchen Konflikten sind.
- Auch Impfstudien, die für das Produkt oder den Auftraggeber ungünstig ausfallen, müssen veröffentlicht werden.
- Alle Studien, die zur Zulassung von Impfstoffen führen, müssen veröffentlicht werden. Voraussetzung für die Zulassung muss die mehrmonatige Beobachtung aller Geimpften und einer ungeimpften Kontrollgruppe sein.
- Wegen der begrenzten Aussagekraft von Studien vor der Impfstoffzulassung müssen die Nebenwirkungen von neuen Impfstoffen nach der Zulassung intensiv überwacht werden. Ein passives Meldesystem ist hierfür nicht geeignet. Die Finanzierung aktiver Überwachungssysteme ist über Rücklagen der Impfindustrie denkbar.
- Die nach dem Infektionsschutzgesetz gemeldeten Impfreaktionen (Rohdaten) müssen im Internet veröffentlicht und laufend aktualisiert werden, unter anderem auch als Datenbasis für Impfforschung in Deutschland.

Impfreaktion, Impfkrankheit und Impfkomplikation

Bei den Nebenwirkungen von Impfungen wird zwischen *Impfreaktion*, *Impfkrankheit* und *Impfkomplikation* unterschieden (Quast 1997):

- Bei der *Impfreaktion* handelt es sich um ein vorübergehendes Ereignis mehr oder weniger schwerer Natur. Leichte Reaktionen sind zum Beispiel örtliche Rötung, Schwellung, Fieber oder Reizbarkeit. Stärkere Impfreaktionen sind Apathie oder Übererregbarkeit (»Hyperexzitabilität«, schrilles Schreien), Krampfanfälle, Impfabszesse, akute Gelenkbeschwerden, Atemstillstand bei Säuglingen oder allergische Reaktionen von Nesselfieber über Asthmaanfälle bis hin zum allergischen Schock.
- Die so genannte *Impfkrankheit* ist ein Sonderfall der Impfreaktion. Sie kommt nur bei Verabreichung von Lebendimpfstoffen vor und imitiert die zu impfende Krankheit (zum Beispiel Impfmasern).
- *Impfkomplikationen* sind schwerwiegender und können bleibende Schäden, also *Impfschäden*, hinterlassen oder auch in chronische Krankheiten münden. Hierunter fallen die vermutlich autoimmunbedingten Erkrankungen des Nervensystems (Nervenentzündungen, Guillain-Barré-Syndrom, Meningitis, Enzephalitis, multiple Sklerose, Autismus etc.) und Autoimmunerkrankungen außerhalb des Nervensystems wie rheumatische Arthritis oder Diabetes. Auch die makrophagische Myofasziitis, jene entzündliche Erkrankung von Muskeln und Nerven, gehört in diese Gruppe.

Wie es zu Impfreaktionen oder -komplikationen kommt, ist bisher nur in Ansätzen geklärt. Es gibt:

- toxische Reaktionen durch Inhaltsstoffe (Thiomersal, Aluminium),
- allergische Reaktionen vom Sofort- und vom verzögerten Typ

durch Impfbestandteile wie Gelatine, Hühnereiweiß, Hefe, Antibiotika oder Aluminium,
- »Umschaltung« des Immunsystems (von TH1- auf TH2-Antwort) durch das Impfantigen selbst oder durch Inhaltsstoffe wie Aluminium,
- Autoimmunreaktionen, was bedeutet, dass der Körper die Toleranz gegenüber eigenem Gewebe verliert und es angreift.

Bei einigen Impfreaktionen wie etwa dem schrillen Schreien, bei Krampfanfällen, Atemstillstand oder auch Todesfällen ist der Entstehungsmechanismus unbekannt.
Eine noch aus dem Jahr 1994 stammende Auflistung aus den USA (Stratton 1994) bildet die Grundlage auch für die Anerkennung von Impfschäden in Deutschland, nämlich:

- allergischer Schock nach Impfungen,
- stundenlanges schrilles Schreien und Enzephalopathie nach Impfungen gegen Keuchhusten,
- Nervenschäden nach der Tetanus- und der Tetanus-Diphtherie-Impfung,
- akute Enzephalopathie nach der DTP-Impfung,
- Enzephalitis und Tod nach der Masernimpfung,
- akute Arthritis nach der Rötelnimpfung,
- chronische Arthritis nach der Masern-Mumps-Röteln-Impfung (MMR-Impfung) und
- Thrombozytopenie nach der MMR-Impfung.

Für die Anerkennung gelten jedoch nur bestimmte Zeitfenster nach einer Impfung, innerhalb deren es zu diesen Schäden gekommen sein muss (siehe Tabelle; Redbook 2000).

Zeitfenster bei Impfschäden

Intervall	Art der Nebenwirkung	Impfstoff
0–4 Stunden	Anaphylaxie	alle Impfstoffe
0–3 Tage	Enzephalopathie	Keuchhusten
2–28 Tage	Plexus-Brachialis-Neuritis	Tetanus
5–15 Tage	Enzephalitis/Enzephalopathie	MMR
7–30 Tage	Thrombozytopenische Purpura	Masern
7–42 Tage	Chronische Arthritis	Röteln

Nicht anerkannt oder entschädigt werden derzeit Krankheiten, bei denen nach Ansicht der US-amerikanischen Gesundheitsbehörden ein plausibler Zusammenhang mit einer Impfung fehlt:

- Diabetes mellitus nach Hib-, Keuchhusten-, Hepatitis-B- und Mumpsimpfung,
- rheumatische Erkrankungen nach Hepatitis-B-Impfung,
- chronische Darmentzündungen nach Masernimpfung,
- autistisches Syndrom nach Masernimpfung,
- Nervenschäden nach Frühsommer-Meningoenzephalitis(FSME)- und Hepatitisimpfung sowie
- Schäden am Immunsystem mit folgender Abwehrschwäche, Gefahr von Allergien und Autoimmunerkrankungen.

Gerade diese Krankheiten werden jedoch in Veröffentlichungen unabhängiger Forscher immer häufiger mit Impfungen in Zusammenhang gebracht. Daher gehe ich im Folgenden besonders auf sie ein.

Wahrscheinliche oder gesicherte Impffolgen

Virusausscheidung: Das Problem der Ausscheidung und Infektiosität von Impfviren hat sich verringert, seit man begann, die Schluckimpfung gegen Kinderlähmung durch einen Totimpfstoff zu ersetzen.
Dennoch besteht bei den Lebendimpfungen gegen Masern, Mumps, Röteln und Windpocken das Restrisiko einer Virusausscheidung und Übertragung auf die Umgebung. Dies kann Kontaktpersonen mit defektem Immunsystem gefährden. Unklar ist auch die Gefahr für Kinder im Mutterleib und gestillte Kinder, sodass diese Impfungen während Schwangerschaft und Stillzeit nicht durchgeführt werden sollen (CDC 1996).

Akute Allergie gegen den Impfstoff: Jede Impfung kann in seltenen Fällen zu einer akuten allergischen Reaktion führen, die von einer harmlosen Nesselsucht über asthmatische Reaktionen bis hin zum lebensbedrohlichen allergischen Schock reichen kann. Allergische Sofortreaktionen sind eine gesicherte Impfnebenwirkung und treten beispielsweise bei etwa 6 von 100 000 Kindern auf, die gegen DTP geimpft werden (IOM 1991). Das Risiko für ein lebensbedrohliches Ereignis liegt bei 1 zu 600 000 bis 1 zu 1 Million pro Impfdosis (Bohlke 2003).
Zu den verzögerten allergischen Reaktionen zählen die verstärkte Lokalreaktion mit Schwellung, Rötung und Schmerzhaftigkeit bis hin zu Verhärtungen oder Gewebsuntergang, etwa nach aluminiumhaltigen Impfstoffen, aber auch generalisierte Erkrankungen wie die Vaskulitis (Blutgefäßentzündung) nach der Hepatitis-B- und Grippeimpfung oder die Thrombozytopenie (Zerstörung von Blutplättchen) nach der MMR-Impfung.

Allergische Erkrankungen: Die Häufigkeit von Asthma und anderen allergischen Erkrankungen ist in den vergangenen Jahrzehnten weltweit dramatisch angestiegen, vor allem im Kindesalter. Am meisten verbreitet sind sie in Industrieländern. In Mitteleuropa etwa hat sich in den letzten dreißig Jahren das Vorkommen von Asthmaerkrankungen vervierfacht, in den USA nahm die Sterblichkeit an Asthma zwischen 1977 und 1991 um fast das Doppelte zu (WHO 1998b).

Eine gängige Hypothese für diese dramatische Entwicklung ist, dass die Kinder in den Industrieländern heute weniger Kontakt mit Krankheitserregern haben und weniger häufig Infektionskrankheiten durchmachen, was das gewissermaßen »leer laufende« Immunsystem für eine allergische Sensibilisierung empfänglich macht (Strachan 1989). Das ist jedoch sicher nur ein Teilaspekt, und die ständige Wiederholung dieser so genannten Hygiene-Hypothese kann nicht von der politisch brisanten Tatsache ablenken, dass das menschliche Immunsystem durch die ständig steigende Belastung mit Schadstoffen in Atemluft, Nahrung und Wasser überfordert ist. Eine besondere Rolle bei der Allergieentstehung scheinen ultrafeine Partikel zu spielen, wie sie etwa aus Dieselfahrzeugen emittiert werden, und Schadstoffe, die mit Luftwegsallergenen wie zum Beispiel Pollen eine Verbindung eingehen und ihre Aggressivität vervielfachen.

Auch Impfungen scheinen das Risiko für allergische Erkrankungen zu erhöhen. Jedem aufmerksamen Impfarzt sind Patienten bekannt, bei denen im Anschluss an eine Impfung Ekzeme oder andere allergische Erkrankungen entweder erstmals auftraten oder sich verschlechterten, und zwar auch wiederholt bei Impfauffrischungen – es handelt sich hier um einen so genannten Reexpositionseffekt, der ein starker Hinweis auf eine ursächliche Beziehung ist.

Aus der immunologischen Forschung wissen wir, dass Impfungen das Immunsystem in anderer Weise stimulieren als natürliche Infektionen. Bereits im Säuglingsalter kann es dadurch zu einem Ungleichgewicht im Abwehrsystem kommen, was allergische Erkrankungen oder Autoimmunerkrankungen im späteren Leben wahrscheinlicher macht (Rook 1998). Je früher der Impfzeitpunkt liegt, umso wahrscheinlicher scheint dieser Effekt einzutreten, da übertragene mütterliche Antikörper die Reaktion des Immunsystems auf Impfungen verändern (Holt 2003).

Bei Tieren und lebenden menschlichen Zellen konnte auch direkt die vermehrte Bildung von Allergie-Antikörpern (IgE) durch

Impfungen experimentell nachgewiesen werden (Dahlback 1983, Odelram 1994, Imani 2001). Diese Fehlsteuerung ist teilweise dem Aluminium in Totimpfstoffen anzulasten (Gupta 1995), konnte aber auch bei Lebendimpfungen wie dem MMR-Impfstoff gezeigt werden (Brewer 1999).
Auch einige epidemiologische Untersuchungen stellen einen Zusammenhang zwischen Impfmaßnahmen und Allergien her. E.L. Hurwitz (2000) fand bei Kindern, die gegen DTP oder nur gegen Tetanus geimpft worden waren, doppelt so häufig allergische Erkrankungen bis zum sechzehnten Lebensjahr wie bei ungeimpften Kindern. Im Rahmen einer Studie in Großbritannien konnten bei 2000 Kindern drei Risikofaktoren für die Entstehung von Allergien im späteren Leben identifiziert werden:

- Allergien bei der Mutter,
- die Behandlung mit Breitspektrum-Antibiotika vor dem dritten Lebensjahr sowie
- die Keuchhustenimpfung in den ersten Jahren des Kindes (Farooqi 1998).

In einer neuseeländischen Untersuchung wurde ein Zusammenhang zwischen allergischem Asthma und Impfungen gefunden, bei einem allerdings sehr kleinen Vergleichskollektiv von 23 ungeimpften gegenüber 1200 DTP-geimpften Kindern (Kemp 1997). Keines der ungeimpften Kinder entwickelte Asthma, hingegen 23 Prozent der geimpften. Eine schwedische Studie fand bei Schülern der anthroposophisch orientierten Waldorfschulen, die weniger geimpft werden (zum Beispiel Masernimpfung bei nur 18 Prozent gegenüber 93 Prozent der »normalen« Schüler), häufiger an Masern erkranken (61 Prozent gegenüber 4,5 Prozent), weniger Vitamin D und Antibiotika nehmen und gemüsereiche Kost essen, um 38 Prozent weniger allergische Erkrankungen als bei Schülern öffentlicher Schulen (Alm 1999). Bei einer retrospektiven Untersuchung von 10000 dänischen Schülern war das Risiko einer atopischen Dermatitis (Neurodermitis) nach der Masern-Mumps-Röteln-Impfung um mehr als das 1,8fache angestiegen (Olesen 2003).

Auch zu diesem Aspekt gibt es konträre Meinungen und Studienergebnisse, was die große Unsicherheit unterstreicht, die unser Wissen über Impfungen kennzeichnet (zum Beispiel Butler 1986, Nilsson 1996, 1998, Koppen 2004).
Andere Faktoren als Impfungen haben möglicherweise einen stärkeren Einfluss auf die Entstehung von Allergien und überblenden den Nachteil der Impfungen im Säuglingsalter. Das Problem ist, wie gesagt, dass der Nullwert fehlt – das heißt, niemand weiß, wie hoch der Anteil an Allergikern unter Ungeimpften ist. Es existiert bisher überhaupt nur eine Studie mit zufallsverteilten Gruppen von Geimpften und Ungeimpften, um möglichst viele Störfaktoren auszuschließen (Nilsson 1998), denn es wird für ethisch nicht vertretbar gehalten, Kindern im Rahmen einer Studie Impfungen vorzuenthalten.

Abwehrschwäche: Es gibt ernst zu nehmende Hinweise auf Beeinträchtigungen der Infektabwehr durch Impfvorgänge, wobei allerdings bisher in der medizinischen Forschung kaum gezielt nach diesem Zusammenhang gesucht wurde. Dies ist bemerkenswert, da im kinderärztlichen Alltag auffällt, dass Kinder, die keine Impfung bekommen, erstaunlich infektresistent sind. Die Mehrzahl von ihnen sehe ich nur anlässlich der Vorsorgeuntersuchungen.
Bisher konnte nicht schlüssig geklärt werden, weshalb die Infektanfälligkeit von Kindern seit den achtziger Jahren enorm zunimmt; im Jahr 1981 neigten in den USA 18,7 Prozent aller Vorschulkinder, 1994 bereits 41,1 Prozent zu wiederholten Ohrinfektionen (Lanphear 1997, Auinger 2003). Der Verdacht ist nicht von der Hand zu weisen, dass hier ebenso wie bei der Zunahme allergischer Erkrankungen die sich ständig ausweitenden Impfmaßnahmen eine ursächliche Rolle spielen. Die durch Impfungen begünstigte Gleichgewichtsstörung des Immunsystems mit Schwäche der TH1-Abwehr hat auch Folgen für die Infektabwehr. Säuglinge sind mit dem allmählichen Absinken der mütterlichen Antikörper zunehmend auf die zelluläre Abwehr angewiesen. Wenn diese nicht adäquat funktioniert, erhöht sich die Infektrate.
Jeder aufmerksam beobachtende Kinderarzt kann feststellen, dass Infektserien, etwa sich wiederholende Ohrenentzündungen oder

Krupphusten, oft nach Beginn der Impfungen einsetzen. Eine der wenigen Studien zum Thema Impfungen und Abwehrschwäche, bei der Ungeimpfte mit Geimpften verglichen werden, führte P. Aaby an Kindern im westafrikanischen Guinea-Bissau durch. In den sechs Monaten nach der Impfung gegen Diphtherie, Tetanus, Keuchhusten (DTP) und Kinderlähmung lag das Sterblichkeitsrisiko durch Infektionskrankheiten bei geimpften Kindern doppelt so hoch wie bei ungeimpften: »Die Rolle der DTP-Impfung in Gebieten mit hoher Kindersterblichkeit muss noch geklärt werden« (Aaby 2000, 2004).

Auch in Industrieländern lässt sich ein Trend zu einer vermehrten Infektneigung nach Impfungen zeigen: Israelische Kinder erkranken in den vier Wochen nach der DTP-Impfung häufiger an Fieber, Diarrhö oder Husten als vor der Impfung (Jaber 1988). Nach der DT-Impfung kommt es ebenfalls vermehrt zu Infekten der oberen Luftwege und Grippeerkrankungen (Burmistrova 1976). Fisher (2001) registrierte ein erhöhtes Risiko für Infektionen im HNO-Bereich in den Wochen nach der Hepatitis-B-Impfung. Die Masernimpfung kann, ebenso wie die Masernerkrankung, zu einer Funktionsstörung wichtiger Abwehrzellen, der Lymphozyten, führen und dadurch eine vorübergehende Abwehrschwäche erzeugen (Nanan 1999).

Das Thema »Impfungen und Abwehrschwäche« hat indes noch einen zweiten Aspekt, der in der Impfdiskussion völlig außer Acht gelassen wird: Es gibt immer mehr Anzeichen dafür, dass das Durchmachen fieberhafter Erkrankungen, und darunter ganz besonders der »klassischen« Kinderkrankheiten wie Masern, Mumps, Röteln und Windpocken, einen gewissen Schutz vor Krebserkrankungen im späteren Leben vermittelt (Albonico 1998c; siehe auch das jeweilige Kapitel im Teil »Die Impfungen im Einzelnen«). Dieser Lernprozess des Immunsystems wird durch die entsprechenden Impfungen vereitelt. Das könnte ein gewichtiges Argument gegen immer umfangreichere Impfprogramme sein.

Kreislaufkollaps (Synkope): In den USA wurden in den neunziger Jahren 697 Fälle von Kreislaufkollapsen (Synkopen) unmittelbar nach einer Impfung gemeldet, meist bei Kindern und Jugendlichen.

Sechs Patienten erlitten schwere Kopfverletzungen, drei mussten neurochirurgisch versorgt werden, zwei behielten dauerhafte Hirnschäden (VAERS).

Krampfanfälle: Krampfanfälle werden nach Impfungen in unterschiedlicher Häufigkeit beobachtet. Ursache ist meist eine fieberhafte Impfreaktion, die dann in einen Fieberkrampf mündet. Besonders häufig werden Krampfanfälle nach der MMR- und der Keuchhustenimpfung gemeldet – bis zu 1 Prozent der Impflinge (Scheibner 1991). Beim Netzwerk der gegenseitigen Information des *Arzneitelegramms* – jener bereits mehrfach erwähnten renommierten Monatsschrift mit kritischer Berichterstattung über Arzneimittel – gehen dementsprechend häufig Meldungen von Krampfanfällen nach Fünf- und Sechsfachimpfstoffen ein. Einige Fälle sind nachzulesen auf der Website von Frau Christiane Gönser (www.impfschaden.info/index.htm). Langzeitstudien zur neurologischen Entwicklung der Betroffenen fehlen.
Ein chronisches Anfallsleiden, die Epilepsie, kann Folge einer impfbedingten Hirnentzündung sein (siehe unter »Autoimmun- und neurologischen Erkrankungen«). In meiner Praxis entwickelten zwei Kinder innerhalb weniger Wochen nach der Polioeinzelimpfung eine schwer zu behandelnde Epilepsie. Eines der Kinder wurde erst nach der Behandlung mit Kortisonstößen anfallsfrei, was von den behandelnden Ärzten als Hinweis auf eine Autoimmunerkrankung des Gehirns gewertet wird.

Schrilles Schreien (»Hyperexzitabilität«): Dieses beunruhigende Symptom kommt relativ häufig nach Impfungen im Säuglingsalter vor, besonders nach Impfstoffen mit der Keuchhustenkomponente. Hexavac beispielsweise führt bei bis zu 3 von 1000 geimpften Kindern zu schrillem Schreien (Aventis 2000). Es handelt sich um ein mehrere Stunden oder sogar Tage anhaltendes Schreien, das kaum zu stillen ist. Man spricht auch vom »Cri encéphalique« und versteht darunter mehr als eine reine Schmerzäußerung, sondern im Grunde den typischen Ausdruck einer frühkindlichen zentralnervösen Störung, etwa einer Gehirnentzündung (Enzephalitis). H. L. C. Coulter vermutet, das schrille Schreien sei Ausdruck einer subtilen

»Impfenzephalitis«, die eine Störung der kindlichen Nervenausreifung und damit einen latenten Hirnschaden nach sich ziehen kann. Im späteren Leben könnten Aufmerksamkeitsdefizit, Lern- und Verhaltensstörungen oder Autismus die Folge sein (Coulter 1990b). Langzeituntersuchungen betroffener Kinder wurden allerdings bisher nie durchgeführt.

Hypotone-hyporesponsive Episoden: Hypotone-hyporesponsive Episoden (HHE) sind kollapsartige Zustände, die innerhalb von 48 Stunden – durchschnittlich drei bis vier Stunden nach einer Impfung – auftreten und durch verminderte Ansprechbarkeit, muskuläre Schlaffheit und Blässe oder Zyanose (die bläuliche Färbung der Haut) charakterisiert sind. Der Entstehungsmechanismus ist unbekannt, es handelt sich jedoch wahrscheinlich um eine zentralnervöse Regulationsstörung von Kreislauf und Bewusstsein. Spätfolgen hat man bisher nicht untersucht.
In den USA wurden zwischen 1996 und 1998 insgesamt 215 Fälle gemeldet, drei der betroffenen Kinder entwickelten in der Folge schwere neurologische Erkrankungen: Autismus, zerebrales Anfallsleiden und Entwicklungsverzögerung mit Krampfanfällen. Die übrigen Kinder erholten sich, manche schon nach Minuten, andere erst nach mehreren Monaten (DuVernoy 2000). Verursacher der HHE war in 93 Prozent ein Impfstoff mit Keuchhustenkomponente (siehe das Kapitel über Keuchhusten). Die Häufigkeit lag rein rechnerisch bei einer HHE auf 4000 bis 5000 Impfungen.
Bei der Zulassungsstudie des Sechsfachimpfstoffes Hexavac ereignete sich eine HHE unter 3800 geimpften Kindern (Aventis 2000). In den ersten Monaten des Jahres 2001 gingen beim Paul-Ehrlich-Institut drei weitere Meldungen zu HHE nach Sechsfachimpfstoffen ein – bei der bekannt hohen Dunkelziffer des Meldesystems sicher nur ein Bruchteil der tatsächlichen Ereignisse (Keller-Stanislawski 2003). Der neue Pneumokokkenimpfstoff Prevenar führte in einer Studie, zeitgleich mit den Impfstoffen gegen DTP und Hib verabreicht, zu einer HHE unter 107 geimpften Kindern (Rennels 1998).

Apnoe (Atemstillstand): Bei zu früh geborenen Säuglingen kann es sich als folgenschwer erweisen, den Impfkalender nach dem tatsächlichen Geburtstermin und nicht nach dem berechneten Termin auszurichten. Je jünger und leichter Kinder bei einer Impfung sind, umso wahrscheinlicher erleiden sie in den folgenden Tagen Zustände von Apnoe und bedrohlichem Abfall der Herzfrequenz (Pourcyrous 1998, Sanchez 1997, Botham 1997, Slack 1999, Sen 2001).

M.H. Slack beschreibt vier Frühgeborene, die nach der »zeitgerechten« Diphtherie-Tetanus-Keuchhusten- und Hib-Impfung schwere Apnoen erlitten und reanimiert werden mussten, eines von ihnen musste anschließend 36 Stunden kontrolliert beatmet werden. In den elf Tagen vor der Impfung waren drei dieser Kinder völlig unauffällig gewesen, eines war nur durch gelegentliche leichte Abfälle der Blutsauerstoffkonzentration aufgefallen. Die Autoren schreiben:

> »Aus unserer Erfahrung wird deutlich, dass manche Frühgeborene durch Impfungen der Gefahr lebensbedrohlicher Apnoen ausgesetzt werden ... Das Risiko schwerer Apnoen dürfte bei Kindern, die vor der dreißigsten Schwangerschaftswoche geboren wurden, bei 8 Prozent liegen. Nach unserer Meinung sind weitere größere Studien notwendig, um das Risiko exakt zu bestimmen.«

S.J. Botham registrierte in seiner Studie Apnoen bei 12 Prozent der geimpften Frühgeborenen, bei weiteren 11 Prozent verschlechterten sich vorher bestehende Apnoen; bei jedem Dritten der betroffenen Kinder war vorübergehend eine Sauerstoffbehandlung notwendig. Die Autoren empfehlen, geimpfte Frühgeborene mindestens 48 Stunden am Monitor zu überwachen. S. Sen (2001) beobachtete bei 33 Prozent der Frühgeborenen, die in den ersten siebzig Lebenstagen geimpft wurden, schwere Nebenwirkungen *(major events)* mit Apnoen und Bradykardien (langsame Schlagfolgen des Herzens).

Die schweren Bedenken, die sich aus diesen Untersuchungen ergeben, werden weder von den US-amerikanischen Behörden noch von der deutschen STIKO in irgendeiner Weise ernst genommen. In den deutschen Impfempfehlungen heißt es nach wie vor: »Frühgeborene sollten unabhängig von ihrem Geburtsgewicht entsprechend dem empfohlenen Impfalter geimpft werden.« Das Komitee für Infektionskrankheiten der amerikanischen kinderärztlichen Akademie meint: »Alle routinemäßig in der Kindheit empfohlenen Impfungen sind auch für Früh- und Mangelgeborene sicher« (Saari 2003).

Die Impfreaktionen bei Frühgeborenen müssen im Zusammenhang mit der sehr kontroversen Diskussion über Impfungen und plötzlichen Kindstod reif geborener Kinder gesehen werden. W. Torch (1982) und L. J. Baraff (1983) waren die Ersten, die auf einen wahrscheinlichen Zusammenhang zwischen der DTP-Impfung und dem plötzlichen Kindstod hingewiesen haben. Auch bei manchen reif geborenen Säuglingen zeigen sich in den Tagen nach einer Impfung am Atemmonitor Apnoen oder veränderte Atemmuster (Scheibner 1991, Steinschneider 1991). Mindestens zwei Apnoen ereigneten sich unter 1500 Kindern, die mit dem Sechsfachimpfstoff Hexavac geimpft wurden (Liese 2000). Die seit der breiten Anwendung von Sechsfachimpfstoffen gemeldeten Todesfälle in den Tagen nach der Impfung könnten auf impfbedingte Atemstillstände zurückzuführen sein.

Autoimmunerkrankungen: Autoimmunerkrankungen sind Krankheiten, bei denen das Abwehrsystem körpereigenes Gewebe als fremd ansieht, angreift und damit eine chronische Entzündung und Gewebszerstörung hervorruft. Dadurch kommt es zu langwierigen Erkrankungen meist mit Organschäden und oft auch zum vorzeitigen Tod. Eine Heilung ist in der Regel nicht möglich; in der schulmedizinischen Therapie werden stark in Immunvorgänge eingreifende Medikamente wie Cortison oder Immunsuppressiva eingesetzt, um den Entzündungsvorgang zu unterdrücken.

Autoimmunerkrankungen können prinzipiell jedes Organ betreffen – am bekanntesten sind die rheumatischen Erkrankungen und Diabetes. Auch vielen Nervenerkrankungen liegt ein Autoimmunprozess zugrunde. Voraussetzung für den Ausbruch von Autoimmunerkrankungen ist ein fatales Zusammenspiel aus genetischer Veranlagung und äußeren Faktoren. Einer von zwanzig Menschen in Europa oder Nordamerika erwirbt im Laufe seines Lebens eine Autoimmunerkrankung. Diese Krankheiten sind nicht gleichmäßig über den Globus verteilt, sondern häufen sich auffällig in industrialisierten, auch medizinisch hoch entwickelten Ländern (Bach 2002).

In der medizinischen Literatur gibt es zahlreiche Anhaltspunkte dafür, dass Impfungen bei genetisch anfälligen Menschen Autoimmunerkrankungen zum Ausbruch bringen oder ihren Verlauf ungünstig beeinflussen können (zum Beispiel Borchers 2002, Wraith 2003, Fourneau 2004, Ravel 2004). Zu den Autoimmunerkrankungen, die im Zusammenhang mit Impfungen gemeldet werden, gehören die rheumatischen Erkrankungen, chronische Darmerkrankungen, Diabetes und neurologische Erkrankungen. Kinder, die aufgrund bestimmter genetischer Merkmale anfällig für Autoimmunerkrankungen sind, entwickeln nach Impfungen häufiger neurologische Impfreaktionen (Montinari 1996, Bradstreet 2004).

Der in der Regel sehr frühe Impfzeitpunkt mit wiederholter Verabreichung von Mehrfachimpfstoffen fällt in die »verwundbare« Phase des noch unreifen kindlichen Immunsystems und kann deshalb leicht zu Störungen führen. Im Unterschied zu natürlichen Infektionen wird bei Impfungen die Abwehrbarriere der Schleimhaut umgangen, sodass gerade der Teil des kindlichen Immunsystems überstimuliert wird, der auch bei der Entstehung von Autoimmunerkrankungen eine Rolle spielt. Die zufällige immunologische Verwandtschaft von Impfantigenen mit Körpergewebe (Brandis 1994) oder Verklumpungen zwischen Impfantigen und körpereigenen Antikörpern, so genannte Immunkomplexe, können dann dazu führen, dass das Abwehrsystem körpereigenes Gewebe nicht mehr toleriert, sondern angreift. Auch der netzwerkartige Aufbau des Immunsystems kann zur Folge haben, dass durch Impfstoffe größere Teile des Immunsystems »hochreguliert« werden und damit die Bildung von Autoantikörpern in Gang gebracht wird (Reiber 1996).

Als Katalysatoren für die Entstehung von Autoimmunvorgängen wirken wahrscheinlich Umweltgifte oder Impfzusatzstoffe wie Aluminium und MF59 im Grippeimpfstoff Fluad (Kimman 1992, Quak 1999, Satoh 2003, Ravel 2004). Ravel schreibt im Resümee seiner Studie: »Unsere Ergebnisse scheinen die Hypothese zu unterstützen, dass Impfungen das Risiko von Autoimmunerkrankungen bei genetisch empfänglichen Individuen erhöhen, wenn sie bestimmten Umweltchemikalien ausgesetzt sind.«

Rheumatische Erkrankungen: Rheumatische Krankheiten werden vor allem in Anschluss an die Hepatitis-B- und die Rötelnimpfung gesehen (Fisher 2001, Geier 2002b). Die Beschwerden beginnen meist in den Wochen nach der Impfung:

> »Die Inzidenz [Häufigkeit] einer chronischen Arthritis nach der Röteln- und Hepatitis-B-Impfung von Erwachsenen war statistisch signifikant erhöht im Vergleich zur Kontrollgruppe. Das der Rötelnimpfung zuzuschreibende Risiko lag zwischen 32 und 53, das nach der Hepatitis-B Impfung zwischen 5,1 und 9,0 im Vergleich zur Kontrollgruppe« (Geier 2002b).

Vermutlich erhöhen jedoch auch andere Impfmaßnahmen bei genetisch empfänglichen Personen das Risiko für solche Erkrankungen. H. Truckenbrodt (1997), Chefarzt der Kinderrheumatologie in Garmisch, bemerkt zu diesem Thema:

> »Viele Kinderrheumatologen haben ... die Beobachtung gemacht, dass ein Ausbruch der Erkrankung [kindliches Rheuma] bzw. eine Reaktivierung in zumindest zeitlichem Zusammenhang mit Impfungen aufgetreten ist ... Das Intervall zwischen Impfung und Auftreten von Symptomen reicht von wenigen Tagen bis zu Wochen.«

Diese Aussage wird unterstützt durch eine Untersuchung von B.J. Harrison (1997), in der er das Resümee zieht: »... bei einer kleinen Zahl empfänglicher Patienten können Impfungen einen Auslöser für rheumatoide Arthritis darstellen.«

Chronische Darmerkrankungen: Chronische Darmentzündungen im Kindesalter sind in den letzten Jahrzehnten in dramatischem Umfang häufiger geworden. Im Kapitel über die Masernimpfung gehe ich genauer auf ihre mögliche Verursachung durch Lebendimpfstoffe ein.

Diabetes: Beim Diabetes, der Zuckerkrankheit, kommt es durch Mangel an Insulin, einem Hormon der Bauchspeicheldrüse, zu stetig ansteigenden Blutzuckerwerten. Unbehandelt führt dies innerhalb kurzer Zeit zum Tod im diabetischen Koma. Ursache ist das Absterben Insulin produzierender Zellen in der Bauchspeicheldrüse aufgrund von Autoimmunvorgängen.
Der Diabetes von Kindern und Jugendlichen macht zwar nur ein Fünftel bis ein Zehntel aller Diabeteserkrankungen aus, die Behandlung ist jedoch besonders schwierig, da mehrmals täglich subkutan Insulin gespritzt werden muss – bei ständigen Blutzuckerkontrollen und strenger Diät. Dennoch drohen durch die fast unvermeidlichen Blutzuckerschwankungen mit der Zeit Organschäden an Herz, Nieren und Augen sowie Durchblutungsstörungen und Nervenschäden. Die Zuckerkrankheit gehört zu den häufigsten Todesursachen in den Industrieländern.
Eine dramatische Zunahme von Diabetes-Neuerkrankungen wurde bei amerikanischen und finnischen Kindern jeweils zwei bis vier Jahre nach Einführung der Impfungen gegen Hepatitis B, Hib, Keuchhusten und MMR registriert (Classen 1998a, b, 2003). Finnische Kinder haben das höchste Diabetesrisiko auf der Welt und werden am häufigsten und »zuverlässigsten« geimpft (Tuomilehto 1999). Auch in anderen Ländern Europas treten von Jahr zu Jahr mehr Diabeteserkrankungen auf, wobei die Zunahme am stärksten bei Kindern in den ersten vier Lebensjahren ist (EURODIAB 2000). Bei deutschen Kindern nimmt der Diabetes seit 1993 um jährlich 3 Prozent zu. Es sind vor allem Kleinkinder im Alter von drei bis sechs Jahren betroffen (ESPED 2002, Galler 2004).
In Finnland ließ sich sogar zeigen, dass das Ausmaß der Zunahme von der Anzahl der verabreichten Impfungen abhängig ist (NVIC 1999). Die Diabeteshäufigkeit war dort in den sechziger und siebziger Jahren bei Kindern unter vier Jahren gleich bleibend niedrig bis zu dem Zeitpunkt, als die Regierung nach und nach ihre Impfempfehlungen änderte: 1974 wurde die Hib- und die Meningokokkenimpfung eingeführt, 1977 die Keuchhustenimpfung. Zwischen 1977 und 1979 kam es zu einer 64-prozentigen Zunahme von Diabeteserkrankungen bei Kleinkindern. 1982 wurden dann die Hib-Impfung bei Säuglingen und die MMR-Impfung bei Klein-

kindern eingeführt. Zwischen 1982 und 1987 erfolgte eine weitere Zunahme des Diabetes um 62 Prozent bei unter vierjährigen Kindern.
Für eine ursächliche Beziehung spricht, dass auch im Tierversuch durch Impfungen Diabeteserkrankungen ausgelöst werden können (Classen 1996c). Eingehendere Untersuchungen sind unbedingt notwendig, um mehr Klarheit über diese bedrohliche Nebenwirkung zu bekommen: »Impfstudien verfolgen die Impflinge typischerweise nur wenige Wochen, um zu sehen, ob sie Nebenwirkungen entwickeln. Durch Impfungen verursachter Diabetes hingegen kann erst ein Jahr oder später nach der Impfung auftreten« (Classen 1998a).

Makrophagische Myofasziitis: Das Krankheitsbild der makrophagischen Myofasziitis wurde erstmals 1998 beschrieben (Gherardi 1998) und ist Folge der Einspritzung von Aluminiumverbindungen, die bei allen Totimpfstoffen als Hilfsmittel zugesetzt sind. Zwischen 1998 und 2003 wurden allein in Frankreich mehr als zweihundert Fälle bekannt, insbesondere im Zusammenhang mit der Hepatitis-B- und der Tetanusimpfung (Gherardi 2003). Die Krankheit beginnt mit starken und anhaltenden Schmerzen an der Impfstelle. In den folgenden Monaten bis Jahren treten Muskelschwäche und diffuse Muskel- und Gelenkschmerzen auf, bei etwa jedem zehnten Betroffenen kommt es auch zu fortschreitenden Nervenschäden, etwa Seh-, Blasenentleerungs-, Gefühls- oder Gleichgewichtsstörungen. Vermutliche Ursache sind Autoimmunvorgänge mit einer Entzündung und Zerstörung von Muskel- und Nervengewebe. Die Mehrzahl der Betroffenen ist Träger eines Gens, das zu Autoimmunerkrankungen disponiert. Im Blut lassen sich erhöhte Spiegel von Muskelenzymen (CK) nachweisen. Das Besondere an dieser Impfnebenwirkung ist, dass sie sich durch eine Muskelbiopsie aus der Gegend der Impfstelle nachweisen lässt und dass sich auch im Blut Hinweise auf eine chronische Stimulation von Immunvorgängen finden. Viele der Patienten entwickeln psychische Auffälligkeiten und chronische Müdigkeit (Authier 2001). Bei jedem Dritten geht das Krankheitsbild in eine chronische Erkrankung über, etwa in eine untypisch verlaufende multiple Sklerose.

Auch bei Säuglingen wurden inzwischen zahlreiche Fälle von Myofasziitis registriert, die sich durch Muskelschwäche, Entwicklungsverzögerung und neurologische Störungen bemerkbar macht (Lacson 2002, DiMuzio 2004). Wegen der geringen Bekanntheit der Myofasziitis wird eine hohe Dunkelziffer vermutet. Bei einer unklaren motorischen Entwicklungsverzögerung sollte unbedingt die Bestimmung der Muskelenzyme und bei einem auffälligen Wert eine Untersuchung von Muskelgewebe aus der Impfstelle erfolgen. Bei der makrophagischen Myofasziitis handelt es sich um eine schwere Impfnebenwirkung, die, wie gesagt, noch kaum bekannt ist und wegen des verzögerten Einsetzens in der Regel nicht als Impffolge gedeutet wird. In Deutschland gibt es nur vereinzelte Meldungen. Alle Impflinge, die in den Monaten und Jahren nach einer stärkeren lokalen Impfreaktion auffallende Einbußen im körperlichen Wohlbefinden feststellen, sollten sich – am besten mit entsprechender Literatur ausgerüstet – an einen neurologischen Facharzt wenden. Nur so kann mit der Zeit das wahre Ausmaß dieser Impfkomplikation erfasst werden.

Neurologische Erkrankungen: Sehr kontrovers ist die Debatte über die Höhe des Risikos, sich durch Impfungen eine neurologische Erkrankung mit bleibendem Schaden zu holen. Da neurologische Erkrankungen auch spontan auftreten oder durch bestimmte Erreger ausgelöst werden können, ist die Ursachenklärung im Einzelfall schwierig bis unmöglich.
Neurologische Impfschäden werden vor der Zulassung von Impfstoffen im Regelfall nicht aufgedeckt, denn die Gruppen der Versuchspersonen, an denen sie getestet werden, sind dafür zu klein, und der Beobachtungszeitraum ist zu kurz. Nach der Zulassung und massenhaften Anwendung von Impfstoffen hängt es dann wieder vom Meldesystem und der Motivation der beobachtenden Ärzte ab, ob Schadensfälle überhaupt in der Statistik auftauchen. Die üblichen Meldesysteme haben nur einen Rücklauf von 5 bis 10 Prozent – das bedeutet, dass die meisten auch schweren akuten Impfkomplikationen in Wirklichkeit etwa zehnmal häufiger sind als in den Impfschadensstatistiken. Die Frage, ob sehr seltene oder erst spät auftretende Ereignisse auf Impfungen zurückzuführen sind,

lässt sich mit diesen Methoden überhaupt nicht beantworten. Auch hierzu wären sehr aufwändige Studien mit großen Patientenzahlen und jahrelangem Studienverlauf notwendig.

Der wahrscheinliche Mechanismus neurologischer Impfschäden ist die Bildung von Antikörpern (Myelin-Antikörpern) oder Abwehrzellen (autoreaktive Lymphozyten) gegen Nervenscheiden aufgrund einer Antigenverwandtschaft zwischen Impfantigen und Eiweiß (Protein) im Nervengewebe. Die Nervenscheiden werden entzündlich zerstört, was zu vorübergehenden oder bleibenden Ausfällen und Funktionsstörungen führt. Periphere Nerven, das Rückenmark oder das Gehirn können von der Entzündung und »Entmarkung« betroffen sein. Menschen mit speziellen Eigenschaften des Immunsystems, bestimmten »HLA-Haplotypen«, sind besonders anfällig für Autoimmunerkrankungen und Nervenschäden durch Impfungen.

Ein weiterer Mechanismus für neurologische Impfschäden wird auf der Ebene der DNA vermutet. Toxische Stoffe wie Alkohol, Quecksilber und die Impfzusatzstoffe Thiomersal und Aluminium können schon in extrem geringen Konzentrationen das Wachstum, die Spezialisierung und Verschaltung von Nervenzellen stören, indem sie Wachstumsfaktoren (IGF-1) blockieren, deren Aufgabe es ist, bestimmte Genorte zu aktivieren und andere auszuschalten. Dies kann in der frühkindlichen Entwicklung fatale Folgen haben und die Grundlage für neurologische Entwicklungsstörungen bilden (Waly 2004).

Impfungen können anders als natürliche Erkrankungen eine Balancestörung des Immunsystems herbeiführen. Unter anderem kommt es zu einer starken Ausschüttung von Stoffen wie Interferon gamma, wodurch die Darmschleimhaut und die Blut-Hirn-Schranke durchlässiger werden (Madara 1989, Huynh 1993, Pabst 1997). Möglicherweise ist dies die Voraussetzung für Impfschäden am Nervensystem, denn auf diese Weise wird der Übertritt von potenziell nervenschädigenden Substanzen wie Aluminium, Impfantigenen oder Lebendviren ins Nervengewebe erleichtert.

Für folgende neurologische Erkrankungen ist ein Zusammenhang mit Impfungen vermutet oder gesichert:

- *Schäden peripherer Nerven:* Sie ereignen sich besonders im Bereich von Gesicht und Arm, aber ebenso – besonders tragisch – am Sehnerv mit unter Umständen auch bleibenden Sehschäden.
- *Guillain-Barré-Syndrom:* Dies ist eine akute entzündliche Erkrankung des peripheren Nervensystems mit mehr oder weniger kompletter schlaffer Lähmung der Körpermuskulatur. Ursache sind Infekte oder Impfungen. Die Zeit bis zum Ausbruch nach einer Impfung beträgt Wochen bis Monate – daher wird oft kein Zusammenhang hergestellt (Ehrengut 1998). Die Krankheit dauert Wochen, nach der allmählichen Rückbildung der Symptome können Restschäden bleiben. Die Behandlung kann eine Langzeitbeatmung wegen Lähmung der Atemmuskulatur notwendig machen. Die Sterblichkeit des Guillain-Barré-Syndroms liegt bei Jugendlichen und Erwachsenen bei 6 Prozent und steigt mit dem Alter an. Zu Meldungen kommt es besonders nach den Impfungen gegen Tetanus, Masern, FSME und Grippe.
- *Transverse Myelitis:* Die transverse Myelitis ist eine Erkrankung, bei der es im Rückenmark zu einer Entmarkung (Demyelinisierung) der Nervenstränge kommt. Neben allgemeinem Krankheitsgefühl treten Lähmungen, Muskelkrämpfe, Gefühlsstörungen und Rückenschmerzen auf. Die Langzeitprognose ist ungünstig, häufig bleiben neurologische Ausfälle zurück. Die transverse Myelitis kann auch in eine multiple Sklerose übergehen. Transverse Myelitis wurde beschrieben nach den Impfungen gegen Tetanus, Hepatitis A und B, Masern, Röteln und Windpocken.
- *Multiple Sklerose (MS):* Die multiple Sklerose ist eine schwere und zu zunehmender körperlicher Behinderung führende Entmarkungserkrankung des Nervensystems. Sie verläuft in Krankheitsschüben, die von längeren Phasen eines stabilen Gesundheitszustandes gefolgt sind. Impfungen können bei Personen mit genetischer Vorbelastung einen (auch ersten) Schub provozieren. Besonders nach der Hepatitis-B-Impfung wurden auffällig viele Fälle von multipler Sklerose gemeldet, was 1998 in Frankreich zu einem Aussetzen der Impfkampagne bei Jugendlichen führte. Die wissenschaftliche Diskussion um dieses Problem hat sich zu einem Dauerbrenner entwickelt. Sie erhielt neuen Zündstoff durch die Entdeckung der Impfkomplikation »makrophagische

Myofasziitis«, die ihrerseits zu einer multiple-Sklerose-artigen Erkrankung führen kann (Authier 2001).

- *Akute demyelinisierende Enzephalomyelitis (ADEM):* Die ADEM ist eine Entzündung von Gehirn und Rückenmark. In den meisten Fällen beginnt sie sechs Tage bis zwei Monate nach einer Impfung (Murthy 2002). Die Häufigkeit des voll ausgeprägten und schweren Krankheitsbildes wird auf 1 zu 100 000 Impfungen geschätzt (Fenichel 1982). Bekanntestes Beispiel ist die Enzephalitis oder »Impfenzephalopathie« als Impfschaden nach der Pockenimpfung. Auch jeder moderne Impfstoff kann zu einer ADEM führen. Besonders bekannt ist das Risiko nach der Tollwut-, Keuchhusten- und Hepatitis-B-Impfung. In den USA ist die Keuchhusten-Impfenzephalopathie ein anerkannter und zu entschädigender Impfschaden, wenn sie innerhalb von drei Tagen nach der Vakzination auftritt. – Die ADEM geht mit unterschiedlichsten Symptomen wie Gehstörungen, Lähmungen, Seh-, Sensibilitätsstörungen, Gleichgewichtsproblemen, Psychosen, Krampfanfällen oder auch Bewusstseinsstörungen einher. Bei jedem zehnten Kind kommt es zu bleibenden Behinderungen (Tenembaum 2002). Bei Erwachsenen geht jede dritte ADEM-Erkrankung in eine multiple Sklerose über (Schwarz 2001). Die Diagnose wird gesichert durch Analyse des Gehirnwassers, durch Schichtaufnahmen des Schädels und durch Nachweis von Myelinantikörpern im Blut. Ein Therapieversuch mit Kortison kann in vielen Fällen die Symptome zum Verschwinden bringen. Wahrscheinlich sind zahlreiche neurologische Impffolgen, die bisher nicht klassifiziert werden konnten, auf eine ADEM zurückzuführen (Pohl-Koppe 1991, Jones 2003). Es gibt beispielsweise ernst zu nehmende Hinweise darauf, dass der Masern- oder MMR-Impfstoff bei empfindlichen Menschen eine langsam voranschreitende autoimmune Gehirnentzündung verursachen und dadurch langfristig neurologische Entwicklungsstörungen auslösen kann (Bradstreet 2004). Auch bei einer schwer behandelbaren Epilepsie, die sich in den Monaten nach einer Impfung entwickelt, muss an diese Impfkomplikation gedacht werden.
- *Autismus:* Der Autismus oder das autistische Syndrom ist eine tief greifende frühkindliche Entwicklungsstörung, die sich ver-

mutlich auf dem Boden einer chronischen Entzündung des Gehirns entwickelt. Symptome sind eine Beeinträchtigung der zwischenmenschlichen Beziehungen und der Kommunikation, eingeschränkte Aktivitäten und Interessen, zwanghafte und wiederholte Handlungen und oft auch eine geistige Behinderung. Besonders die Impfzusatzstoffe Thiomersal und Aluminium sowie der MMR-Impfstoff stehen unter Verdacht, bei dafür anfälligen Kindern diese unumkehrbare Entwicklungsstörung hervorzurufen. Masernimpfviren können zu chronischen Entzündungen im Gehirn führen, durch Thiomersal und Aluminium wird das Enzymsystem von Nervenzellen beeinträchtigt, und dadurch wird die Ausbildung von Nervenverbindungen gehemmt: »Wir vermuten, dass Belastungen durch Metalle wie Blei, Quecksilber und Aluminium zu Syndromen mit Entwicklungsstörungen beitragen« (Waly 2004). »Unsere Ergebnisse lassen den Schluss zu, dass Masernviren eine autistische Enzephalitis verursachen können« (Bradstreet 2004). »Das Auftreten entwicklungsneurologischer Störungen nach Verabreichung von Thiomersal-haltigen Impfstoffen in der Kindheit scheint kein Zufall zu sein« (Geier 2003). – Die Impfindustrie hat selbstredend ein massives Interesse daran, die Forschung auf diesem Gebiet zu beeinflussen. Im Vorfeld einer großen US-amerikanischen Studie, die sich mit dem Zusammenhang zwischen Autismus und Thiomersal befasst (Verstraeten 2003), kam es in den Vereinigten Staaten zu einer Offenlegung von Details, die eine groß angelegte Datenfälschung dokumentieren (siehe die Abschnitte »Wissenschaft und Forschung« und »Masernimpfung«).

Leukämie: Nach einer US-amerikanischen Studie ergibt sich bei Kindern nach der Hepatitis-B-Impfung ein leicht erhöhtes Risiko für Leukämie (Ma 2002). Die Gesundheitsbehörden und auch die Weltgesundheitsorganisation sind alarmiert und versuchen, genauere Zusammenhänge, etwa mit dem Impfzusatzstoff Thiomersal, herauszufinden.

Todesfälle: Todesfälle im Zusammenhang mit Impfungen werden immer wieder gemeldet, der Beweis einer direkten Impffolge ist aber im Einzelfall kaum zu führen. Der Tod kann auch zufällig nach der Impfung eingetreten sein – etwa durch plötzlichen Kindstod, eine akut verlaufende Infektionskrankheit oder einen Krampfanfall. Dennoch gibt es Hinweise darauf, dass auch moderne Impfstoffe zu tödlichen Impfreaktionen führen können. Bekannte Mechanismen sind schwere allergische Reaktionen auf den Impfstoff, akut verlaufende neurologische Reaktionen und auch Krampfereignisse. Fulminante tödlich verlaufende Infektionen durch Masernimpfviren kommen gelegentlich vor bei Kindern mit bis dahin unerkannten Krankheiten des Immunsystems.

Zwischen Oktober 2000 und Juni 2003 wurden in Deutschland und Österreich sechzehn Todesfälle im Zusammenhang mit Sechsfachimpfstoffen (Hexavac oder Infanrix Hexa) gemeldet (Keller-Stanislawski 2003). Fünf dieser tragischen Ereignisse traten innerhalb von 24 Stunden nach der Impfung auf und ergaben ähnliche Befunde bei der Obduktion. Drei der Kinder verstarben nach der vierten Impfung im zweiten Lebensjahr, was einen plötzlichen Kindstod eher unwahrscheinlich macht. Zwei von ihnen hatten bereits im ersten Lebensjahr auf jede Sechsfachimpfung mit Fieber bzw. Unruhe und ungewöhnlichem Schreien reagiert. Man muss sich fragen, warum diese heftigen Impfreaktionen unbeachtet blieben und die Impfserie fortgesetzt wurde.

Nach dem Bekanntwerden der Todesfälle, die auch in der Presse Widerhall fanden, kamen die Experten der europäischen Arzneimittelbehörde EMEA zu dem Schluss, dass eine Impfreaktion unwahrscheinlich ist, weil es keinen »plausiblen Pathomechanismus« dafür gibt. Das heißt im Klartext: Was unerklärlich ist, existiert nicht. Immerhin rief das Paul-Ehrlich-Institut dazu auf, jede mögliche stärkere Impfreaktion zu melden (was sowieso seit 2001 Gesetz ist). Die Sechsfachimpfstoffe sollten jedoch weiterhin verwendet werden, eine Erwähnung der Todesfälle bei der Impfaufklärung sei nicht erforderlich (Stück 2003).

Viele Kinderärzte haben indes die Sechsfachimpfstoffe aus ihrem Repertoire gestrichen und greifen auf Präparate zurück, mit denen bereits mehr Erfahrung vorliegt. Für eine ursächliche Beziehung zwischen Impfung und Kindstod spricht, dass in den USA seit Einführung der Hepatitis-B-Impfung vermehrt Kinder tot auf-

gefunden wurden, deren Obduktion als einzig auffälligen Befund ein Hirnödem ergab (Odent 1999). Seit einigen Jahren wird in diesem Zusammenhang auch eine Diskussion um das Schütteltrauma von Säuglingen geführt. Heftiges Schütteln von jungen Säuglingen kann zu Hirn- und Netzhautblutungen im Auge führen, mit einer hohen Rate an Todesfällen und bleibenden Hirnschäden.
Ein exakt identisches Krankheitsbild kann sich ergeben, wenn es durch eine Gehirnentzündung etwa infolge einer Impfung zu einer Schwellung des Gehirns kommt. Da die Ursache im Nachhinein nicht eindeutig zu klären ist, kommt es möglicherweise immer wieder zu Fehlurteilen bei Prozessen wegen vermuteter Kindesmisshandlung (Leadbetter 1995). In den USA etwa gab der mutmaßliche Justizirrtum bei der Verurteilung des Vaters Alan Yurko zu lebenslanger Gefängnisstrafe Anlass zu einer landesweiten Solidaritätskampagne. Ähnliche Fälle werden auch aus Deutschland berichtet, zum Beispiel der Sorgerechtsentzug für ein Kind, das einige Stunden nach Verabreichung des Sechsfachimpfstoffs mit Hirnblutungen in ein Krankenhaus aufgenommen wurde (Thun 2004).

Impfkritik

Die Geschichte des Impfens ist seit jeher begleitet von skeptischen und warnenden Stimmen. Aus verschiedensten Gründen gab und gibt es immer wieder Kritik an dem Vorgehen, das menschliche Immunsystem zu »manipulieren«, um bestimmte Krankheiten zu verhindern.
Heute sind es vor allem vier gesellschaftliche Gruppen, welche die Impfungen kritisieren (nach Velimirovic 1998):

- Eltern impfgeschädigter Kinder, die aus leidvoller Erfahrung heraus die Impfpolitik beanstanden und bessere Aufklärung und angemessene Entschädigungszahlungen für Impfschäden fordern. In allen westlichen Ländern gibt es Interessengruppen solcher Eltern, zum Beispiel in Deutschland die EFI (Interessengemeinschaft Eltern für Impfaufklärung, Lehárstraße 65½, 86179 Augsburg, www.EFI-online.de).

- Skeptische Ärzte, die an der Wirksamkeit von Impfungen zweifeln, Nebenwirkungen und Spätfolgen befürchten oder bestimmte Impfungen wegen geringer Erkrankungsrisiken ablehnen.
- Anhänger alternativmedizinischer Therapierichtungen – besonders im Bereich von Homöopathie, anthroposophischer Medizin und Naturheilkunde –, die die empfohlenen Impfungen als Eingriff in die persönliche Freiheit und als Verletzung ihrer fundamentalen Rechte der Verantwortung ihren Kindern gegenüber betrachten. Am meisten Einfluss dürfte die Homöopathie haben, da sie das in Deutschland am weitesten verbreitete alternativmedizinische Verfahren ist.
- Menschen, die aus religiösen oder weltanschaulichen Gründen Impfungen ablehnen – meist aus dem Glauben heraus, solche Maßnahmen stünden im Gegensatz zum Willen Gottes. Hierzu gehören einzelne buddhistische, hinduistische oder moslemische Glaubensgruppen, verschiedene christliche Sekten (zum Beispiel Church of Christian Society, Disciples of Christ, die niederländisch-reformierte Kirche), die Mormonen, die Amischen (Amish People) und die Adventisten. Auch Anhänger der Hare-Krishna-Bewegung und Teile der Scientology-Sekte lehnen Impfungen ab.

Homöopathie und Impfungen

Samuel Hahnemann (1755–1843), der Begründer der Homöopathie, war ein Zeitgenosse Edward Jenners (1749–1823) und kannte das Verfahren sowie die Wirkung der Pockenimpfung, nämlich

> »... dass, seit der allgemeinen Verbreitung der Jenner'schen Kuhpockenimpfung, die Menschenpocken nie wieder unter uns weder so epidemisch, noch so bösartig erscheinen, wie vor 40–50 Jahren, wo eine davon ergriffene Stadt wenigstens die Hälfte und oft drei Viertel ihrer Kinder durch den jämmerlichen Pest-Tod verlor« (Hahnemann 1842).

Hahnemann kannte jedoch ebenso schon die schweren Nebenwirkungen der Pockenimpfung und behandelte solche »Impfkrankheiten« mit der von ihm entwickelten homöopathischen Methode.
Auch die Schüler Hahnemanns setzten sich mit der Pockenimpfung auseinander und äußerten sich mehr und mehr kritisch – allen voran Constantin Hering (1800–1880), der zwei Jahre vor seinem Tod eine Stellungnahme für englische Impfgegner abgab und betonte, die Impfung sei eine Vergiftung des Blutes und bedeute für die Kinder einen großen Schaden (Lehrke 1998). Der bedeutende Homöopath Clemens von Boenninghausen (1785–1864) bemerkte bereits 1849, die Kuhpockenimpfung sei eine »in leichtfertigen Händen so gefährliche, das Scrophelgift ohne allen Zweifel ungemein verbreitende Vakzine«.
Hinter den Bedenken der homöopathischen Lehre gegenüber Impfungen steht die Auffassung, dass nicht die Mikroben die Ursache der jeweiligen Krankheit sind, sondern die Verstimmung der Lebenskraft (Hahnemann 1842) – dadurch sei sozusagen das »Terrain« geschaffen, auf dem dann die Mikroben erst gedeihen können. Da die Lebenskraft aber »geistartig« oder »dynamisch« sei, können Krankheiten nur durch »geistartige«, »dynamische« Heilmittel wie homöopathisch potenzierte Mittel wirklich geheilt werden. (Unter dem Potenzieren versteht man das schrittweise Verdünnen der Ausgangssubstanz nach bestimmten Methoden.)
Im Gegensatz dazu sei ein Impfstoff jedoch ein chemisches Arzneimittel. Er rufe zwar eine »oberflächliche« Antikörperbildung hervor, stimuliere jedoch nicht die allgemeine Reaktionsfähigkeit des Organismus; im Gegenteil, er beeinträchtige sie (Leduc 1990). Es werde unter Umständen ein künstlicher krankhafter Zustand erzeugt mit Symptomen, die chronifizieren können und nur schwer zu therapieren sind.

Eine Minderheit von Homöopathen empfiehlt als Alternative so genannte »homöopathische Impfungen«, das sind homöopathisch potenzierte Krankheitserreger oder Impfstoffe (zum Beispiel Roy 1988). Dies ist jedoch eine auch unter Homöopathen umstrittene und durch keine Untersuchungen belegte Methode. In der einschlä-

gigen Literatur finden sich hierzu vor allem ablehnende Stimmen; ein homöopathisches Mittel müsse nämlich den Symptomen des Kranken ähnlich sein und nicht dem Krankheitserreger (Leduc 1990, Achtzehn 1998). H.-J. Achtzehn berichtet von Malariakranken, die vorher homöopathisch geimpft worden waren.
Auch der deutsche Zentralverein homöopathischer Ärzte spricht »homöopathischen Impfungen« jede Wirkung ab:

> »Es gibt keine ›homöopathischen Impfungen‹. Kein homöopathisches Mittel ist in der Lage, eine nachweisbare Immunisierung hervorzurufen. Vor dem Ersatz einer notwendigen Impfung durch die Einnahme homöopathischer Medikamente wird gewarnt. Ganz anders ist die homöopathische Vorbeugung von Erkrankungen zu bewerten. Sie ist möglich, wenn im Rahmen einer Epidemie oder bei ansteckenden Krankheiten im persönlichen Umfeld die zu erwartende Krankheit in ihren Besonderheiten und charakteristischen Symptomen bekannt ist und das geeignete homöopathische Arzneimittel, auch unter Berücksichtigung der individuellen Besonderheiten des Ansteckungs-Gefährdeten, sorgfältig ausgewählt wird« (DZVhÄ 2002).

Unter den heute homöopathisch arbeitenden Ärzten sind die absoluten Impfgegner in der Minderzahl, es finden sich jedoch sehr viele Impfskeptiker. Bei einer Umfrage von P. Lehrke (1998) hatten 6 Prozent der Schulmediziner, 24,5 Prozent der homöopathisch orientierten Ärzte und 47,3 Prozent der »klassischen« Homöopathen eine starke Abneigung gegen Impfungen. Keinerlei Bedenken hatten 56 Prozent der Schulmediziner, 21 Prozent der homöopathisch orientierten Ärzte und nur 3,6 Prozent der »klassischen« Homöopathen. Auch britische Homöopathen diskutieren offen das Für und Wider – die einen sprechen sich für das Impfen aus (Ernst 1995), die anderen nennen Impfungen »kriminell unverantwortlich« oder »sehr unglücklich ... und wenig bewiesen« (English 1992, Fisher 1990).
Der Homöopath H.-J. Achtzehn wendet sich in einem ausführlichen Aufsatz über Impfschäden gegen Massenimpfungen, bemerkt aber:

> »Folgen, Wirkungen und Wirkungsmechanismen der Impfungen und der durchgemachten Infektionen sind in der Humanmedizin gut doku-

mentiert. Es gibt keinen Grund, die Medizin und deren redliches Bemühen zu verteufeln. Allerdings geht die Aufklärungs- und Sorgfaltspflicht im Alltag mitunter verloren« (Achtzehn 1998).

In einer Stellungnahme des Deutschen Zentralvereins homöopathischer Ärzte zum Thema »Impfen« heißt es:

»Schutzimpfungen gehören zu den präventiven medizinischen Maßnahmen in der Medizin; sie können bis zu einem gewissen Grad Infektionskrankheiten verhindern und auch die Möglichkeit der Ansteckung für Ungeimpfte verringern. Unter bestimmten, wenn auch seltenen Umständen können sie schwer wiegende Reaktionen mit vorübergehenden oder bleibenden Schäden hervorrufen. Ein Zusammenhang zwischen Impfungen und der Zunahme chronischer Krankheiten wird diskutiert und bedarf dringend der weiteren Forschung. Wie für jede andere präventive medizinische Maßnahme muss eine Diskussion über möglichen Nutzen und mögliche Risiken auch für Impfungen legitim sein und auf einem sachlichen Niveau geführt werden.
Die öffentlichen Empfehlungen der Ständigen Impfkommission (STIKO) sind sorgfältig erwogen und berücksichtigen den aktuellen Stand des Wissens mit der Absicht, das Auftreten vieler Infektionskrankheiten grundsätzlich zu verhindern. Diese Empfehlungen sind keine Vorschrift und kein Gesetz, geben aber den medizinischen Standard vor, von dem laut Bundesgerichtshof nur abgewichen werden kann, wenn gewichtige Einwände anerkannter Fachleute vorliegen oder wenn eine Impfung im Einzelfall wegen des Gesundheitszustands des Patienten nicht zulässig ist.
Andererseits ist jede Impfung juristisch eine Körperverletzung, die nur dann straffrei ist, wenn ihr ein Patient bzw. dessen Eltern nach umfassender Aufklärung zugestimmt haben. Die geforderte Entscheidung kann ihnen weder vom impfenden Arzt noch von einer öffentlichen Empfehlung abgenommen werden. Dem hohen Wert der Selbstbestimmung über die eigene Gesundheit ist jede öffentliche Empfehlung untergeordnet. Wir lehnen die zunehmende Interpretation der STIKO-Empfehlungen als ›Impfvorschrift‹ im Sinne eines Pflicht- oder Zwangsprogramms ab« (DZVhÄ 2002).

Anthroposophische Medizin und Impfungen

Anthroposophische Ärzte vertreten die Auffassung, dass Krankheiten an der Prägung des individuellen Entwicklungsganges eines Menschen beteiligt sind und daher auch einen Sinn haben. Der Antigenkontakt sei von Mensch zu Mensch normalerweise sehr unterschiedlich; so bilde sich im Lauf der ersten Lebensjahre ein jeweils sehr individuelles Immunsystem heraus. Durch immer mehr Impfungen würde dagegen eine »Automatisierung der immunologischen Reaktions- und Ausdrucksmöglichkeiten« herbeigeführt (Meinecke 1999). Dies führe zu einer Schwächung des seelisch-geistigen Impulses des Menschen, denn dieser Impuls sei im körperlichen Bereich auf den Aufbau eines ganz individuellen »Eiweißes« angewiesen.
Impfungen seien ein Versuch, den Zufall zu beherrschen, und schränkten das »Bewusstsein« des Menschen ein, das sich unter anderem durch scheinbare Zufälle zum Ausdruck bringt. Die geistigen Lebensimpulse gingen so verloren, und der Mensch werde immer mehr an die materielle Welt »gefesselt«.

Rudolf Steiner (1861–1925), der Begründer der Anthroposophie, bemerkt zum Impfproblem, der Mensch könne durch Impfungen seine spirituelle Entwicklung behindern und seine Seele »an den materiellen Leib heranbinden« (Steiner 1924). Durch eine spirituelle Erziehung könne das jedoch aufgewogen werden.
Er meint weiter, eine Impfung sei eine Art unterschwelliger, nicht ins Bewusstsein kommender Sinnesreiz, der eine Erkrankung nur vortäuscht. Er unterlaufe somit den Willen und könne zu seiner Schwächung beitragen. Willensschwäche aber sei ein Hauptproblem »unserer« Zeit. Im Gegensatz dazu bleibe der Organismus in der Auseinandersetzung mit Krankheiten »frei«, was daran zu sehen sei, dass er einmal erkrankt, das andere Mal jedoch eine »stille Feiung« ohne Krankheitssymptome durchmacht.
Steiner hält andererseits auch die Vorbeugung von Krankheiten für einen denkbaren Weg: »Die fanatische Stellungnahme gegen

diese Dinge ist nicht das, was wir anstreben, sondern wir wollen durch Einsicht die Dinge im Großen anders machen« (Steiner 1910).

Anthroposophische Ärzte suchen aus diesen Gründen einen individuellen Umgang mit dem Impfen und befürworten es nicht uneingeschränkt und generell. Auch über den Impfzeitpunkt gibt es Vorstellungen in der anthroposophischen Medizin, die damit zusammenhängen, dass das Immunsystem erst mit Beginn des Aufrichtens und freien Gehens ausgereift ist. Im ersten Lebensjahr könne das Immunsystem, das gerade lernt, Fremdes vom Eigenen zu unterscheiden, auf vielfältigste Weise gestört werden, sodass pathologische Reaktionen wie Allergien oder Autoimmunerkrankungen entstehen können. Viele anthroposophische Ärzte impfen daher erst ab dem zweiten Lebensjahr.
In der neueren anthroposophischen Literatur werden sehr stark der »individuelle Impfzeitpunkt« und die »individuelle Impfentscheidung« in den Vordergrund gerückt (Kummer 1994, Albonico 1998a, Meinecke 1999, Soldner 2002):

> »Fanatismus, Zeitdruck und unvollständige Information führen dazu, dass der Arzt seiner wirklichen, rechtsverbindlichen Verpflichtung nach Aufklärung und Unterstützung der Eltern auf dem Weg zur Impfentscheidung nur schwer gerecht werden kann ... Zusammenfassend kann festgestellt werden, dass es derzeit keine wissenschaftlich und ethisch konsistenten allgemeinen Impfempfehlungen gibt, die der Arzt einfach übernehmen könnte« (Soldner 2002).

Angst, die auch bewusst zur Durchsetzung der Impfstrategien eingesetzt werde, sei einer freien Impfentscheidung völlig entgegengesetzt. H.U. Albonico betont daher die »Wichtigkeit einer individuellen, freiheitlichen, umfassenden, auf den Patienten abgestimmten Information mit der Möglichkeit des Gedankenaustausches«.

Impfgegner allgemein

Aus den verschiedensten Gründen lehnen manche Menschen Impfungen gänzlich ab. Genährt wird eine solche Haltung durch die Arroganz zahlreicher Behörden einschließlich der STIKO und kaltschnäuziges geschäftliches Gebaren der pharmazeutischen Industrie.

Die Gegnerschaft wird gestützt durch populärwissenschaftliche Literatur über die Impffrage. Bekannt sind die Bücher von Gerhard Buchwald *(Impfen. Das Geschäft mit der Angst)*, Simone Delarue *(Impfungen – der unglaubliche Irrtum)* und Joachim-F. Grätz *(Sind Impfungen sinnvoll?)*. Bei der Durchsicht dieser Bücher muss man feststellen, dass sie zwar sehr engagiert, aber teilweise ziemlich subjektiv verfasst sind und wissenschaftlichen Ansprüchen nicht immer genügen. Den eindrucksvoll geschilderten Impfschadensfällen könnte man ebenso Fälle von Kindern gegenüberstellen, die durch Krankheiten einen bleibenden gesundheitlichen Schaden erlitten haben. Auch ist die Wirksamkeit von Impfungen heute nicht mehr anzuzweifeln, und gesunde Lebensweise oder Ernährung bieten keinen sicheren Schutz vor Infektionskrankheiten wie Kinderlähmung oder Tetanus.

Impfgegner müssen sich bewusst sein, dass sie für sich oder ihre Kinder Krankheitsrisiken in Kauf nehmen, die aber sicher wesentlich geringer sind als das Risiko, durch einen Unfall im Straßenverkehr oder durch Autoabgase und Umweltverschmutzung zu Schaden oder ums Leben zu kommen.

Aufklärung vor Impfungen

Der Arzt hat vor der Durchführung der Impfung die Pflicht, den Impfling oder seine Sorgeberechtigten – im Regelfall beide Elternteile – über die jeweilige Krankheit und die Impfung aufzuklären. Diese Aufklärung umfasst Informationen über:

- die zu verhütende Krankheit,
- Behandlungsmöglichkeiten der Krankheit,
- den Nutzen der Impfung,
- die Art des Impfstoffs,
- die Durchführung der Impfung,
- die Dauer des Impfschutzes,
- die Notwendigkeit von Auffrischungsimpfungen,
- das Verhalten nach der Impfung,
- Gegenanzeigen zur Impfung sowie
- mögliche Nebenwirkungen und Komplikationen.

Nach heute eindeutiger Rechtsprechung muss der Arzt »alle eingriffstypischen Risiken offenbaren«, und seien sie noch so selten. Nicht erforderlich ist die exakte medizinische Beschreibung der in Betracht kommenden Risiken.

Die Zahl der Schadenersatzprozesse gegen Ärzte wegen unzureichender Aufklärung wird auf 6000 bis 10 000 pro Jahr geschätzt. Vor einigen Jahren wurde beispielsweise eine Ärztin verurteilt, weil sie über ein Risiko von der Wahrscheinlichkeit von 1 zu 15,5 Millionen nicht aufgeklärt hatte – ein Bekannter steckte sich am Polio-Impfvirus eines Kindes an und kam dadurch zu Schaden (Mühlendahl 1996).

Die Aufklärung muss »verständlich« sein. Sie kann zunächst in schriftlicher Form geschehen, doch muss vor der Impfung Gelegenheit zu einem weiter führenden Gespräch sein. Der Bundesgerichtshof hat in einer Grundsatzentscheidung am 15. Februar 2000 (VI ZR 48/99) entschieden, dass bei Impfungen die Aushändigung eines Merkblatts als Aufklärung genügt. Eine einwilligende Unterschrift der Eltern oder ein ausführliches Arzt-Patienten-Eltern-Gespräch sind bei Routineimpfungen nicht zwingend, ebenso wenig die Anwesenheit beider Elternteile.

Jugendliche können in eine Impfung selbst einwilligen, wenn sie die erforderliche Einsichtsfähigkeit besitzen; das ist in der Regel mit sechzehn Jahren der Fall. Wird die Impfung ohne rechtswirksame Einwilligung durchgeführt, ist der Eingriff rechtswidrig mit der Folge, dass der Impfarzt für eventuelle Impfschäden Schadenersatz und Schmerzensgeld zahlen muss. Bei einem eindeutigen

»Nein« wird dem Arzt von den Juristen empfohlen, die Belehrung über die Nützlichkeit der Impfung zu wiederholen und dies in den Krankenunterlagen zu dokumentieren.

Im Rechtsstreit um eine Fruchtschädigung durch Röteln während der Schwangerschaft wurde ein Frauenarzt verurteilt, der gegenüber der betroffenen Mutter nicht bis zum »Streitgespräch« gegangen ist, um die Impfung vor der Schwangerschaft durchzusetzen (Zinke 1997).

Wie dieses Beispiel zeigt, geht die Tendenz der Rechtsprechung dahin, impfkritische Ärzte und Eltern unter Druck zu setzen. In einem ausführlichen Artikel über die Aufklärungsverpflichtung des Arztes vor Impfungen lässt es der Vorsitzende Richter am Oberlandesgericht G.H. Schlund daher nicht unerwähnt, dass die »unvernünftige Weigerung der Eltern und die damit gleichzeitig einhergehende akute Gefährdung des Kindes ... einen so genannten Missbrauchstatbestand der elterlichen Sorge« darstellt und zu gerichtlichen Zwangsmaßnahmen führen kann (Schlund 1999).

Die durchgeführte Impfung muss im Impfausweis dokumentiert werden – einschließlich der Bezeichnung und der Chargennummer des Impfstoffes. Dies kann Ermittlungen erleichtern, wenn Fragen zur Wirksamkeit oder Sicherheit bestimmter Impfstoffe aufkommen sollten, und ist auch wichtig bei einem Antrag auf Anerkennung eines Impfschadens.

Kontraindikationen

- Die Impfung sollte verschoben werden, wenn der Impfling nicht gesund ist oder Kontakt mit einer ansteckenden Krankheit hatte. Nach akuten Erkrankungen sollten mindestens zwei Wochen vergangen sein.
- Totimpfstoffe sollten nicht weniger als eine Woche, Lebendimpfstoffe nicht weniger als zwei Wochen vor einer geplanten Operation verabreicht werden. Auch nach einer Operation sollte der Impfabstand mindestens zwei Wochen betragen. Bei dieser Vor-

sichtsmaßnahme geht es in erster Linie darum, dass Impfreaktionen nicht mit Operationskomplikationen verwechselt werden.

- Nicht dringend angezeigte Impfungen sollten nicht in der Schwangerschaft und, im Fall von Lebendimpfungen, auch nicht in der Stillzeit durchgeführt werden.
- Im Fall eines angeborenen oder erworbenen Immundefekts muss die Impffrage von einem immunologisch spezialisierten Arzt geklärt werden. Lebendimpfungen verbieten sich in der Regel in solchen Fällen.
- Bei bekannten Allergien gegen Impfinhaltsstoffe (zum Beispiel Antibiotika, Hühnereiweiß, Formaldehyd oder Thiomersal) muss auf andere Impfstoffe ausgewichen oder auf die Impfung verzichtet werden.
- Frühgeborene sollten nicht nach dem tatsächlichen Geburtstermin, sondern nach dem errechneten Geburtstermin geimpft werden.
- Ist nach einer Impfung eine stärkere Impfreaktion eingetreten, so darf die Impfung bis zur möglichen Klärung des Zwischenfalls nicht wiederholt werden.

Jede Impfung kann hinausgeschoben werden, ohne dass die vorher gegebenen Impfungen »ungültig« werden; denn wie gesagt: »Jede Impfung gilt!«

Was tun bei Impfschadensverdacht?

Beim Verdacht auf eine Impfkomplikation oder bei einer auffälligen Häufung von Impfreaktionen muss der Arzt in jedem Fall das Gesundheitsamt und die Arzneimittelkommission der Deutschen Ärzteschaft (Postfach 41 01 25, 50861 Köln, Tel. 0221-4004-528, Fax -539), möglichst jedoch auch das Paul-Ehrlich-Institut (Paul-Ehrlich-Straße 51–59, 63225 Langen, www.pei.de) und den Impfstoffhersteller unterrichten. Wichtig ist die genaue Dokumentation des Hergangs:

- der Impftag,
- der Impfstoff mit Chargennummer,
- der Eintritt und Ablauf von Krankheitserscheinungen,
- die eventuellen Folgen etc.

Zur Sicherung der Diagnose muss möglicherweise Blut entnommen und zur Analyse eingesandt werden. Eine Krankenhauseinweisung kann zur Therapie und Diagnostik notwendig sein. Nicht zuletzt geht es auch um den Ausschluss von Erkrankungen vor allem aus dem neurologischen oder immunologischen Fachgebiet, die einen Impfschaden vortäuschen können.

Wenn jemand durch eine gesetzlich vorgeschriebene oder von einer Behörde empfohlene Impfung körperlich oder seelisch geschädigt worden ist, erhalten er/sie oder seine/ihre Hinterbliebenen nach dem Bundesseuchengesetz dieselben Leistungen, die das Bundesversorgungsgesetz für Opfer des Krieges vorsieht, also ebenfalls eine Geldrente und Leistungen der Heil- und Krankenbehandlung. Lässt man sich im Ausland impfen und trägt man einen gesundheitlichen Schaden davon, erhält man keine Entschädigung.
Voraussetzung für den Entschädigungsanspruch ist die Wahrscheinlichkeit des ursächlichen Zusammenhangs. Wenn diese Wahrscheinlichkeit nur deshalb nicht gegeben ist, weil über die Ursache des festgestellten Leidens in der medizinischen Wissenschaft Ungewissheit besteht, kann mit Zustimmung der für die Kriegsopferversorgung zuständigen obersten Landesbehörde der Gesundheitsschaden als Folge einer Impfung anerkannt werden. Ein Impfschaden ist nämlich in den seltensten Fällen mit Sicherheit zu diagnostizieren, sondern es handelt sich in der Regel um eine Ausschlussdiagnose – das heißt, erst müssen alle anderen möglichen Ursachen für den Schaden ausgeschlossen werden, bis er überhaupt als Impfschaden anerkannt werden kann.
Wer Ansprüche geltend machen will, muss einen entsprechenden kostenlosen Antrag an das Versorgungsamt stellen. Dies kann zunächst auch formlos geschehen, ein offizielles Antragsformular wird dann zugesandt. Das ausgefüllte Formular kann dann per Post an das Versorgungsamt übersandt oder bei allen anderen Sozial-

leistungsträgern, etwa bei der Krankenkasse oder dem Rentenversicherungsträger, abgegeben werden. Bei Bedarf helfen die Mitarbeiter der jeweiligen Dienststellen beim Ausfüllen. Über Rechte und Ansprüche erhält man bei den Versorgungsämtern telefonisch, persönlich oder schriftlich Auskunft und Beratung.
Mit dem Antrag wird automatisch ein Verfahren eingeleitet mit Ermittlungspflicht des Gerichts. Das Gericht muss zu der Überzeugung gelangen, dass die Impfung – und nur die Impfung – Ursache des Gesundheitsschadens ist. Es müssen daher im Antrag möglichst deutliche und erschöpfende Angaben gemacht werden, es sollten auch notwendige Beweismittel benannt und gegebenenfalls beigefügt werden. Gefordert sind einmal der Nachweis der Impfung und dann der Nachweis der Impfkrankheit, die ein Gesundheitsschaden sein muss, der »über das übliche Maß einer Impfreaktion« hinausgeht.
Um den Antrag richtig zu formulieren, ist es unbedingt ratsam, sich bei erfahrenen Stellen Auskunft einzuholen – entweder bei spezialisierten Juristen oder beim Schutzverband für Impfgeschädigte e.V. (Postfach 5228, 58829 Plettenberg, www.impfschutzverband.de).

Der Problempunkt bei der Klärung eines Schadensfalls ist die Beweissicherung, bei der das Bundesseuchengesetz fordert: »Der Beweis gilt als erbracht, wenn sich eine große Klinik (oder ein entsprechender Gutachter) dahingehend ausspricht.« Das Gericht beruft einen Gutachter, wenn »Beweisbedarf« besteht. Gutachten sollen »sachlich richtig« sein und müssen sich »im Rechtsstreit bewähren«. Da häufig jedoch Gutachter berufen werden, die Mitglied der Impfkommission oder bekannte Impfbefürworter sind, ist eher mit ablehnenden Bescheiden zu rechnen. In solchen Fällen muss man sich natürlich fragen, warum überhaupt zu einer Meldung von Impfschäden aufgefordert wird. Der Schutzverband für Impfgeschädigte meint zu diesem Thema:

> »Selbst Professoren wollen keine eindeutigen Gutachten mehr erstellen, da sie befürchten müssen, ins berufliche Abseits gedrängt zu werden. Sachverständige müssen verpflichtet werden, Gutachten

umfassend zu erstellen, zum Beispiel bei Mehrfachimpfstoffen über sämtliche Komponenten dieses Impfstoffes« (SfI 2002).

Es lohnt sich daher der Versuch, dem Gericht einen Gutachter vorzuschlagen – entsprechende Adressen sind beim Schutzverband für Impfgeschädigte zu erfahren. Vom Geschädigten selbst in Auftrag gegebene Privatgutachten sind erst dann zu empfehlen, wenn der Antrag vom Versorgungsamt abgelehnt wurde und der Rechtsweg beschritten wird (Ausführliches siehe Buchwald 1997).
Der Antragsteller erhält in jedem Fall einen schriftlichen Bescheid, der auch darüber Auskunft gibt, wie er weiter vorgehen kann, wenn er mit dem Ergebnis nicht einverstanden ist. Zur Überprüfung besteht die Möglichkeit des Widerspruchs und anschließend der (ebenfalls kostenlosen) Klage beim Sozialgericht.

Zusammenfassung

- Impfungen haben ihre Berechtigung: Sie sind wirksam und können vor gefährlichen Krankheiten schützen. Die generelle Verteufelung von Impfungen ist eine irrationale, fundamentalistische Position.
- Beim Thema »Impfungen« bleiben jedoch von Natur aus viele Fragen offen.
- Die Wissenschaft hilft nur bedingt weiter: Sie unterliegt starken kommerziellen und politischen Einflüssen und findet in der Regel nur, was sie auch sucht.
- Das Überwachungssystem für die Sicherheit von Impfstoffen ist mehr als mangelhaft. Unser Wissen über Häufigkeit und Langfristigkeit von Nebenwirkungen ist dürftig.
- Impfstoffe üben von ihrer Herstellung und Zusammensetzung her vielfältigste Einflüsse auf den Körper aus – sie sind nicht zu vergleichen mit der normalen Auseinandersetzung des Organismus mit Krankheitserregern.
- Impfungen müssen im ersten Lebensjahr besonders vorsich-

tig gehandhabt werden aufgrund neurologischer und immunologischer Besonderheiten in diesem Alter.

- Die Kombinationen von Lebendimpfstoffen, die Impfstoffe gegen Keuchhusten und Hepatitis B sowie die Impfstoffe mit Thiomersal sind besonders problematisch.
- Jede Impfung kann – ebenso wie jede Krankheit – im Extremfall eine Katastrophe auslösen.
- Die Zunahme bestimmter Krankheitsbilder wie Allergien, Diabetes, Entwicklungsstörungen oder Autismus legen einen Zusammenhang mit der ständigen Ausweitung der Impfprogramme nahe.
- Beim Verdacht auf einen Impfschaden gilt es, mithilfe eines engagierten Arztes energisch Ansprüche geltend zu machen.

Referenzen

Aaby, P., Jensen, H., Kristensen, I.: Routine vaccinations and child survival: follow up study in Guinea-Bissau, West Africa. BMJ 2000, 321: 1435–1438

Aaby, P., Jensen, H., Gomes, J., Fernandes, M., Lisse, I.M.: The introduction of diphtheria-tetanus-pertussis vaccine and child mortality in rural Guinea-Bissau: an observational study. Int J Epidemiol 2004, 33(2): 374–380

Achtzehn, H.-J.: Impfschäden aus homöopathischer Sicht. Homöopathische Einblicke 1998, 33: 19–24

Adkins, B., Leclerc, C., Marshall-Clarke, S.: Neonatal adaptive immunity comes of age. Nature Reviews 2004, 4: 553–564

Albonico, H.: Krankheit – Angst – Impfung. Der Merkurstab 1998a, 4: 230–235

Albonico, H.: Gewaltige Medizin. 1998b, Haupt Verlag, Bern

Albonico, H., et al.: Febrile infectious childhood diseases in the history of cancer patients and matched controls. Med Hypotheses, 1998c, 51(4): 315–320

Alm, J.S., et al.: Atopy in children of families with an anthroposophic lifestyle. Lancet 1999, 353: 1485–1488

AP (Associated Press): Diet drug company accused of funding favorable

journal articles. 24.5.1999, www.epo.de/bukopharma/brief/990809/990809bphb.pdf
ASCN (American Society for Clinical Nutrition: Parenteral drug products containing aluminium as an ingredient or a contaminant: response to food and drug administration notice of intent and request for information. J Parenteral Enterl Nutr 1991, 15: 194–198
AT (Arznei-telegramm): Sponsoring und Forschungsförderung: Meist nur Marketing. AT 1999, 1: 1
AT (Arznei-telegramm): Zulassung und Marktüberwachung: Wo bleibt die Qualität? AT 1999, 6: 1
AT (Arznei-telegramm): Fälschungen im Medizinbetrieb. AT 1999, 9: 1
AT (Arznei-telegramm): FSME-Impfstoff TicoVac – zu spät vom Markt und die Folgen. AT 2001, 4: 41–43
AT (Arznei-telegramm): Arzneimittelzulassungen – zu lässig und firmenlastig. AT 2001, 6: 57–58
AT (Arznei-telegramm): Fehlbehandlungen, weil Negativstudien unveröffentlicht bleiben? AT 2004a, 3: 29–30
AT (Arznei-telegramm): SSRI bei Kindern: Negativdateien unterdrückt und verschleiert. AT 2004b, 5: 45–46
Auinger, P., Lanphear, B.P., Kalkwarf, H.J., Mansour, M.E.: Trends in otitis media among children in the United States. Pediatrics 2003, 112 (3 Pt 1): 514–520
Authier, F.J., Cherin, P., Creange, A., Bonnotte, B.: Central nervous system disease in patients with macrophagic myofasciitis. Brain 2001, 124: 974–983
Aventis Pasteur MSD: Hexavac Produktmonographie 2000
Bach, J.F.: The Effect of Infections on Susceptibility to Autoimmune and Allergic Disease (Review). N Engl J Med 2002, 347: 911–920
Baraff, L.J., Ablon, W.J., Weiss, R.C.: Possible temporal association between diphtheria-tetanus toxoid-pertussis vaccination and sudden infant death syndrome. Pediatr Infect Dis, 1983, 2(1): 7–11
Barr, R., Limp, K.: Fact Sheet Measles. Autism independent UK, 1999, www.autismuk.com/index1sub4.htm
Baylor, N.W., Egan, W., Richman, P.: Aluminum salts in vaccines – U.S. perspective. Vaccine 2002, 31; 20 Suppl 3: 18–23
Beall, J.R., Ulsamer, A.G.: Formaldehyde and hepatotoxicity: a review. J Toxicol Environ Health 1984; 14(1): 1–21
Bitnun, A., Shannon, P., Durward, A., Rota, P.A., Bellini, W.J., Graham, C., et al.: Measles inclusion-body encephalitis caused by the vaccine strain of measles virus. Clin Infect Dis 1999, 29(4): 855–861
Bohlke, K., Davis, R.L., Marcy, S.M., Braun, M.M., et al.: Risk of anaphylaxis after vaccination of children and adolescents. Pediatrics 2003, 112(4): 815–820
Borchers, A.T., Keen, C.L., Shoenfeld, Y., Silva, J., Gershwin, M.E.: Vaccines, viruses, and voodoo. J Investig Allergol Clin Immunol 2002, 12(3): 155–168

Botham, S.J., et al.: Incidence of apnoea and bradycardia in preterm infants following DTPw and Hib immunization: a prospective study. J Paediatr Child Health, 1997, 33(5): 418–421

Bradstreet, J.: Biological evidence of significant vaccine related side-effects resulting in neurodevelopmental disorders. Presentation to the Vaccine Safety Committee of the Institute of Medicine. The National Academics of Science, 9.2.2004, www.nationalautismassociation.org/pdf/IOM-Bradstreet.pdf

Brandis, H., Eggers, H.J., Köhler, W.: Medizinische Mikrobiologie. Gustav-Fischer-Verlag, Stuttgart, 7. überarb. Aufl. 1994

Brewer, J.M., Conacher, M., Hunter, C.A., Mohrs, M., Brombacher, F., Alexander, J.: Aluminium hydroxide adjuvant initiates strong antigen-specific Th2 responses in the absence of IL-4- or IL-13-mediated signaling. J Immunol 1999, 163: 6448–6454

Britton, D.E., Houff, S.A., Eiben, R.M.: Possible interactions between rabies vaccination and a progressive degenerative CNS disease. Archives of Neurology 1978; 35: 693

Buchwald, G.: Impfen. Das Geschäft mit der Angst. Droemer Knaur, München 1997

BUKO: WHO – besser mit Industriemann? Pharma-Brief Nr. 6, Aug./Sept. 1998a

BUKO: Verbesserungsbedürftig – Arzneimittelzulassung in der Europäischen Union. Pharma-Brief Nr. 8–9, Nov. 1998b

BUKO: Rundbrief der BUKO Pharma-Kampagne Health-Action International (D), Editorial. WHO unter Industrieeinfluss – US-Firma sponsert Stelle bei Weltgesundheitsorganisation. Pharma-Brief Nr. 4, Mai/Juni 1999

Burmistrova, A.L., Gorshunova, L.P., Ebert, L.: Change in the non-specific resistance of the body to influenza and acute respiratory diseases following immunization diphtheria-tetanus vaccine. Zh Mikrobiol Epidemiol Immunobiol 1976, 3: 89–91

Burton, D.: FACA: Conflicts of Interest and Vaccine Development: Preserving the Integrity of the Process. Committee on Government Reform, Washington, D.C., 15.6.2000

Butler, N.R., et al.: From Birth to Five: A Study of the Health and Behaviour of Britain's 5 year-olds. Oxford: Pergamon Press 1986

Campbell, E.G., Louis, K.S., Blumenthal, E.: Looking a gift horse in the mouth. JAMA 1998, 279(13): 995–999

CDC (Centers for Diasease Control): Vaccine Side Effects, Adverse Reactions, Contraindications, and Precautions Recommendations of the Advisory Committee on Immunization Practices (ACIP). 1996, MMWR 45(RR-12): 1–35

CDC (Centers for Disease Control and Prevention): Thiomersal in vaccines: a joint statement of the American Academy of Pediatrics and the Public Health Service. MMWR 1999, 48(26): 563–565

CDC (Centers for Disease Control and Prevention): Overview of vaccine safety. 2003, www.cdc.gov/nip/vacsafe/
Cherry, J.D.: Pertussis vaccine encephalopathy: It is time to recognize it as the myth that it is. J Am Med Association 1990, 263: 1679–1680
Choudry, N., et al.: Relationship between authors of clinical practice guidelines and the pharmaceutical industry. JAMA 2002, 287: 612–617
Cizman, M., et al.: Aseptic meningitis after vaccination against measles and mumps. Pediatric Infectious Disease Journal 1989, 8: 302–308
Classen, J.B.: The timing of immunization affects the development of diabetes in rodents. Autoimmunity 1996c, 24: 137–145
Classen, J.B.: Increased Risk of Childhood Diabetes Following Immunization Receives National Recognition. 16.2.1998a, www.vaccines.net/newpage15.htm
Classen, J.B.: Hemophilus Influenza B Vaccine. 1998b, www.vaccines.net/hemophil.htm
Classen, J.B.: Vaccines and diabetes. Letter to Australian Vaccination Network. 1998c, www.avn.org.au/newpage4.htm
Classen, J.B.: Vaccine Safety Testing. 1999, www.vaccines.net/safety.htm
Classen, J.B., Classen, D.C.: Clustering of cases of type 1 diabetes mellitus occurring 2–4 years after vaccination is consistent with clustering after infections and progression to type 1 diabetes mellitus in autoantibody positive individuals. J Pediatr Endocrinol Metab 2003, 16(4): 495–508
Conflict of interest in pertussis vaccine study. The Doctor's People 1990, 3: 4, zitiert bei Neustaedter (1997)
Coulter, H.L.: Review of Marie R. Griffin DTP study. Unveröffentlicht, 1990a, zitiert bei Neustaedter (1997)
Coulter, H.L.: Vaccination, social violence and criminality: The medical assault on the American brain. Berkeley, CA: North Atlantic Books, 1990b
Coulter, H.L.: SIDS and Seizures. Vaccine Information Resources 1996. www.healthy.net/library/articles/COULTER/SIDS.htm
Dahlback, M., Bergstrand, H., Pauwels, R., Bazin, H.: The non-specific enhancement of allergy. III. Precipitation of bronchial anaphylactic reactivity in primed rats by injection of alum or B. pertussis vaccine: relation of response capacity to IgE and IgG2a antibody levels. Allergy 1983, 38(4): 261–271
DiMuzio, A., Capasso, M., Verrotti, A., Trotta, D., Lupo, S., et al.: Macrophagic myofasciitis: an infantile Italian case. Neuromuscul Disord 2004, 14(2): 175–177
Dörfler, W., Schubbert, R., Heller, H., Kammer, C., Hilger-Eversheim, K., et al.: Integration of foreign DNA and its consequences in mammalian systems. Trens Biotechnol 1997, 15: 297–301
Dunbar, B.: Aussage vor dem US-Senat am 12.5.1999, zitiert bei Butler 2000
DuVernoy, T.S., Braun, M.M.: Hypotonic-hyporesponsive episodes repor-

ted to the Vaccine Adverse Event Reporting System (VAERS), 1996–1998. Pediatrics 2000, 106(4): E52

DZVhÄ (Deutscher Zentralverein homöopathischer Ärzte): Stellungnahme des Deutschen Zentralvereins homöopathischer Ärzte (DZVhÄ) zum Thema Impfen. 1. 10. 2002, www.homoeopathie-welt.de

Ehgartner, B.: Das Medizinkartell. Piper Verlag, München 2003

Ehrengut, W.: Leserbrief zu »Aktueller Stand der Keuchhustenschutzimpfung«. Pädiatr Prax 1992, 43(3): 555–559

Ehrengut, W.: Zusammenhang zwischen Polio-Impfung und Guillain-Barré-Syndrom. Pädiatrie hautnah 1998, 7: 466–467

Ekart, W. U.: GK 2: Geschichte der Medizin. G. Thieme Verlag, Stuttgart 1998

Elswood, B. F., et al.: Polio vaccines and the origin of AIDS. Medical Hypotheses 1994, 42: 347–354

English, P.: The issue of immunisation (Editorial). Br Homoeopathic J, 1992, 81: 161–163

Ernst, E., White, A. R.: Homoeopathy and immunization. Br J General Practice, 1995: 629–630

ESPED (Erhebungseinheit für seltene pädiatrische Erkrankungen in Deutschland): Jahresbericht 2002. www.esped.uni-duesseldorf.de/jabe 2002_r.htm#hii

EURODIAB ACE Study Group: Variation and trends in incidence of childhood diabetes in Europe. Lancet 2000, 355: 873–876

Farooqi, I. S., Hopkin, J. M.: Early childhood infection and atopic disorder. Thorax (England), 1998, 53(11): 927–932

Farwell, J. R., Dohrmann, G. J., Marrett, L. D., Meigs, J. W.: Effect of SV40 virus-contaminated polio vaccine on the incidence and type of CNS neoplasms in children: a population-based study. Trans Am Neurol Assoc, 1979, 104: 261–264

Fenichel, G. M.: Neurological complications of immunization. Ann Neurol 1982, 12: 119–128

Fisher, M. A., Eklund, S. A., James, S. A., Lin, X.: Adverse events associated with hepatitis B vaccine in U. S. children less than six years of age, 1993 and 1994. Ann Epidemiol 2001, 11(1): 13–21

Fisher, P.: Enough nonsense on immunisation (Editorial). Br Homoeopathic J, 1990, 79: 198–200

Fisher, S. G., Weber, L., Carbone, M.: Cancer risk associated with simian virus 40 contaminated polio vaccine. Anticancer Res, 1999, 19(3B): 2173–2180

Forsey, T.: Mumps vaccines-current status. J Med Microbiol 1994, 41: 1–2

Fourneau, J. M., Bach, J. M., Van Endert, P. M., Bach, J. F.: The elusive case for a role of mimicry in autoimmune diseases. Mol Immunol 2004, 40(14–15): 1095–1102

Fujimaki, H., Ozawa, M., Imai, T., et al.: Adjuvant effects of aluminium silicate on IgE and IgG1 antibody production in mice. Int Arch Allergy Appl Immunol 1984, 75(4): 351–356

Fulgitini, V.A.: A pertussis vaccine myth dies. Am J Dis Children 1990, 144: 860–861

Gallagher, C.: 'Parsimonious' versus patient-centered care: quality issues in childhood immunization. J Healthc Qual 2003, 25(5): 28–35

Galler, A., Rothe, U., Stange, T., Kunath, H., et al.: Häufigkeit und klinische Charakteristika des Diabetes mellitus Typ 1 im Kindesalter in Sachsen. Monatsschr Kinderheilkd 2004, 152: 163–168

Geier, D.A., Geier, M.R.: Serious neurological conditions following pertussis immunization: an analysis of endotoxin levels, the vaccine adverse events reporting system (VAERS) database and literature review. Pediatr Rehabil 2002a, 5(3): 177–182

Geier, D.A., Geier, M.R.: A one year follow-up of chronic arthritis following rubella and hepatitis B vaccination based upon analysis of the Vaccine Adverse Events Reporting System (VAERS) database. Clin Exp Rheumatol 2002b, 20(6): 767–771. Review

Geier, M.R.: Neurodevelopmental disorders after thiomersal-containing vaccines: a brief communication. Ex Biol Med 2003, 228(6): 660–664

Geissler, E.: SV-40 and human brain tumors. Progress in Medical Virology 1990, 37: 211–222

Gherardi, R.K., Coquet M., Chérin P., Authier F.J., et al.: Macrophagic myofasciitis: an emerging entity. Lancet 1998, 352: 347–352

Gherardi, R.K.: Lessons from macrophagic myofasciitis: towards definition of a vaccine adjuvant-related syndrome. Rev Neurol 2003, 159(2): 162–164. Review

Glassman, P., Hunter-Hayes, J., Nakamura, T.: Pharmaceutical advertising revenue and physician organizations: how much is too much? Western J of Med 1999, 171: 234–239

Göttler, M., et al.: Unerwünschte Arzneimittelwirkungen – Zu viele Ärzte sind »meldemüde«. Dtsch Ärzteblatt 1999, 96, 25: 1704–1706

Griffin, M.R., et al.: Risk of seizures and encephalopathy after immunization with the Diphteria-Tetanus-Pertussis vaccine. J Am Med Association 1990, 263: 1641–1645

Guardian, The: Medical studies rubbish. 24.8.1998

Gupta, R.K., Rost, B.E., Relyveld, E., Siber, G.R.: Adjuvant properties of aluminium and calcium compounds. Pharm Biotechnol 1995, 6: 229–248

Hahnemann, S.: Organon der Heilkunst (6. Aufl.), Richard Haehl 1921, Neuaufl. Karl Haug Verlag, Heidelberg 1987

Harrison, B.J., Thomson, W., Pepper, L., Ollier, W.E.: Patients who develop inflammatory polyarthritis (IP) after immunization are clinically indistinguishable from other patients with IP. Br J Rheumatol 1997, 36(3): 366–369

Heeg, K.: DNA-Impfstoffe: Möglichkeiten und Gefahren. Kinderärztl Prax 1999, 6: 365–376

Herberhold, U.: Umfunktionierung des Grünen Kreuzes. Päd Prax 2001, 60: 180
Hitzig, W.H.: Die Entwicklung des Immunsystems beim Menschen. In: Wahn, U., et al. (Hg.): Pädiatrische Allergologie und Immunologie in Klinik und Praxis. Gustav Fischer Verlag, Oxford 1997: 207–238
Holt, P.G., Sly, P.D.: Allergic respiratory disease: strategic targets for primary prevention during childhood [editorial]. Thorax 1997, 52(1): 1–4
Holt, P.G., Rowe, J., Loh, R., Sly, P.D.: Developmental factors associated with risk for atopic disease: implications for vaccine strategies in early childhood. Vaccine 2003, 21: 3432–3435
Hornig, M., Chian, D., Lipkin, W.I.: Neurotoxic effects of postnatal thiomersal are mouse strain dependent. Molecul Psychiatr 2004, 1–13
Hurwitz, E.L., Morgenstern, H.: Effects of diphtheria-tetanus-pertussis or tetanus vaccination on allergies and allergy-related respiratory symptoms among children and adolescents in the United States. J Manipulative Physiol Therap, Febr. 2000, 23(2): 81–90
Hussey, G.D., Goddard, E.A., Hughes, J., et al.: The effect of Edmonston-Zagreb and Schwarz measles vaccines on immune response in infants. J Infect Dis 1996, 173(6): 1320–1326
Huynh, H.K., Dorovini-Zis, K.: Effects of interferon-gamma on primary cultures of human brain microvessel endothelial cells. Am J Pathol 1993, 142(4): 1265–1278
Imani, F., Kehoe, K.E.: Infection of human B lymphocytes with MMR vaccine induces IgE class switching. Clin Immunol 2001, 100(3): 355–361
IOM (Institute of Medicine): Adverse effects of pertussis and rubella vaccine. National Academy Press, Washington, D.C., 1991
IOM (Institute of Medicine): From Adverse Events Associated with Childhood Vaccines Evidence Bearing on Causality (ISBN 0-309-04895-8). National Academy Press, Washington, D.C., 1994: 316
Jaber, L., Shohat, M., Mimouni, M.: Infectious episodes following diphtheria-pertussis-tetanus vaccination. A preliminary observation in infants. Clin Pediatr (Phila) 1988, 27(10): 491–494
Jefferson, T., Rudin, M., Di Pietrantonj, C.: Adverse events after immunisation with aluminium-containing DTP vaccines: systematic review of the evidence. Lancet Infect Dis 2004, 4(2): 84–90
Jones, C.T.: Childhood autoimmune neurologic diseases of the central nervous system. Neurol Clin 2003, 21(4): 745–764
Jorge, M., Quinonez, M.D.: Pediatric Infectious Disease Issues: Smallpox, Combination Vaccines and Methicillin-resistant Staphylococcus aureus. American Academy of Pediatrics Annual Meeting November 2003, New Orleans, LA. www.medscape.com/viewarticle/466494
Keith, L.S., Jones, D.E., Chou, C.H.: Aluminum toxicokinetics regarding infant diet and vaccinations. Vaccine 2002, 31; 20 Suppl 3: 13–7
Keller-Stanislawski, B., Hartmann, K.: Auswertung der Meldungen von

Verdachtsfällen auf Impfkomplikationen nach dem Infektionsschutzgesetz. Bundesgesundheitsbl-Gesundheitsforsch-Gesundheitsschutz 2002, 45: 344–354
Keller-Stanislawski, B., Löwer, J.: Todesfälle in zeitlichem Zusammenhang mit Sechsfachimpfung. Kinder- und Jugendarzt 2003, 8: 608–613
Kemp, T., et al.: Is infant immunization a risk factor for childhood asthma or allergy? Epidemiology 1997, 8: 678–680
Kimman, T. G.: Risks connected with the use of conventional and genetically engineered vaccines. Veterinary Quarterly, 1992, 14(3): 110–118
Kinnersley, P.: Attitudes of general practitioners towards their vaccination against hepatitis B. BMJ 27 1990, 300(6719): 238
Kolmel, K. F., Pfahlberg, A., Mastrangelo, G., Niin, M., et al.: Infections and melanoma risk: results of a multicentre EORTC case-control study. European Organization for Research and Treatment of Cancer. Melanoma Res 1999, 9(5): 511–519
Koppen, S., de Groot, R., Neijens, H. J., Nagelkerke, N., et al.: No epidemiological evidence for infant vaccinations to causer allergic disease. Vaccine 2004, Febr.: 1–11
Koskiniemi, M., Korppi, M., Mustonen, K., Rantala, H., Muttilainen, M., Herrgard, E., et al.: Epidemiology of encephalitis in children. A prospective multicentre study. Eur J Pediatr 1997, 156(7): 541–545
Krimsky, S., Rothenberg, L. S., Stott, P., Kyle, G.: Financial Interests of Authors in Scientific Journals: A Pilot Study of 14 Publications. Science and Engineering Ethics 1996, 4: 395, www.usatoday.com/life/health/hcare/docs/lhhdo007.htm
Krone, B., Kolmel, K. F., Grange, J. M., Mastrangelo, G.: Impact of vaccinations and infectious diseases on the risk of melanoma – evaluation of an EORTC case-control study. Eur J Cancer 2003, 39(16): 2372–2378
Kummer, K. R.: Zur Impfung gegen Hämophilus-Influenzae-B. Der Merkurstab 1994, 2: 170–181
Kyle, W. S.: Simian retroviruses, poliovaccine and origin of AIDS. Lancet 1992, 339: 600–601
Lacson, A. G., D'Cruz, C. A., Gilbert-Barness, E., Sharer, L., Jacinto, S., Cuenca, R.: Aluminum phagocytosis in quadriceps muscle following vaccination in children: relationship to macrophagic myofasciitis. Pediatr Dev Pathol 2002, 5(2): 151–158
Lancet: Public Health Laboratory's Service, Lancet 1995, 345: 567/569
Landing, B. H., Shankle, W. R., Hara, J., Brannock, J., Fallon, J. H.: The development of structure and function in the postnatal human cerebral cortex from birth to 72 months: changes in thickness of layers II and III co-relate to the onset of new age-specific behaviors. Pediatr Pathol Mol Med 2002, 21(3): 321–342
Lanphear, B. P., Byrd, R. S., Auinger, P., Hall, C. B.: Increasing prevalence of recurrent otitis media among children in the United States. Pediatrics 1997, 99(3): E1

Lasek, R., Mathias, B., Tiaden, J.D.: Erfassung unerwünschter Arzneimittelwirkungen. Dtsch Ärztebl 1991, 88: 173–176

Law, J.: Scrip Magazine, Sept. 1999: 33

Leadbetter, S., James, R., Claydon, S., Knight, B.: The shaken infant syndrome. Letter. BMJ 1995, 310: 1600

Leduc, H.: Kranke Kinder homöopathisch behandeln. Droemer Knaur Verlag, München 1990

Lehrke, P.: Impfkonzepte in der Homöopathie. Eine Erhebung zum Impfverhalten homöopathischer Ärzte. Edition Forschung. Hippokrates Verlag, Stuttgart 1998

Liese, J.G.: Bewertung der neuen hexavalenten Impfstoffe – eine Erleichterung für die Praxis? Vortrag, gehalten am 25.10.2000 auf dem 6. Münchner Impftag

Lieu, T.A., Black, S.B., Ray, G.T., Martin, K.E., Shinefield, H.R., Weniger, B.G.: The hidden costs of infant vaccination. Vaccine 2000, 10(1): 33–41

Lindblad, E.B., Elhay, M.J.:, Silva, R., et al.: Adjuvant modulation of immune responses to tuberculosis subunit vaccines. Infect Immun Feb 1997, 65(2): 623–629

Li Wan Po, A.: Non-parenteral vaccines. BMJ 2004, 329: 62–63

Llewellyn, L.J., Harvey, I.: Hepatitis B vaccination: how many doctors are fully covered? J Public Health Med 1994, 16(3): 352–356

Ma, X., Does, M., Buffler, P.A., Wiencke, J.K.: Immunizations and Risk of Childhood Leukemia – Preliminary Results from the Northern California Childhood Leukemia Study, a poster presented at American Association for Cancer. Research Annual Meeting, San Francisco, April 9, 2002

Madara, J.L., Stafford, J.: Interferon-gamma directly affects barrier function of cultured intestinal epithelial monolayers. J Clin Invest 1989, 83(2): 724–727

Mansoor, O., Pillans, P.I.: Vaccine adverse events reported in New Zealand 1990–1995. N Z Med J 1997, 110(1048): 270–272

Markuzzi, A., Schlipkoter, U., Weitkunat, R., Meyer, G.: Masern-, Mumps- und Rötelnimpfstatus bei Münchner Schulanfängern. Soz Präventivmed 1997; 42(3): 133–143

Meinecke, C.: Hepatitis-B-Impfung – Gegenwärtige Indikationsstellung und Problematik eines Konzepts. Der Merkurstab 1999, Sonderheft Hepatitis: 68–77

Meyer, C., Rasch, G., et al.: Anerkannte Impfschäden in der Bundesrepublik Deutschland 1990–1999. Bundesgesundheitsbl-Gesundheitsforsch-Gesundheitsschutz 2000, 4: 364–370

Meyer, R.: Rotavirusinfektionen – Impfstoff jetzt vom Markt genommen. Deutsches Ärzteblatt 1999, 96 (50): 3212

MMWR (Morbidity and Mortality Weekly Report): Combination vaccines for childhood diseases. MMWR 1999, 48 (RR05): 1–15

Montgomery, S.M., Morris, D.L., Pounder, R.E., et al.: Paramyxovirus in-

fections in childhood and subsequent inflammatory bowel disease. Gastroenterology 1999, 116(4): 796–803
Montinari, M.: Role of Immunogenetics in the Diagnosis of Postvaccinal CNS Pathology. www.healthy.net/scr/article.asp?ID=607
Mühlendahl, K.E.: Ärztliche Aufklärungspflicht bei extrem geringen Risiken. Pädiatr Prax 1996, 51: 322–324
Murthy, J.M.: Acute disseminated encephalomyelitis. Neurol India 2002, 50: 238–243
Mußhoff, U., Madeja, M., Binding, N., Witting, U., Speckmann, E.J.: Effects of 2-Phenoxyethanol on N-methyl-d-aspartate (NMDA) receptor-mediated ion currents. Arch Tox 1999, 73(1): 55–59
Mußhoff, U., Madeja, M., Binding, N., Witting, U., Speckmann, E.-J.: 2-Phenoxyethanol: a neurotoxicant? Reply. Arch Toxicol 2000, 74: 284–287
Mutsch, M., Zhou, W., Rhodes, P., Bopp, M., et al.: Use of the inactivated nasal influenza vaccine and the risk of Bell's palsy in Switzerland. N Engl J Med 2004, 350(9): 896–903
Nanan, R., Chittka, B., Hadam, M., et al.: Measles virus infection causes transient depletion of activated T cells from peripheral circulation. J Clin Virol (Netherlands)1999, 12(3): 201–210
Neustaedter, R.: The Vaccine Guide – making an informed choice. North Atlantic Books, Berkeley, CA, 1996
Nilsson, L.: Lack of association between pertussis vaccination and symptoms of asthma and allergy. JAMA 1996, 275: 760
Nilsson, L., Kjellman, N.I., Bjorksten, B.: A randomized controlled trial of the effect of pertussis vaccines on atopic disease. Arch Pediatr Adolesc Med 1998, 152(8): 734–738
Nkowande, B.M., et al.: Vaccine-associated paralytic poliomyelitis. J Am Med Assoc 1987, 257: 1351–1356
NVIC: Juvenile Diabetes and Vaccination: New Evidence for a Connection. National Vaccine Information Center 1999, www.vaccinationnews.com/DailyNews/May2001/JuvDiab&Vax.htm
Odelram, H., Granstrom, M., Hedenskog, S., Duchen, K., Bjorksten, B.: Immunoglobulin E and G responses to pertussis toxin after booster immunization in relation to atopy, local reactions and aluminium content of the vaccines. Pediatr Allergy Immunol 1994, 5(2): 118–123
Odent, M.R., et al.: Pertussis vaccination and asthma: is there a link? JAMA 1994, 272: 592–593
Odent, J.: Hepatitis B vaccine. Statement of the Association of American Physicians and Surgeons to the Subcommittee on Criminal Justice, Drug Policy, and Human Resources of the Committee on Government Reform, U.S. House of Representatives. 14.6.1999, aapsonline.org/tes timony/hepbcom.htm
Olesen, A.B., Juul, S., Thestrup-Pedersen, K.: Atopic dermatitis is increased following vaccination for measles, mumps and rubella or measles infection. Acta Derm Venereol 2003, 83(6): 445–450

Owens, W.: Questionable science used in modern vaccinology. Immunization awareness society Juni 2000, www.ias.org.nz/question.htm
Pabst, H.F., Spady, D.W., Carson, M.M., et al.: Kinetics of immunologic responses after primary MMR vaccination. Vaccine 1997, 15(1): 10–14
Pattison, S.: Dealing with uncertainty. BMJ 2001, 323: 838–840
Petre, J., Pizza, M., Nencioni, L., Podda, A., De Magistris, M.T., Rappuoli, R.: The reaction of bacterial toxins with formaldehyde and its use for antigen stabilization: Dev Biol Stand 1996, 87: 125–134
Pichichero, M.E., Latiolais, T., Bernstein, D.I., Hosbach, P., et al.: Vaccine antigen interactions after a combination diphtheria-tetanus toxoid-acellular pertussis/purified capsular polysaccharide of Haemophilus influenzae type b-tetanus toxoid vaccine in two-, four- and six-months-old infants. Pediatr Infect Dis 1997, 16: 683–870
Pohl-Koppe, A., Burchett, S.K., Thiele, E.A., Hafler, D.A.: Myelin basic protein reactive Th2 T cells are found in acute disseminated encephalomyelitis. J Neuroimmunol 1998, 91(1–2): 19–27
Pollock, T.M.: Transcript of evidence, High Court of Justice/Dublin (Best vs. Wellcome et al.), 15.6.1989: 1–63
Popper, K.: Logik der Forschung. Mohr Verlag, Tübingen 1969: 225
Poser, C.M., Behan, P.O.: Late onset of Guillain-Barré syndrome. Journal of Neuroimmunology 1982; 3: 27–41
Poser, C.M.: Neurological syndromes that arise predictably. Consultant, Jan. 1987: 45–46
Pourcyrous, M., Korones, S.B., Crouse, D., Bada, H.S.: Interleukin-6, C-reactive protein, and abnormal cardiorespiratory responses to immunization in premature infants. Pediatrics 1998, 101(3): E3
Prescott, S.L., Macaubas, C., Smallacombe, T., Holt, B.J., et al.: Development of allergen-specific T-cell memory in atopic and normal children. Lancet 1999, 353(9148): 196–200
Pressegespräch »Fünf Jahre Pasteur Mérieux MSD: Von der europäischen Vision zum führenden Impfstoff-Experten«, Leimen, 2.11.1999, mit STIKO-Mitglied Dr. Jan Leidel. Jatros Päd 1999, 15: 16–19
Quak, T.: Impfung und Impffolgen. 1999, ourworld.compuserve.com/home pages/POSchneider/Links/impfungen.pdf
Quast, U., et al.: Impfreaktionen. Hippokrates (2. Aufl.), Stuttgart 1997
Ravel, G., Christ, M., Horand, F., Descotes, J.: Autoimmunity, environmental exposure and vaccination: is there a link? Toxicology 2004, 196(3): 211–216
Redhead, K., Quinlan, G.J., Das, R.G., Gutteridge, J.M.: Aluminium-adjuvanted vaccines transiently increase aluminium levels in murine brain tissue. Pharmacol Toxicol 1992; 70(4): 278–280
Reiber, H., Davey, B.: Desert-storm-syndrome and immunization. Arch Internal Med 1996, 156: 217
Rennels, M.B., Edwards, K.M., Keyserling, H.L., et al.: Safety and immunogenicity of heptavalent pneumococcal vaccine conjugated to CR[M. sub.197] in United States infants. Pediatrics 1998, 101: 604–611

Renner, B.: Risiko und Gesundheitsverhalten. 2000, www.gesundheitsrisiko.de/brahms/
Rivera, E.: A new method for rapidly removing contaminating micro-organism from porcine parvovirus or pseudorabies virus masterseed suspensions. Vaccine 1993, 11(3): 363–365. Zitiert bei Quak (1999)
Rock, A: The lethal danger of the billion dollar vaccine business. Money Magazine, Dezember 1996, www.whale.to/vaccines/money_mag.html
Rook, G.A., Stanford, J.L.: Give us this day our daily germs. Immunol Today 1998, 19(3): 113–116
Roy, R.: Homöopathie – der sanfte Schutz vor Kinderkrankheiten. Der Homöopathie-Kurier 1988, 4: 5–15
Saari, T.N.: Immunization of preterm and low birth weight infants. American Academy of Pediatrics Committee on Infectious Diseases. Pediatrics 2003, 112(1 Pt 1): 193–198
Sanchez, P.J., et al.: Apnea after immunization of preterm infants. J Pediatr 1997, 130(5): 746–751
Satoh, M., Kuroda, Y., Yoshida, H., Behney, K.M.: Induction of lupus autoantibodies by adjuvants. J Autoimmun 2003, 21(1): 1–9
Scheibner, V., Karlson, L.: Association Between Non-Specific Stress Syndrome, DTP Injections, and Cot Death. 2nd Immunization Conference, Canberra, Australien, 27.–29.5.1991, www.thinktwice.com/sids.htm
Schlund, G.H.: Grundsätze ärztlicher Aufklärungsverpflichtung generell und vor Impfungen. Kinderärztl Prax 1999, Sonderheft Impfen 2: 5–9
Schmitt, H.J.: Mündliche Äußerung bei einer Podiumsdiskussion am 14.4.1999 im Münchner Rathaus. 1999a
Schmitt, H.J., Hülßle, C., Raue, W. (Hg.): Schutzimpfungen. INFOMED, Berlin 1999b.
Schmitt, H.J.: Impfempfehlungen in Deutschland. Pharmazeutische Zeitung 2001a, 43, www.pharmazeutische-zeitung.de/pza/2001-43/medizin3.htm
Schmitt, H.J. (Hg.): Alte und neue Impfstoffe in Deutschland – Grundlagen für künftige Entscheidungen. INFOMED, Berlin 2001b
Schmitt, H.J.: Infektionen und Prävention – State of the Art. Impfen auf dem neuesten Stand. Consilium infectiorum 2002, 3: 33–35
Schmitt, H.J.: Arzt muss über Impfschutz aufklären. Gespräch mit Ulrike Röper. Ärztliche Praxis – Pädiatrie 2003, www.aerztlichepraxis.de/aktuell/artikel/1070458760/paediatrie/infektionskrankheiten
Schwanig, M.: Die Zulassung von Impfstoffen. Bundesgesundheitsbl-Gesundheitsforsch-Gesundheitsschutz 2002, 45: 338–343
Schwarz, S., Mohr, A., Knauth, M., Wildemann, B., Storch-Hagenlocher, B.: Acute disseminated encephalomyelitis: a follow-up study of 40 adult patients. Neurology 2001, 56(10): 1313–1318
Sen, S., Cloete, Y., Hassan, K., Buss, P.: Adverse events following vaccination in premature infants. Acta Paediatr 2001, 90(8): 916–920

SfI (Schutzverband für Impfgeschädigte): Ziele und Hintergrund. 2002, http://impfschutzverband.de/

Shirley's Wellness Café: Measles vaccine experiment litigation pending – was your child a victim of a covert experiment? 1999, www.geocities.com/HotSprings/1158/V-KAISER.htm

Siegmund-Schultze, N.: Impfen mit Erbmaterial. Wissenschafts-Beilage der Berliner Zeitung vom 10.11.1999, www.berlinonline.de/wissen/wissenschaftsarchiv/991110/.html/medizin1.html

Slack, M.H., Shapira, D.: Severe apnoeas following immunisation in premature infants. Arch Dis Child Fetal Neonatal 1999, 81(1): F67–68

Soldner, G., Stellmann, M.: Individuelle Pädiatrie. Wissenschaftliche Verlagsgesellschaft mbH, Stuttgart 2002

Spiegel, Der: »Ich hasse die Person, die ich war« – Spiegel-Gespräch mit Ken Alibek, Top-Wissenschaftler des sowjetischen Biowaffen-Programms. 1999, 15

Spiegel, Der: »Professor Coca-Cola«. 1999, 45: 277

Spiegel, Der: Betrug am Zuschauer. 2000, 33

Spiegel, Der: Spender aus der Kneipe. 2000, 47

Stajich, G.V., Lopez, G.P., Harry, S.W., Sexson, W.R.: Iatrogenic exposure to mercury after hepatitis B vaccination in preterm infants. J Pediatr, Mai 2000, 136(5): 679–681

Statistisches Bundesamt 1998, Antwort der Bundesregierung auf eine schriftliche Anfrage der CDU/CSU-Abgeordneten Erika Reinhardt. www.adlerapotheke.com/apotheke/gestips/impfscha.htm

Stehr, K., Heininger, U.: Aktueller Stand der Keuchhustenschutzimpfung. Pädiatr Prax 1991, 4: 391–402

Steiner, R.: Die Offenbarung des Karma. 1910, zitiert bei Albonico (1998a)

Steiner, R.: Ärztezusammenkunft vom 22.4.1924, zitiert bei Meinecke (1999)

Steinschneider, A., et al.: Effect of diphtheria-tetanus-pertussis immunization on prolonged apnea or bradycardia in siblings of sudden infant death syndrome victims. J Pediatr, 1991, 119(3): 411–414

Stelfox, H.A.T., et al.: Conflict of interest in the debate over calcium-channel antagonists. New Engl J Med 1998, 338: 101–106

Strachan, D.P.: Hay fever, hygiene and household size. BMJ 1989, 299(6710): 1259–1260

Stratton, K.R., Howe, C.J., Johnston, R.B. (Hg.): Adverse Events Associated with childhood vaccines. Evidence Bearing on Causality. Vaccine Safety Committee, Institute of Medicine. National Academy Press Washington, D.C., 1994: 316

Stück, B.: Unklare Todesfälle im Zusammenhang mit 6fach-Kombinationsimpfstoffen. Consilium infectiorum 2003, 48: 4580

SZ (Süddeutsche Zeitung): Menschen in der Werkstatt. 8.2.2000a: 2

SZ (Süddeutsche Zeitung): Einseitige Lehrer. 8.2.2000b: V12

Temple, R.: The Genius of China – 3000 Years of Science, Discoveries and

Inventions. Simon & Schuster, New York 1986, www.gilbertling.org/lp5.htm
Tenembaum, S., Chamoles, N., Fejerman, N.: Acute disseminated encephalomyelitis: a long-term follow-up study of 84 pediatric patients. Neurology 2002, 59(8): 1224–1231
Thun, M.: Eltern kämpfen um ihr Baby. OVB Online 22.2.2004, www.ovb-online.de/news/regionales/chiemgau/83,157585.html?fCMS=38360b5a58089a02fe9fa1ff029e4191
Torch, W.: Diphtheria-pertussis-tetanus (DPT) immunization: A potential cause of the sudden infant death syndrome (SIDS). Neurology 1982, 32: A160
Truckenbrodt, H.: Impfungen bei chronischer Arthritis. Päd Prax 1997, 52: 42–43
Tsang, S.X., et al.: Centers for Disease Control and Prevention, Atlanta, GA: Evidence of avian leukosis virus subgroup E and endogenous avian virus in measles and mumps vaccines derived from chicken cells: investigation of transmission to vaccine recipients. J Virol, Juli 1999, 73(7): 5843–5851
Tuomilehto, J., Karvonen, M., Pitkaniemi, J., et al.: Record-high incidence of Type I (insulin-dependent) diabetes mellitus in Finnish children. The Finnish Childhood Type I Diabetes Registry Group. Diabetologia 1999, 42(6): 655–660
Uno, M., Takano, T., Yamano, T., Shimada, M.: Age-dependent susceptibility in mumps-associated hydrocephalus: neuropathologic features and brain barriers. Acta Neuropathol 1997; 94(3): 207–215
VAERS (Vaccine Adverse Event Reporting System): U.S. Food and Drug Administration. www.fda.gov/cber/vaers/vaers.htm
Valerian, V.: Developmental neurobiology contraindicates vaccine paradigm. The mechanism of encephalitic damage from vaccines. 2000, www.trufax.org/vaccine/myelin.html
Velimirovic, B.: Impfgegner. In: Oepen, I., Sarma, A. (Hg.): Paramedizin. Analysen und Kommentare, Band 2. Lit Verlag, Münster 1998: 196–200
Verstraeten, T., Davis, R.L., DeStefano, F., Lieu, T.A., et al.: Safety of thiomersal-containing vaccines: a two-phased study of computerized health maintenance organization databases Pediatrics 2003, 112(5): 1039–1048
Voss, H.: Impfen – Recht der Kinder auf Impfschutz – Rechtliche Ansprüche des Kindes auf die Durchführung von Impfungen. Kinderärztl Prax, 15.3.1998 – Sonderheft Impfen
Waly, M., Olteanu, H., Banerjee, R., Choi, S.W., et al.: Activation of methionine synthase by insulin-like growth factor-1 and dopamine: a target for neurodevelopmental toxins and thiomersal. Molecul Psychiatr 2004, 9: 358–370
Ward, B.J.: Vaccine adverse events in the new millennium: is there reason for concern? Bull World Health Organ 2000; 78(2): 205–215

Weldon, D.: Letter to Julie Gerberding, Director of the CDC, 31.10.2003. http://thinktwice.com/fraud.htm
WHO: Declaration of Riga. Genf 1988
WHO: Reverse transcriptase activity in chicken cell derived vaccine. Weekly epidemiologic record 1998a, 73: 209–210
WHO: Help our children breathe – first world asthma day launched. WHO 1998b, Press release 92, www.who.int/inf-pr-1998/en/pr98-92.html
WHO: Immunization, Vaccines and Biologicals. Neonatal Tetanus. 2004, www.who.int/vaccines/en/neotetanus.shtml
Wraith, D.C., Goldman, M., Lambert, P.H.: Vaccination and autoimmune disease: what is the evidence? Lancet 2003, 362(9396): 1659–1566
Wulf, A.: Wer gewinnt beim win-win? Zur Kritik der Public Private Partnerships. Med in Switzerland 2003, 4, www.medicusmundi.ch/med/med034.htm
Zinke, M.: Fehlende Röteln-Impfung, die wahren Gründe eines Gerichtsurteils. Kinderarzt 1997, 28: 1089
Zinkernagel, R.: On natural and artificial vaccinations. Annu Rev Immunol 2003, 21: 515–546
Zott, A.: Für und Wider von multikomponenten Impfstoffen. Bundesgesundheitsblatt 1997, 12: 498–501

DIE IMPFUNGEN IM EINZELNEN

Öffentlich empfohlene Impfungen

Tetanus

Die Tetanuserkrankung

Erreger des Tetanus ist ein Bakterium, Clostridium tetani, das über Wunden in die Haut eintritt. Durch Bildung von Sporen ist es sehr langlebig und widerstandsfähig gegen äußere Einflüsse. Die Sporen finden sich vor allem im Erdreich und besonders häufig im Stuhl von Weidetieren. Infektionsträchtig sind verschmutzte, infizierte oder schlecht durchblutete Wunden, etwa Stich-, Quetsch- oder Bisswunden und Verbrennungen, vor allem aber Verletzungen, bei denen ein nicht steriler Fremdkörper – etwa aus Holz, Glas oder Metall – in die Haut eindringt (Behrmann 1999). In vielen Fällen von Tetanus ist jedoch eine Verletzung nicht erinnerlich.

Begünstigt wird die Infektion durch Durchblutungsstörungen des Wundbereichs – zum Beispiel bei Arteriosklerose oder Diabetes. Clostridium tetani kann sich nämlich bei niedriger Sauerstoffkonzentration besonders gut vermehren. Sein Gift, das Tetanustoxin, wandert die Nervenbahnen entlang ins zentrale Nervensystem. Je nach Nähe der Verletzung zu Gehirn und Rückenmark kommt es nach zwei Tagen bis vier Wochen zur Tetanuserkrankung: Das Tetanusgift führt zur Enthemmung der motorischen Nervenaktivität, was äußerst schmerzhafte Krämpfe aller Körpermuskeln zur Folge hat. Das Bewusstsein ist dabei voll erhalten. Lebensbedrohlich sind vor allem die Spasmen von Kehlkopf- und Atemmuskulatur.

Die Erkrankung erfordert intensivmedizinische Behandlung mit Beatmung und starken Medikamenten wie Sedativa, Muskelrelaxanzien, Antibiotika, Immunglobulinen und Antitoxin. Die früher sehr hohe Sterblichkeit bei Tetanus ist seit Jahren durch die verbesserten medizinischen Möglichkeiten rückläufig und lag zuletzt zwischen 2,3 Prozent bei Zwanzigjährigen und 18 Prozent bei über Sechzigjährigen (EB 1999). Todesursache sind heute vor allem Komplikationen der Langzeitbeatmung und Lungenentzün-

dungen mit Bakterien, die gegen die gebräuchlichen Antibiotika resistent sind. Bei den Überlebenden kommt es ein bis zwei Wochen nach Krankheitsausbruch zum Nachlassen der Krampfneigung und schließlich zu völliger Wiederherstellung der Gesundheit.
Vor der Entwicklung des Tetanusimpfstoffes gab es in den USA pro Jahr ungefähr 600 Tetanusfälle (MMWR 1996). Für Deutschland existieren aus dieser Zeit keinerlei Statistiken. Das Risiko, als Ungeimpfter in einem westlichen Industrieland an Tetanus zu erkranken, liegt, errechnet aus den historischen amerikanischen Zahlen, pro Jahr bei etwa 1 zu 300000, wobei hier nicht berücksichtigt ist, dass das Erkrankungsrisiko heute durch die geringere Verbreitung von Weidetieren wahrscheinlich abgenommen hat (Peebles 1969).
Obwohl ein bis zwei Drittel der über Sechzigjährigen keine schützenden Tetanusantikörper im Blut haben (Stark 1999), ist das Tetanusrisiko auch in dieser Altersgruppe nicht sehr hoch. Mögliche Erklärungen dafür sind, dass der Tetanuserreger seltener geworden ist – etwa durch die Mechanisierung in Landwirtschaft und Transportwesen – und dass der Impfschutz trotz mit der Zeit abfallender Antikörperspiegel länger anhält, als man bisher annahm.
In Deutschland wurden bis 1970 jährlich noch mehr als hundert Tetanuserkrankungen registriert, danach kam es zu einem rapiden Rückgang: 1996 wurden siebzehn, 1997 elf und 1998 sieben Fälle von Tetanus gemeldet – darunter zwei Todesfälle –, was einer Sterblichkeit von 5,7 Prozent entspricht (EB 1999). 1999 und 2000 kam es zu je acht Fällen (EB 2002). Alle Meldungen betrafen ältere Menschen. Seit 2001 ist der Tetanus nicht mehr meldepflichtig.
In Ländern der Dritten Welt gehört Tetanus nach wie vor zu den zehn häufigsten Todesursachen, mit geschätzten 1000000 Todesfällen pro Jahr. Insbesondere kommt es durch ungenügende Nabelschnurhygiene oder durch das traditionelle Aufbringen von Erdpasten auf den Nabelstumpf zum Neugeborenen-Tetanus mit sehr hoher Sterblichkeit. In Sri Lanka etwa gibt es zwanzig Neugeborenen-Tetanusfälle pro 100000 Einwohner, weltweit sterben jährlich mindestens 500000 Neugeborene an Tetanus (WHO 2004). Beträchtlich ist unter anderem in Indien der Anteil an Kindern, die durch Ohrenentzündungen, Ohrentropfen oder Reinigung der

Ohren eine Tetanuserkrankung erwerben, deren Verlauf wegen der Nähe zum Gehirn besonders bösartig ist (Tullu 2000).
Durch den Tetanusimpfschutz der Mutter wird auch der Säugling mindestens in den ersten sechs Lebensmonaten mitgeschützt (Heininger 1999). Die WHO hat daher zu Beginn der achtziger Jahre zu Tetanusimpfkampagnen für Frauen im gebärfähigen Alter und für werdende Mütter in Ländern der Dritten Welt aufgerufen (WHO 2000).

Tetanus ist übrigens, ebenso wie Polio oder Hepatitis A, eine »Zivilisationskrankheit«: Bei 89 Prozent ungeimpfter Erwachsener in Mali konnte man Tetanusantikörper finden, fast die Hälfte hatte einen sicheren Tetanusschutz, der im Fall einer Schwangerschaft auch für das Neugeborene wirksam wäre (Ehrengut 1983). Vermutlich sorgt unter den dortigen Lebensbedingungen die Aufnahme verschmutzter Nahrung vom Kindesalter an für einen häufigen unterschwelligen Kontakt von Tetanuserregern mit der Darmschleimhaut und damit für einen Aufbau und eine ständige Wiederauffrischung des Tetanusschutzes. Der frühkindliche Reflex, alles in den Mund zu stecken, dürfte damit zusammenhängen.
Die Tetanusgefahr kann auch beim Ungeimpften durch gute Wundversorgung und Desinfektion verringert werden. Infizierte oder verschmutzte Wunden dürfen auf keinen Fall genäht oder geklebt, sondern müssen offen behandelt werden.
Bei fehlendem Impfschutz kommt die Tetanusimpfung im Verletzungsfall zu spät. Vom behandelnden Arzt wird in einem solchen Fall eine Simultanimpfung angeraten – die zeitgleiche Verabreichung von Tetanusimpfung und Tetanus-Immunglobulinen (Tetagam). Die Immunglobuline werden aus dem Blut von gesunden Spendern gewonnen, die einen hohen Blutspiegel an Tetanusantikörpern aufweisen. Innerhalb von 72 Stunden nach der Verletzung gespritzt, können diese Antikörper die entstehenden Tetanusgiftstoffe abfangen und so den Ausbruch des Tetanus verhindern.
Für eine Prophylaxe durch homöopathische Medikamente, etwa Hypericum, gibt es keinen wissenschaftlichen Beleg. Etwaige »Erfolge« können ebenso gut auf Zufall beruhen, da die Erkrankungswahrscheinlichkeit sehr gering ist.

Die Tetanusimpfung

Zur Vorbeugung gegen Tetanus wird in allen Ländern der Welt ab dem dritten Lebensmonat die Tetanusimpfung empfohlen. Wirkprinzip ist das »entgiftete« Tetanusgift – das so genannte »Toxoid« –, das an Aluminiumhydroxid gebunden ist. Der Impfstoff enthält keine Erreger oder Erregerbestandteile. Frei von Thiomersal sind der Einzelimpfstoff Tetanol pur sowie alle Kombinationsimpfstoffe mit Tetanus.

Die Impfung sollte dreimal innerhalb eines Jahres durchgeführt werden – die erste Auffrischung nach vier bis sechs Wochen, die zweite nach einem Jahr (Grundimmunisierung). Durch dieses Vorgehen erhalten über 95 Prozent der Geimpften einen sicheren Schutz für zehn Jahre. Auffrischimpfungen sind im Zehnjahresabstand empfohlen. Nur bei ausgesprochenen Risikoverletzungen, etwa großflächigen Wunden, Tierbisswunden oder Verbrennungen, wird eine Auffrischung empfohlen, wenn die letzte Impfung mehr als fünf Jahre zurückliegt.

Säuglinge haben ein extrem geringes Risiko, an Tetanus zu erkranken. Hat die Mutter im Laufe ihres Lebens drei oder mehr Tetanusimpfungen bekommen, besteht über viele Monate ein Nestschutz. Die Halbwertszeit der von der Mutter übertragenen Antikörper beträgt immerhin fast zwei Monate, sodass diese Leihantikörper nur langsam absinken (Sarvas 1993). Die Impfung kann also gefahrlos ins Krabbel- oder Laufalter verschoben werden. An eine Tetanusprophylaxe mit Immunglobulin, eventuell zeitgleich mit der ersten Tetanusimpfung, ist jedoch bei Tierbissen, Verbrennungen oder Unfällen mit verschmutzten Wunden zu denken, da hier möglicherweise hohe Dosen an Tetanusgiften in den Organismus eindringen, die den passiv übertragenen Schutz überrennen könnten.

Bei Kombinationsimpfstoffen mit der Keuchhustenkomponente ist die viermalige Impfung empfohlen, da die Wirksamkeit der Einzelbestandteile schwächer ist. Ob allerdings wirklich so viele Injektionen notwendig sind, ist fraglich: Bei Kindern in Entwicklungsländern konnte mit zwei Impfterminen – DTP und Polio im Alter von drei bis acht und dann neun bis vierzehn Monaten – ein ausreichender Schutz gegen Tetanus, Diphtherie, Keuchhusten und

Polio erzeugt werden (Cohen 1984). Das reifere Immunsystem älterer Kinder baut anscheinend einen besseren Impfschutz auf als das junger Säuglinge. Hierzu gibt es jedoch keine aktuellen Untersuchungen.

Impfkritische Eltern können bei ihrem Kind vor Auffrischimpfungen den Impfschutz durch die Bestimmung der Antikörper im Blut überprüfen lassen. Wollen sie ihr Kind einzig gegen Tetanus schützen, kommt nur der Einzelimpfstoff Tetanol pur infrage, da allein dieser frei von Thiomersal ist.
Soll gleichzeitig auch gegen Diphtherie geimpft werden, aber nicht gegen Keuchhusten, so wird die Situation schwierig, denn für Säuglinge und Kleinkinder sind keine derartigen Impfstoffe mehr auf dem Markt. Die Thiomersal-freien Kombinationsimpfstoffe Td-pur oder Td-rix (Tetanus, Diphtherie) und Revaxis bzw. Td-Virelon (Tetanus, Diphtherie und Polio) sind erst ab dem fünften Geburtstag zugelassen. Sie erwiesen sich zwar trotz der verringerten Diphtherie-Komponente ab dem sechsten bis neunten Lebensmonat als ausreichend wirksam (Shabad 1976, Sitzmann 2001), wegen der fehlenden Zulassung entfällt jedoch bei bleibenden Impfschäden der Anspruch auf Entschädigung. Viele Kinderärzte lehnen die Verwendung dieser Impfstoffe ab, selbst wenn die Eltern sie mit einer Unterschrift von der Haftungspflicht entbinden wollen.
In meiner Praxis haben sich die genannten Impfstoffe für die Grundimmunisierung in den ersten beiden Lebensjahren bewährt, bei gelegentlichen Bestimmungen der standardisierten Antikörper fanden sich ausreichende Schutzkonzentrationen auch gegen Diphtherie.

Eine geplante spätere Auswanderung in ein Land mit weiter gehender Impfpflicht, beispielsweise in die USA, muss Anlass zu einer besonders sorgfältigen Impfplanung sein, um nicht später Impfungen nachholen zu müssen, für die nur Thiomersal-haltige Einzelimpfstoffe zur Verfügung stehen.

Heute ist die erste Tetanus-Auffrischungsimpfung im Alter von fünf bis sechs Jahren empfohlen, die nächste mit neun bis sieb-

zehn und danach alle zehn Jahre. Bei diesem Vorgehen kommt es wegen der noch hohen Antikörperspiegel häufig zu schmerzhaften lokalen Impfreaktionen. Größere Abstände sind von daher günstiger (Gardner 1995, Mansoor 1999). Früher wurde die erste Auffrischungsimpfung im Kindesalter erst mit zehn Jahren durchgeführt (Stickl 1985), was sich auch in meiner Impfpraxis bewährt hat. In den USA wird gegenwärtig untersucht, ob bei Erwachsenen eine einzige Auffrischung um das vierzigste Lebensjahr ausreichend ist, die Tetanuserkrankungen im höheren Lebensalter zu verhindern. Dies würde weniger Nebenwirkungen hervorrufen und wäre auch impfstrategisch besser zu vermitteln.
Ist der Impfstatus nicht bekannt und oder liegt die letzte Tetanusimpfung lange zurück, empfiehlt es sich, zunächst nur eine einzige Tetanusimpfung durchzuführen. Danach können dann aus dem Blut die Tetanus-Antikörper bestimmt werden, die Auskunft darüber geben, ob noch weitere Impfungen notwendig sind.
Der Impfschutz scheint länger anzuhalten, als die Antikörperentwicklung im Blut vermuten lässt. 25 bis 30 Jahre nach der letzten Impfung kann durch eine einzige Auffrischungsimpfung der Antitoxinspiegel immer noch deutlich erhöht werden. Liegt die letzte Immunisierung also mehr als zehn Jahre zurück, wurde aber bereits mindestens zweimal im Leben Tetanus geimpft, genügt im Verletzungsfall eine einfache Auffrischung – möglichst innerhalb von 72 Stunden.

Die Wirksamkeit der Tetanusimpfung

Die Impfung ist ohne Zweifel sehr wirksam (zum Beispiel Edsall 1959). Tetanus ist heute in allen Ländern mit einem gut entwickelten Gesundheitssystem eine sehr seltene Erkrankung. Todesfälle treten nicht mehr auf, wenn irgendwann im Leben eine Grundimmunisierung mit drei Tetanusimpfungen durchgeführt wurde (Gruber 1999). In Deutschland erfolgte nach der Einführung der Tetanusimpfung in den fünfziger Jahren ein deutlicher Rückgang der Erkrankungs- und Todesfälle (Allerdist 1981).
Neben der Impfung wurde die Wahrscheinlichkeit einer Tetanus-

erkrankung auch durch die Mechanisierung der Landwirtschaft, durch die Optimierung der chirurgischen Wundversorgung und durch die Verbesserung der allgemeinen Lebensbedingungen verringert (Dittmann 1981).

Nebenwirkungen der Tetanusimpfung

Der Tetanusimpfstoff wird in der Literatur allgemein als gut verträglich dargestellt. Schwere akute Nebenwirkungen sind extrem selten. Da in letzter Zeit fast ausschließlich in Kombination mit dem Diphtherieimpfstoff sowie weiteren Impfstoffen wie gegen Keuchhusten, Hib oder Polio geimpft wird, gibt es kaum aktuelle Literatur oder differenzierte Meldungen zu Nebenwirkungen des Tetanusimpfstoffes allein. Kaum untersucht ist auch die Auswirkung des Aluminiums im Impfstoff auf das frühkindliche Immun- und Nervensystem.

Lokalreaktionen, Fieber: Die häufigste Beschwerde nach Tetanusimpfungen betrifft Schwellungen und Schmerzen an der Impfstelle. Nicht selten bilden sich dort wochenlang tastbare Knoten oder Zysten. Häufig reagieren auch die nächstgelegenen Lymphknoten etwa am Hals, in der Achsel oder in der Leiste mit einer Schwellung und Druckschmerzhaftigkeit. Sogar sterile Abszesse kommen vor. Ursache dieser Symptome ist vor allem das Aluminiumhydroxid im Impfstoff.
Mit jeder erneuten Impfung wird eine Lokalreaktion wahrscheinlicher (Werner 1987). Bei 73 Prozent der schwedischen Schulkinder traten nach der Auffrischungsimpfung mit zehn Jahren Beschwerden an der Impfstelle auf (Blennow 1994).
Manche Säuglinge sind am Tag nach der Impfung im Allgemeinbefinden beeinträchtigt, reizbar oder weinerlich. Fieber ist eine eher seltene Akutnebenwirkung, bei älteren Kindern meist verbunden mit Krankheitsgefühl, Übelkeit und Kopfschmerzen.

Makrophagische Myofasziitis: Eine stärkere Lokalreaktion kann Vorbote des Krankheitsbildes der makrophagischen Myofasziitis sein (siehe auch »Nebenwirkungen von Impfungen« im Teil »Impfungen allgemein«). Diese durch Aluminiumverbindungen hervorgerufene Impfkomplikation wird vor allem nach Tetanus- und Hepatitis-B-Impfungen gemeldet, kann aber Folge jedes Totimpfstoffs sein (Gherardi 2003). Symptome sind chronische, über Jahre anhaltende Muskel- und Gelenkschmerzen, chronische Müdigkeit und bei jedem dritten betroffenen Erwachsenen die Entwicklung einer Nervenkrankheit, die der multiplen Sklerose ähnelt. Die tatsächliche Häufigkeit und volksmedizinische Bedeutung der makrophagischen Myofasziitis kann man noch nicht abschätzen, doch ist die Zahl von zweihundert bisher allein in Frankreich bekannt gewordenen Fällen alarmierend. Aus Gründen der Vorbeugung muss man derzeit die Konsequenz ziehen, die Tetanusimpfung nicht routinemäßig alle zehn Jahre aufzufrischen, sondern erst nach einem Abfall der Antikörper unter Werte, die als Schutzkonzentration definiert sind. Anstelle der Impfung alle zehn Jahre bedeutet dies eine Blutuntersuchung in ebendemselben Zeitabstand (»standardisierter ELISA«), die zwar von den gesetzlichen Kassen nicht erstattet wird, aber bei jedem im Bereich des wirtschaftlich Möglichen liegt.

Allergische Reaktionen und Erkrankungen: Bei einem von 100 000 Impflingen führt die Tetanusimpfung zu akuten allergischen Reaktionen, meist in Form einer akuten Nesselsucht oder asthmatischer Beschwerden (Mayorga 2003). Gelegentlich kommt es auch zu lebensbedrohlichen Zwischenfällen, etwa zu einem allergischen Schock, der schlimmstenfalls auch tödlich ausgehen kann (Staak 1973, IOM 1994, MMWR 1996). Ein solch tragisches Ereignis tritt bei einem von 2,5 Millionen Geimpften ein, ist also äußerst selten und bei einer Bevölkerungsstärke wie in Deutschland nur alle zwei bis drei Jahre einmal zu erwarten (Stallkamp 1974).
Relativ häufig kommen verzögerte allergische Reaktionen vor. Hierzu zählen in erster Linie Hautreaktionen wie chronische Urtikaria (Nesselsucht), scharlachartiger Hautausschlag oder chronischer Juckreiz. Berichtet werden aber auch schwerere Störungen wie Blutgerinnungsstörungen und Serumkrankheit.
Sehr selten tritt in den zwei Wochen nach der Tetanusimpfung eine Glomerulonephritis auf, das ist eine nichtinfektiöse Entzündung

des Nierengewebes (Quast 1997). Erste Symptome sind starkes Krankheitsgefühl, Rückenschmerzen und dunkel oder blutig gefärbter Urin. Eine Klinikeinweisung ist in der Regel erforderlich. Tetanus-Kombinationsimpfstoffe tragen sehr wahrscheinlich zur weltweiten Zunahme von allergischen Erkrankungen bei. E.L. Hurwitz (2000) zeigt in einem Vergleich zwischen geimpften und ungeimpften Kindern, dass sich nach Verabreichung solcher Impfstoffe doppelt so häufig bis zum sechzehnten Lebensjahr allergische Erkrankungen entwickeln. P.G. Holt (2003) konnte bei tetanusgeimpften Kindern umso mehr allergiefördernde Botenstoffe (Zytokine) nachweisen, je höher die Konzentration von der Mutter übertragener Antikörper im Blut war. Ein früher Impftermin würde demzufolge das Risiko für eine Allergiekrankheit steigern.

Thrombozytopenie: Eine seltene Komplikation nach der Tetanusimpfung ist die Thrombozytopenie, ein Blutplättchenmangel, der je nach Intensität bedrohlich werden kann. Bei Blutungssymptomen sind stationäre Überwachung und Behandlung notwendig.

Neurologische Komplikationen: Nervenschäden ereignen sich nach etwa einer von 700000 Tetanusimpfungen (Dittmann 1981). Am ehesten werden die Nerven des Arms in Mitleidenschaft gezogen, in den geimpft wird. Schädigungen des Plexus brachialis oder des Nervus medianus können bleibende Lähmungen des Arms und Gefühlsstörungen zur Folge haben, auch begleitet von starken Schmerzen (HRSA 1997, Read 1992, Topaloglu 1992, Pollard 1978, Schlenska 1977). Seltener sind Hirnnerven und Nervenwurzeln (Radikulitis) oder mehrere Nervenbahnen (Polyneuritis) betroffen. Auch schwerere neurologische Komplikationen wie Guillain-Barré-Syndrom, transverse Myelitis oder Enzephalitis werden gelegentlich im Anschluss an eine Tetanusimpfung beobachtet, und zwar typischerweise zwischen dem vierten und vierzehnten Tag nach der Impfung. Der Zusammenhang dieser Komplikationen mit der Impfung ist gesichert (Newton 1987, Stratton 1994). In Deutschland wurden mindestens sechs Fälle als Impfschäden anerkannt (Ehrengut 1994). Veröffentlichte Fallberichte beschreiben beispielsweise ein akutes Mittelhirnsyndrom (Schwarz 1988), den tödlich verlaufenen Fall einer Enzephalitis (Buchwald 1988), die zweimalige Enzephalitis eines siebenjährigen Jungen in jeweils kurzem Abstand nach zwei DT-Polio-Impfungen (Mancini 1996) und eine akute demyelinisierende Enzephalomyelitis (Bolukbasi 1999).

Zusammenfassung

- Tetanus ist eine potenziell tödliche Erkrankung, aber auch bei Ungeimpften selten.
- Der Erreger dringt über verschmutzte oder schlecht durchblutete Wunden ein.
- Die Tetanusgefahr kann durch gute Wundversorgung verringert werden; Ungeimpfte können mit Tetanus-Immunglobulin nach einer Verletzung vorübergehend geschützt werden.
- Mit Beginn der Verletzungsgefahr, also im Krabbel- oder spätestens Laufalter, ist dennoch eine Tetanusimpfung zu empfehlen, da auch Bagatellverletzungen zu Tetanus führen können.
- Bei weiteren Impfwünschen sollte die Tetanusimpfung möglichst als Kombinationsimpfstoff verabreicht werden.
- Mit drei Tetanusimpfungen wird ein sehr guter Schutz für mindestens zehn Jahre erzielt; Auffrischungen sind alle zehn bis fünfzehn Jahre empfohlen, vorzugsweise jedoch erst bei Verlust der schützenden Antikörper. Das bedeutet eine Blutuntersuchung alle zehn bis fünfzehn Jahre.
- Die Verträglichkeit des Impfstoffes ist im Allgemeinen gut, jedoch sind Lokalreaktionen häufig.
- Seltene schwere Nebenwirkungen sind allergischer Schock, Nervenschäden oder makrophagische Myofasziitis. Langzeitfolgen des Aluminiums in Tetanusimpfstoffen auf die frühkindliche neurologische Entwicklung sind bisher nicht genügend erforscht.
- Der Einzelimpfstoff Tetanol pur und alle Kombinationsimpfstoffe sind frei von Thiomersal.

Allerdist, H.: Impfschutz gegen Tetanus: alters- und geschlechtsspezifische Unterschiede. Die gelben Hefte 1981, XXI(1): 26–31

Bardenheier, B., et al.: Tetanus surveillance – United States, 1995–1997. Mor Mortal Wkly Rep CDC Surveill Summ. 1998, 47(2): 1–13

Behrmann, R.E., Kliegman, R., Jenson, H.L. (Hg.): Nelson Textbook of Pediatrics 16th Edition, Philadelphia 1999

Blennow, M., Granström, M., Strandell, A.: Adverse reactions after diphtheria-tetanus booster in 10-year-old schoolchildren in relation to the type of vaccine given for the primary vaccination. Vaccine 1994, 12(5): 427–430

Bolukbasi, O., Ozmenoglu, M.: Acute disseminated encephalomyelitis associated with tetanus vaccination. Eur Neurol 1999, 41(4): 231–232

Buchwald, G.: Über Todesfälle nach der Wundstarrkrampf-Impfung. Erfahrungsheilkunde 1/88

Cohen, H., Nagel, J.: Two injections of diphtheria-tetanus-pertussis-polio vaccine as the backbone of a simplified immunization schedule in developing countries. Rev Infect Dis 1984, 6 Suppl 2: 350–351

Dittmann, S.: Atypische Verläufe nach Schutzimpfungen. Johan Ambrosius Barth, Leipzig 1981: 156

EB (Epidemiologisches Bulletin): Zur Situation bei wichtigen Infektionskrankheiten. Epid Bull 1999, 19(99): 119–141

EB (Epidemiologisches Bulletin): Impfpräventable Krankheiten in Deutschland. Epid Bull 2002, 7: 1–12

Edsall, G.: Specific prophylaxis of tetanus. J Am Med Assoc 1959, 171: 417–427

Ehrengut, W., Sarateanu, D.E., Ag Rhaly, A., Koumare, B., Simaga, S.Y., Diallo, D.: Über natürlich erworbene Tetanusantitoxine im Serum von Kindern und Erwachsenen in Mali. Immun Infekt 1983, 11(6): 229–232

Ehrengut, W.: Fehlerquellen bei der Begutachtung von Impfschäden. Der med Sachverst 1994, 90: 9–14

Gardner, P., LaForce, F.M.: Protection against tetanus. New Engl J Med 1995, 333(9): 599

Gherardi, R.K.: Lessons from macrophagic myofasziitis: towards definition of a vaccine adjuvant-related syndrome. Rev Neurol 2003, 159(2): 162–164

Gruber, B., Heimann, R., Klein, P., et al.: Impfen, Routine oder Individualisation; eine Standortbestimmung aus hausärztlicher Sicht. Bern 1999

Heininger, U.: Consilium Infectiorum 1999/38, Frage 2916, zitiert bei Raabe, S., www.impf-info.de/Seiten/Tetanus.html

Holt, P.G., Rowe, J., Loh, R., Sly, P.D.: Developmental factors associated with risk for atopic disease: implications for vaccine strategies in early childhood. Vaccine 2003, 21: 3432–3435

HRSA (Health Resources and Services Administration): Vaccine Injury Table March 24, 1997. www.hrsa.dhhs.gov/bhpr/vicp/table.htm

Hurwitz, E.L., Morgenstern, H.: Effects of diphtheria-tetanus-pertussis or tetanus vaccination on allergies and allergy-related respiratory symptoms among children and adolescents in the United States. J Manipulative Physiol Therap 2000, 23(2): 81–90

IOM (Institute of Medicine): Adverse events associated with childhood vaccines: Evidence bearing on causality. Washington, D.C., National Academy Press 1994

Mancini, J., Chabrol, B., Moulene, E., Pinsard, N.: Relapsing acute encephalopathy: a complication of diphtheria-tetanus-poliomyelitis immunization in a young boy. Eur J Pediatr 1996, 6155(2): 136–138

Mansoor, O., Reid, S.: The future of the immunization schedule: recommendations of a workshop. New Zealand Med J 1999, 112(1082): 52–55

Mayorga, C., Torres, M.J., Corzo, J.L., Alvarez, J., et al.: Immediate allergy to tetanus toxoid vaccine: determination of immunoglobulin E and immunoglobulin G antibodies to allergenic proteins. Ann Allergy Asthma Immunol 2003, 90(2): 238–243

MMWR: Vaccine side effects, adverse reactions, contraindications, and precautions. Recommendations of the Advisory Committee on Immunization Practices (ACIP). MMWR Morb Mortal Wkly Rep. 1996, 45(RR-12): 1–35

Newton, N., Janati, A.: Guillain-Barré syndrome after vaccination with purified tetanus toxoid. Southern Medical Journal 1987, 80: 1053–1054

Peebles, T.C.: Tetanus-toxoid emergency boosters. A reappraisal. NEJM 1969, 280(11): 575–581

Pollard, J.D., et al.: Relapsing neuropathy due to tetanus toxoid: Report of a case. J Neurol Science 1978, 37: 113–125

Quast, U., et al.: Impfreaktionen. Hippokrates (2. Aufl.), Stuttgart 1997: 122

Read, S.J., et al.: Acute transverse myelitis after tetanus toxoid vaccination. Lancet 1992, 339: 1111–1112

Regamey, R.H.: Die Tetanus-Schutzimpfung. In: Herrlick (Hg.): Handbuch der Schutzimpfungen. Springer, Berlin 1965

Sarvas, H., Seppala, I., Kurikka, S., Siegberg, R., Makela, O.: Half-life of the maternal IgG1 allotype in infants. J Clin Immunol 1993, 13(2): 145–151

Schlenska, G.K.: Unusual neurological complications following tetanus toxoid administration. Journal of Neurology 1977, 215: 299–302

Schwarz, G., et al.: Acute midbrain syndrome as an adverse reaction to tetanus immunization. Intensive Care Medicine 1988, 15: 53–54

Shabad, A.T., et al.: Use of ADT-toxoid with decreased antigen content for the immunization against diphtheria and tetanus of children with contraindications to the inoculation of APDT vaccine. Zh Mikrobiol Epidemiol Immunobiol 1976, 7: 80–85

Sitzmann, F. C., et al.: Impfungen – Aktuelle Empfehlungen. Hans Marseille, München 1998: 7
Sitzmann, F. C.: Consilium Infectiorum. 2001(43), Frage 3447
Staak, M., Wirth, E.: Zur Problematik anaphylaktischer Reaktionen nach aktiver Tetanus-Immunisierung. Dtsch Med Wschr 1973, 98: 110–111
Stallkamp, B., et al.: Gegenwärtiger Stand der Tetanusprävention. Dtsch Med Wochenschr 1974, 99(50): 2579–2586
Stark, K., Schönfeld, C., Barg, J., Molz, B., Vornwald, A., Bienzle, U.: Seroprevalence and determinants of diphtheria, tetanus and poliomyelitis antibodies among adults in Berlin, Germany. Vaccine 1999, 17(7–8): 844–850
Stickl, H.: Impfungen in der Praxis. Hans Marseille, München 1985: 27
Stratton, K. R., Howe, C. J., Johnston, R. B. (Hg.): Adverse Events Associated with Childhood Vaccines. Evidence Bearing on Causality. Vaccine Safety Committee, Institute of Medicine, National Academy Press Washington, D. C., 1994: 316
Topaloglu, H., et al.: Optic neuritis and myelitis after booster tetanus toxoid vaccination. Acta Paediatrica 1992, 81: 887–890
Tullu, M. S., Deshmukh, C. T., Kamat, J. R.: Experience of pediatric tetanus cases from Mumbai. Indian Pediatr, 2000, 37(7): 765–771
Werner, F., Grimm, J.: DT-Impfung. Pädiatr Prax 1987, 36(3): 433–434
WHO: Immunization, Vaccines and Biologicals. Neonatal Tetanus. History of vaccination. 2004, www.who.int/vaccines/en/neotetanus.shtml

Diphtherie

Die Diphtherieerkrankung

Diphtherie ist eine hoch ansteckende und gefährliche Erkrankung, die durch Corynebacterium diphtheriae hervorgerufen wird. Voraussetzung für den Ausbruch der Krankheit ist die Bildung eines Giftstoffes, des Diphtherietoxins. Dieser wird von den Bakterien nur abgesondert, wenn sie von einem bestimmten Virus befallen sind. Diphtheriebakterien ohne Toxinbildung sind harmlose und vorübergehende Rachenbewohner, nur gelegentlich rufen sie leichte Rachenentzündungen hervor. Sehr selten machen sie Probleme durch Befall der Herzklappen (Wilson 1995).
Die Übertragung der Diphtherie geschieht über Tröpfchen aus dem Mund-Rachen-Raum oder über direkten Kontakt bei Befall der

Haut. Zwei bis fünf Tage nach der Ansteckung entwickelt sich ein Schnupfen oder eine Rachenentzündung mit starken Belägen, einem charakteristischen süßlichen Mundgeruch, Schluckschmerzen und Lymphknotenschwellung am Hals. Auch auf der Haut, etwa auf Wunden, können sich Diphtheriebakterien ansiedeln.

Das Fieber steigt nicht sehr hoch an, aber der Patient wirkt schwer krank. Typisch sind bläulich weiße, grünliche oder bei Blutungen sogar schwarze Beläge auf Gaumen und Mandeln; von ihnen rührt auch die Krankheitsbezeichnung her: Das griechische Wort *diphthéra* bedeutet »Haut, (Leder)fell, Membran«. Die Beläge breiten sich unter Umständen in den Kehlkopf aus und verursachen den bedrohlichen Diphtherie-Krupp mit Heiserkeit, bellendem Husten und zunehmender Behinderung der Atmung. Der Diphtherie-Krupp wurde früher als »echter Krupp« bezeichnet; der inzwischen veraltete Ausdruck »Pseudokrupp« stand für die harmlosere Kehlkopfentzündung durch andere Erreger.

Durch Eindringen der Diphtherietoxine in den Kreislauf können sich dann weitere lebensbedrohliche Komplikationen entwickeln wie Lähmungen von Gaumensegel oder Atemmuskulatur, Nierenversagen oder Herzrhythmusstörungen und Herzversagen. Die Sterblichkeit bei Diphtherie liegt auch heute noch zwischen 5 und 10 Prozent, bei Säuglingen und alten Menschen sogar bei 20 Prozent.

Die Therapie besteht aus der sofortigen Verabreichung von Antibiotika und Antitoxin schon beim Verdacht einer Diphtherieerkrankung. Antitoxin wird allerdings in Deutschland seit dem Jahr 2000 nicht mehr hergestellt, sodass es über internationale Apotheken aus der Schweiz importiert werden muss, was zur Verzögerung bei der Akutbehandlung führen kann. Hinzu kommen intensivmedizinische Maßnahmen je nach Art der Komplikation, des Weiteren seuchenhygienische Vorkehrungen wie Isolierung des Kranken, Desinfektion im Haushalt sowie Untersuchung, antibiotische Behandlung, Impfung, Überwachung und Quarantäne enger Kontaktpersonen.

Von etwa 1900 bis zur Einführung der Diphtherieimpfung in den dreißiger Jahren war die Sterblichkeit der Diphtherie bereits um über 50 Prozent zurückgegangen - bedingt durch bessere medizinische Versorgung, seuchenhygienische Maßnahmen und die Steigerung des Lebensstandards (Mortimer 1978). Dennoch war die Krankheit bis in die Nachkriegszeit eine der drei häufigsten Todesursachen bei Kindern. Die Erkrankungszahlen schwankten zwischen 40 000 im Jahr 1925 und 200 000 im Jahr 1941 bei einer Sterblichkeit von 5 bis 7 Prozent (Sitzmann 1998). Besonders viele Diphtheriefälle gab es jeweils während und nach den beiden Weltkriegen, verursacht durch die schlechten Lebensbedingungen und die Flüchtlingsströme (Buchwald 1997).

Heute kommt Diphtherie fast ausschließlich in Ländern mit niedrigem Lebensstandard und schlechter medizinischer Versorgung vor. Zu rechnen ist derzeit mit Diphtheriekontakt in den Nachfolgestaaten der Sowjetunion, in der Mongolei, im ost- und südostasiatischen Raum, im Irak, auf der Arabischen Halbinsel, in den afrikanischen Ländern Ägypten, Sudan, Algerien, Lesotho und Nigeria sowie in Brasilien (EB 2002, WHO 2003). Diphtheriefälle in der westlichen Welt betreffen vor allem soziale Randgruppen wie Drogenabhängige, Obdachlose, Alkoholabhängige oder Gefängnisinsassen.

Die Diphtherieepidemie in den Nachfolgestaaten der Sowjetunion – Anfang der neunziger Jahre wurden dort über 50 000 Erkrankungen und 5000 Todesfälle registriert - ist abgeklungen, wenn auch im Jahr 1999 noch 727 der 730 in Europa gemeldeten Krankheitsfälle in diesen Ländern auftraten. Ursachen der Epidemie waren die dramatische Verschlechterung der medizinischen Versorgung und starke Bevölkerungsbewegungen (Galazka 1995).

In Deutschland ist die Diphtherie praktisch verschwunden. In den letzten Jahren wurden nur vereinzelt Erkrankungen registriert, meist nach Auslandsreisen: 1998 und 1999 je ein Fall, 2000 bis 2004 kein Fall. 1995 gab es zuletzt zwei Todesfälle (EB 1999, 2002).

Trotz fraglichen Impfschutzes bei vielen Erwachsenen - nur 60 Prozent haben messbare Impfantikörper (Stark 1999) - ist die Immunität der Bevölkerung durch die etwa 97-prozentige Durchimpfungsrate bei Kindern und durch die guten sozioökonomischen Bedingungen exzellent. Sind mehr als 80 Prozent einer Bevölkerung geimpft, werden offensichtlich auch die Nichtgeimpften mitgeschützt. Die Gründe für diese »Herdenimmunität« sind unklar, da die Impfung nicht gegen den Befall mit Diphtheriebakterien schützt. Möglicherweise spielen bei der Übertragung dieser Krankheit nicht nur die Diphtheriebakterien, sondern auch die Viren (»Phagen«) eine wichtige Rolle, die bestimmte Bakterienstämme zur Toxinproduktion anregen; Geimpfte bieten offenbar durch ihre Toxin-Antikörper diesen Viren schlechtere Vermehrungsbedingungen (Pappenheimer 1983). Nicht alle Diphtheriebakterien sind andererseits zur Toxinbildung fähig, und es hat sich gezeigt, dass Toxin bildende Bakterien aus unbekannten Gründen seltener geworden sind, während nicht Toxin bildende nach wie vor in der Bevölkerung zirkulieren und in den letzten Jahren sogar vermehrt zu leichten Erkrankungen geführt haben (Kalapothaki 1984, Lai 2002).

Es gibt noch viele Wissenslücken und Unklarheiten, und die Natur sorgt immer wieder für Überraschungen. Doch auch wenn wir nicht die genauen Mechanismen kennen: Ein anhaltender Schutz vor Diphtherie in der Bevölkerung ist in jedem Fall wünschenswert.

Die Diphtherieimpfung

Seit 1936 sind bei uns Diphtherieimpfstoffe zugelassen. Sie enthalten wie die Tetanusimpfstoffe ein Toxoid, einen mit Formaldehyd »entgifteten« Giftstoff, der an Aluminiumhydroxid gebunden ist. Die Impfung schützt somit nicht gegen den Befall durch Diphtheriebakterien, sondern führt zur Bildung von Antikörpern gegen die Diphtherietoxine und macht sie unschädlich. Geimpfte könnten also theoretisch Träger von Bakterien sein und diese weiterverbreiten. In der Praxis sind gesunde Bakterienträger jedoch kaum noch aufzufinden.

Die Grundimmunisierung umfasst zwei Injektionen im Abstand von mindestens vier Wochen, eine dritte nach sechs bis zwölf Monaten. Bei Kombinationsimpfstoffen mit der Keuchhustenkomponente muss viermal geimpft werden. Die Schutzrate beträgt 94 bis 100 Prozent.

Eine Auffrischimpfung ist alle zehn Jahre empfohlen, obwohl eventuell auch längere Abstände ausreichen würden: C. Cellesi (1989) fand bei 95 Prozent der Jugendlichen, die in der frühen Kindheit dreimal geimpft worden waren, noch nach fünfzehn Jahren ausreichende Antikörper. Mit jedem weiteren Jahr sinken jedoch die Antikörper ab, sodass nach 25 bis 30 Jahren bereits 22 Prozent keine sicher schützenden Antikörper mehr im Blut haben (Kjeldsen 1985). Dabei ist es wichtig zu wissen, dass diese Untersuchung der Antikörperspiegel keine sichere Auskunft über die tatsächliche Immunität gibt: Zwar lässt eine Antikörperkonzentration von mehr als 0,1 IU/ml (IU = internationale Einheit [Unit]) auf einen vorläufigen und über 1,0 IU/ml auf einen langfristigen Infektionsschutz schließen, eine geringere Konzentration von Antikörpern beweist jedoch nicht das Gegenteil, da im Falle einer Infektion unter Umständen sehr schnell wieder ausreichend viel Antikörper gebildet werden können. Dies trifft vor allem für Personen in guter körperlicher Verfassung zu – ein wichtiger Grund dafür, dass sich die Diphtherie in Ländern mit hohem Lebensstandard nicht mehr epidemieartig ausbreitet.
Bei der gegenwärtigen epidemiologischen Situation ist es nicht erforderlich, eine Immunisierung generell im frühen Säuglingsalter durchzuführen. Die Impfung kann auf den Zeitpunkt verschoben werden, zu dem auch die Tetanusimpfung für sinnvoll gehalten wird.
Nach dem fünften Geburtstag muss ein Diphtherieimpfstoff mit verringertem Toxoidgehalt (»d«-Impfstoff) eingesetzt werden, da es sonst zu starken Impfreaktionen kommt. Junge Säuglinge benötigen (und vertragen) wegen des noch unausgereiften Immunsystems wesentlich mehr Toxoid, um die Bildung von Antikörpern anzuregen.
Der Diphtherieimpfstoff wird in der Regel in Kombination eingesetzt, zum Beispiel zusammen mit Impfstoffen gegen Tetanus und Keuchhusten (DTPa), als Fünffachimpfstoff gegen Diphtherie, Tetanus, Keuchhusten, Polio und Hib (Pentavac, Infanrix-IPV+Hib) oder als Sechsfachimpfstoff zusätzlich gegen Hepatitis B. Die beiden auf dem Markt befindlichen Diphtherie-Einzelimpfstoffe – einer für Erwachsene, einer für Kinder unter fünf Jahren – enthalten Thiomer-

sal; alle Mehrfachkombinationsimpfstoffe sind jedoch ohne diesen Giftstoff konserviert.

Leider gibt es derzeit keinen für Säuglinge und Kleinkinder zugelassenen Tetanus-Diphtherie-Impfstoff. Bereits ab dem sechsten Lebensmonat sind jedoch bei den meisten Kindern auch die niedriger dosierten »d«-Impfstoffe wirksam, wie Untersuchungen aus den siebziger Jahren (Shabad 1976) und gelegentliche Nachuntersuchungen in meiner Praxis zeigen. Auch Sitzmann (2001), Mitglied der Impfkommission, äußerte sich dahingehend positiv.

Die »d«-Impfstoffe sind offiziell erst ab dem fünften Geburtstag zugelassen, und auch da nur zur Impfauffrischung und nicht zur Grundimmunisierung. Das liegt daran, dass die hoch dosierten »D«-Impfstoffe jenseits des Säuglings- bzw. Kleinkindalters oft starke Unverträglichkeitsreaktionen hervorrufen, was die Entwicklung niedriger dosierter Impfstoffe notwendig machte. Sie wurden jedoch lediglich bei älteren Kindern und Jugendlichen sowie Erwachsenen getestet und erhielten daher auch nur bei dieser Bevölkerungsgruppe die Zulassung. Bei Impfbeginn nach dem neunten Lebensmonat entwickeln nach eigenen Untersuchungen bereits nach drei Injektionen nahezu alle nachuntersuchten Kinder ausreichend hohe Antikörperspiegel gegen Diphtherie. Das bedeutet, dass ab dem zweiten Lebenshalbjahr die Tetanus-Diphtherie-Impfstoffe Td-pur und Td-rix bzw. die Kombinationsimpfstoffe Tetanus-Diphtherie-Polio (Revaxis, Td-Vaccinol) eingesetzt werden können. Wegen einzelner Impfversager halte ich jedoch eine viermalige Impfung für ratsam – etwa dreimal im Abstand von ein bis zwei Monaten und die Auffrischung nach sechs bis zwölf Monaten. Ist auch ein Polio-Impfschutz gewünscht, könnten beispielsweise die ersten beiden Impfungen als »Td«, die letzten beiden als »Td-Polio« durchgeführt werden.

Wenn Eltern mit Sicherheit wissen wollen, ob ihr Kind einen ausreichenden Impfschutz hat, oder wünschen sie lediglich drei Injektionen, so können sie nach der letzten »d«-Impfung für relativ wenig Geld aus dem Blut die Diphtherieantikörper (»standardisierter ELISA«) bestimmen lassen. Eine solche Bestimmung wird auch bei älteren Kindern bei der Klärung der Frage helfen, ob eine Auffrischimpfung noch hinausgeschoben werden kann.

Es fehlt bisher eine Studie mit »d«-Impfstoffen bei einer größeren Anzahl von Kindern und über einen längeren Zeitraum. Im Gemeinschaftskrankenhaus in Herdecke wird eine solche Untersuchung derzeit angestrebt. Vielleicht kann auf diese Weise eine Zulassung dieser Impfstoffe für Säuglinge und Kleinkinder erreicht werden. Sollte sich die Schutzwirkung wider Erwarten als nicht ausreichend erweisen, stehen die Gesundheitsbehörden in der Pflicht, auf die Produktion und Zulassung eines Thiomersal-freien TD- und TD-Polio-Impfstoffes für Säuglinge zu drängen, um auch für Kinder impfskeptischer Eltern einen ausreichenden Schutz zu ermöglichen.

Nebenwirkungen der Diphtherieimpfung

Impfreaktionen sind meist nur schwer dem Diphtherieimpfstoff allein zuzuordnen, da er in der Regel in Kombination mit anderen Impfstoffen verabreicht wird. Viele der beobachteten Reaktionen kommen auch nach der alleinigen Gabe von Tetanusimpfstoffen vor.

Beschwerden an der Impfstelle: Beschwerden an der Impfstelle treten nach der alleinigen Tetanusimpfung etwa fünfmal seltener auf als nach der Kombinationsimpfung mit Diphtherie (Mansoor 1997). Bei versehentlich subkutaner anstatt intramuskulärer Verabreichung kommt es bisweilen zu starken Lokalreaktionen wie Zysten, Granulomen oder sterilen Abszessen. Dasselbe kann passieren, wenn Jugendliche oder Erwachsene mit dem Impfstoff für Säuglinge geimpft werden.

Allgemeinreaktionen, Allergien: Gelegentlich treten nach der Impfung kurzzeitig Fieber oder andere Allgemeinreaktionen wie Kopfschmerzen, Unwohlsein oder Hautreaktionen auf. Das Aluminium in Diphtherieimpfstoffen und Kombinationsimpfstoffen kann eine makrophagische Myofasziitis auslösen, die eingehender bei der Tetanusimpfung abgehandelt ist. Eine seltene Nebenwirkung ist die allergische Reaktion bis hin zum anaphylaktischen Schock.

Blutungskrankheiten: In Einzelfällen kann innerhalb weniger Stunden nach der Impfung ein allergisch-toxischer Gefäßschaden mit Haut- und Schleimhautblutungen auftreten (Quast 1997). Die Ursache sind wahrscheinlich zirkulierende Immunkomplexe, die durch Reaktion des Impfstoffes mit bereits im Körper vorhandenen Antikörpern entstehen. Eine andere mögliche Ursache von Blutungen ist die toxische Schädigung von Blutplättchen (Thrombozytopenie).

Neurologische Erkrankungen: Eine akute demyelinisierende Enzephalomyelitis (ADEM) durch die Diphtherieimpfung ist eine seltene, aber gesicherte und anerkannte Impffolge (Fenichel 1982, MMWR 1996). Sie kann mit Lähmungen, Sensibilitätsausfällen, Sehstörungen, Krampfanfällen und Bewusstlosigkeit einhergehen und im schlimmsten Fall auch bleibende Hirnschäden verursachen.

Zusammenfassung

- Diphtherie ist eine schwere und potenziell tödliche Erkrankung.
- Sie kommt vor allem noch in den Nachfolgestaaten der ehemaligen Sowjetunion, in Afrika, Asien und Lateinamerika vor. Ein Impfschutz bei Reisen dorthin ist unbedingt empfehlenswert.
- In Deutschland wie im übrigen Europa gibt es nur noch wenige Diphtheriefälle pro Jahr; auch Ungeimpfte erkranken so gut wie nie.
- Bei einer Einstellung des Impfprogramms könnte es jedoch auch bei uns wieder vermehrt zu Diphtherie kommen – die Impfung hat somit vor allem sozialen Charakter. Epidemien sind bei unserem gegenwärtigen Lebensstandard nicht zu erwarten.
- Alle Diphtherie-Einzelimpfstoffe enthalten Thiomersal. Zur Verwendung von Kombinationsimpfstoffen gibt es daher keine Alternative.

- Diphtherieimpfstoffe vermitteln nach dreimaliger Verabreichung einen guten Schutz für mindestens zehn Jahre.
- Kombinationsimpfstoffe mit reduzierter Diphtheriekomponente (Td, TdPolio) sind zwar erst ab dem fünften Geburtstag zugelassen, dürften aber schon ab dem zweiten Lebenshalbjahr ausreichend immunisieren. Da es bisher keine zuverlässigen Wirksamkeitsstudien gibt, ist bei Säuglingen und Kleinkindern die viermalige Impfung zu empfehlen.
- Alternative: Antikörperbestimmung nach drei Impfungen.
- Die Verträglichkeit ist ähnlich gut wie die der Tetanusimpfstoffe: Lokalreaktionen sind häufig, schwere Reaktionen sehr selten, Langzeitfolgen sind nicht systematisch untersucht.

Referenzen

Buchwald, G.: Impfen. Das Geschäft mit der Angst. Knaur, München 1997

Cellesi, C., Michelangeli, C., Rossolini, G.M., Giovannoni, F., Rossolini, A.: Immunity to diphtheria, six to 15 years after a basic three-dose immunization schedule. J Biol Standard 1989, 17: 29–34

EB (Epidemiologisches Bulletin): Zur Situation bei wichtigen Infektionskrankheiten. Epid Bull 1999, 19 (99): 119–141

EB (Epidemiologisches Bulletin): Impfpräventable Krankheiten in Deutschland. Epid Bull 2002, 7: 49–60

Ehrengut, W.: Neurale Komplikationen nach Diphtherie-Schutzimpfung und Impfungen mit Diphtherietoxoid-Mischimpfstoffen. Betrachtungen zur Ätiopathogenese. Dtsch Med Wochenschr, 1986, Jun 13; 111(24): 939–942

Fenichel, G.M.: Neurological complications of immunization. Ann Neurol 1982, 12: 119–128

Galazka, A.M., Robertson, S.E., Oblapenko, G.P.: Resurgence of diphtheria. Eur J Epidemiol 1995, 11: 95–105

Kalapothaki, V., Sapounas, T., Xirouchaki, E., Papoutsakis, G., Trichopoulos, D.: Prevalence of diphtheria carriers in a population with disappearing clinical diphtheria. Infection 1984, 12(6): 387–389

Kjeldsen, K., Simonsen, O., Heron, I.: Immunity against diphtheria 25–30 years after primary vaccination in childhood. Lancet 1985, 20, 1(8434): 900–902

Lai, S., Efstratiou, A.: European Laboratory Working Group on Diphtheria: Report on the Sixth International Meeting of the European Laboratory Working Group on Diphtheria, Brussels, Belgium. Euro Surveill 2002, 7(1): 7–12

Mansoor, O., Pillans, P.I.: Vaccine adverse events reported in New Zealand 1990–5. N Z Med J 1997, 110(1048): 270–272

MMWR (Morbidity and Mortality Weekly Report): Vaccine Side Effects, Adverse Reactions, Contraindications, and Precautions Recommendations of the Advisory Committee on Immunization Practices (ACIP). 1996, MMWR 45(RR-12): 1–35

Mortimer, E.A.: Immunization against infectious diseases. Science 1978, 200: 902

Pappenheimer, A.M., Murphy, J.R.: Studies on the molecular epidemiology of diphtheria. Lancet 1983, 22, 2(8356): 923–926

Quast, U., et al.: Impfreaktionen. Hippokrates (2. Aufl.), Stuttgart 1997: 42–44

Shabad, A.T., et al.: Use of ADT-toxoid with decreased antigen content for the immunization against diphtheria and tetanus of children with contraindications to the inoculation of APDT vaccine. Zh Mikrobiol Epidemiol Immunobiol 1976, 7: 80–85

Sitzmann, F.C., et al.: Impfungen – Aktuelle Empfehlungen. Hans Marseille, München 1998

Sitzmann, F.C.: Consilium Infectiorum 2001/43, Frage 3447

Stark, K., Schönfeld, C., Barg, J., Molz, B., Vornwald, A., Bienzle, U.: Seroprevalence and determinants of diphtheria, tetanus and poliomyelitis antibodies among adults in Berlin, Germany. Vaccine 1999, 17(7–8): 844–850

WHO: Diphtheria – Vaccines and Immunization. 2003, www.who.int/vaccines/en/diptheria.shtml

Wilson, A.P.: The return of Corynebacterium diphtheriae: the rise of non-toxigenic strains. Hosp Infect 1995, 30 Suppl: 306–312

Polio

Die Polioerkrankung

Polio oder Kinderlähmung wird durch ein Virus aus der Familie der RNS-Viren hervorgerufen. Es wird von Mensch zu Mensch über Schmierinfektion übertragen. Infektiös ist hauptsächlich der Stuhl von Virusträgern. Über Mund oder Nase aufgenommen, vermehrt sich das Virus im Verdauungstrakt oder im Lymphsystem, kann von hier aus in den Blutkreislauf eindringen und dann Nervenzellen im Rückenmark befallen.

In den allermeisten Fällen verläuft die Infektion völlig symptomlos. Nur etwa 5 Prozent der Infizierten erkranken mit grippeartigen Symptomen und Durchfällen *(minor illness)*. Bei weniger als 1 Prozent der Infizierten kommt es zu einer echten Polioerkrankung mit Muskelsteife, Muskelschmerzen und Lähmungen *(major illness)*, die sich bei einem Teil der Erkrankten nicht zurückbildet und zu bleibenden Lähmungen und lebenslanger Behinderung führen kann. Auch Todesfälle durch Lähmung der Atemmuskulatur kommen vor. Eine schulmedizinische Behandlung der Erkrankung ist nicht bekannt, die Erfolge alternativer Heilmethoden wie der Homöopathie sind wissenschaftlich nicht belegt.

Früher kam es unter den schlechteren hygienischen Verhältnissen meist schon im frühen Säuglingsalter zum ersten Kontakt mit dem Poliovirus. Die Kinder hatten in diesem Alter durch mütterliche Antikörper jedoch noch einen Schutz vor der Erkrankung. Die eigene Antikörperbildung setzte schleichend ein und wurde durch weiteren Viruskontakt im späteren Leben immer wieder aufgefrischt. Es kam daher nur zu einzelnen »zufälligen« Erkrankungen, nicht zu Epidemien (Atkinson 1998).

Durch den steigenden Lebensstandard und vor allem bessere sanitäre und hygienische Verhältnisse wurde der Kontakt mit dem Poliovirus seltener, und immer weniger Menschen entwickelten in der frühen Kindheit schützende Antikörper. Dies war die Voraussetzung für epidemieartige Krankheitshäufungen, wie sie seit Anfang des 19. Jahrhunderts beobachtet wurden. Bis zur Mitte des 20. Jahrhunderts entwickelte sich Polio zu einer gefürchteten Erkrankung mit Seuchencharakter. 1952 registrierte man in den USA 22000 Fälle von Kinderlähmung (Linda 1999), in Deutschland in den fünfziger Jahren zwischen 3500 und 9500 Erkrankungen pro Jahr (Sitzmann 1998). 80 bis 90 Prozent der Betroffenen waren unter fünfjährige Kinder – daher der Name »Kinderlähmung« –, meist aus sozioökonomisch besser gestellten Bevölkerungsgruppen in den Städten.

Mitte der fünfziger Jahre führte man zunächst einen Impfstoff mit abgetöteten Polioviren (SALK) ein, der gespritzt wurde und die Antikörperbildung im Blut anregte. Das Herstellungsverfahren war jedoch nicht ausgereift. 1955 kam es durch einen nicht genügend inaktivierten Impfstoff in den USA zum so genannten »Cutter-Unglück«, benannt nach dem Impfstoffhersteller: 250 Menschen erkrankten nach der SALK-Impfung an Kinderlähmung, 11 von ihnen starben. 1960 infizierten sich auch in Berlin bei einem ähnlichen Zwischenfall 25 Menschen mit Kinderlähmung (Beale 1992).
Ab 1962 etablierte sich dann die Schluckimpfung nach dem Bakteriologen Albert Sabin, bei der drei abgeschwächte Poliovirusstämme oral verabreicht wurden. Dies führte im Gegensatz zur Impfung mit abgetöteten Erregern zu einer Antikörperbildung auch auf der Darmschleimhaut und verhinderte dadurch, dass Geimpfte das Poliovirus im Darm beherbergen und Kontaktpersonen anstecken konnten.
Es zeigte sich sogar, dass das Impfvirus begann, in der Bevölkerung zu zirkulieren, und so auch Ungeimpfte »infizierte« und schützte. Zudem hatte die Schluckimpfung den Vorteil, dass sie leicht zu verabreichen war: »Schluckimpfung ist süß – Kinderlähmung ist bitter.« Sie war sehr effektiv und führte in Deutschland zu einem Rückgang der Kinderlähmung auf etwa sechzig Fälle pro Jahr in den späten sechziger Jahren und nur noch einzelnen Erkrankungen in den siebziger Jahren (Weise 1984). Der letzte einheimische Poliofall wurde 1990 gemeldet, bis 1993 registrierte man nur drei im Ausland erworbene Fälle, seitdem ist die Polio bei uns verschwunden – und das, obwohl fast 40 Prozent aller Erwachsenen nie gegen Polio geimpft wurden (BKK 2003). 2002 wurde Europa von der Weltgesundheitsorganisation als poliofrei erklärt, ebenso wie schon in den Jahren zuvor Nord-, Mittel- und Südamerika und der westpazifische Raum.
Auch weltweit gingen die Erkrankungszahlen bis 2003 ständig zurück. 2003 gab es Polioerkrankungen nur noch in wenigen Ländern Afrikas und Asiens. 95 Prozent der im Jahr 2003 registrierten 638 Fälle traten in Indien, Pakistan und Nigeria auf. Weitere betroffene

Länder waren Afghanistan, Ägypten und Niger. Im Jahr 2004 wurden jedoch in zehn Ländern Afrikas, die bereits frei von Polio waren, wieder Poliofälle registriert: Sudan, Benin, Botswana, Burkina Faso, Kamerun, Zentralafrikanische Republik, Tschad, Ghana, Elfenbeinküste und Togo. Dieser Rückschlag wird auf die Weigerung islamischer Provinzen Nigerias zurückgeführt, die Polioimpfung durchzuführen, mit dem Argument, sie sei ein Manöver der USA zur Geburtenkontrolle und Verbreitung von Aids (WHO 2004).
Die Polioerkrankungen, die im Jahr 2000 in Haiti und in der Dominikanischen Republik auftraten, waren nicht durch das Wildvirus verursacht, sondern durch Impfviren, die wieder krank machende Eigenschaften angenommen hatten. Dies ereignet sich, nach Ausscheidung mit dem Stuhl, in Abwässern und Flüssen mit einer Wahrscheinlichkeit von bis zu 91 Prozent (Yoshida 2000). Die Fortführung der Schluckimpfung in den meisten Ländern der Welt stellt daher die angestrebte Ausrottung der Kinderlähmung infrage. Eine weltweite Umstellung auf den Totimpfstoff wird deshalb früher oder später unumgänglich sein. Selbst nach völligem Erlöschen der Kinderlähmung wird man vermutlich noch mindestens zehn Jahre weiterimpfen müssen, bis auch der letzte Impfling kein Virus mehr ausscheidet. Bei Patienten mit Immunschwächekrankheiten kann diese Ausscheidung möglicherweise ein Leben lang anhalten.
Auch bereits im Darm einer geimpften Person können instabile Impfviren wieder »verwildern« und Lähmungen hervorrufen, die so genannte »impfassoziierte Poliomyelitis«. Diese gravierendste Nebenwirkung der Schluckimpfung hat eine Häufigkeit von 1 zu 700 000 bis 800 000. In Deutschland wurden zwischen 1977 und 1997 31 Impfpolio-Erkrankungen (Maas 1996, EB 1999), in den USA zwischen 1980 und 1992 118 Fälle gemeldet (Weibel 1996). In den neunziger Jahren gab es in Europa und den USA bereits mehr Impfpoliofälle als »echte« Polioerkrankungen. Es häuften sich Berichte über Impfpolio bei Menschen, die sich bei Impflingen mit dem Virus infiziert hatten (Kontakt-Poliomyelitis). Daher wurde empfohlen, alle Mitglieder einer Familie gleichzeitig zu impfen. Unter den Ärzten entstand große Unsicherheit über die Größe des Risikos einer Kontakt-Poliomyelitis und darüber, wie erschöpfend die Aufklärung vor der Schluckimpfung auszusehen hatte.

Ein weiteres Problem der Polioimpfung lag im Herstellungsprozess begründet: Das Impfvirus wurde auf Affennieren-Zellkulturen angezüchtet, und es war nicht zu verhindern, dass Viren aus den Zellkulturen in den Impfstoff gelangten. Polioimpfstoff durfte etwa in den USA auch dann noch in den Verkehr gelangen, wenn bis zu hundert Fremdviren pro Impfdosis nachweisbar waren. Noch 1976 konnten im Polioimpfstoff der Firma Lederle 1000 bis 10 000 Affenviren pro Dosis nachgewiesen werden (Kyle 1992). Zwischen 1953 und 1963 wurden auf diesem Weg zehn bis dreißig Millionen US-Amerikaner und mehrere hundert Millionen Menschen weltweit mit dem Simian-Virus 40 (SV40) infiziert (Shah 1976). Dieses Virus kann in Hirntumoren nachgewiesen werden und wird auch mit anderen Krebsformen in Zusammenhang gebracht, etwa mit dem Non-Hodgkin-Lymphom (Geissler 1980, Carbone 2003, Samaniego 2003).

Die inaktivierten Polioimpfstoffe

Erst nach jahrelanger Diskussion und weiteren Opfern der Schluckimpfung gab die STIKO 1998 den Lebendimpfstoff zugunsten eines neuen, »verstärkten« Totimpfstoffs (IPV) auf, der keine Impfpolio erzeugen kann und auch nicht infektiös ist. Die derzeit zugelassenen Totimpfstoffe erwiesen sich in den Impfstudien als gut verträglich. Bei über 95 Prozent der Impflinge werden schützende Antikörper aufgebaut.

Die inaktivierten Polio-Einzelimpfstoffe IPV-Virelon und IPV-Mérieux sind frei von Aluminium und enthalten das Konservierungsmittel 2-Phenoxyethanol sowie Spuren von Formaldehyd und mehreren Antibiotika; IPV-Virelon enthält außerdem Phenolrot. Thiomersal ist in keinem Impfstoff mit Poliokomponente enthalten. Der Impfstoff IPV-Virelon hat den Vorteil, dass er nur zweimal im Abstand von sechs Monaten verabreicht werden muss.

Die Kombinationsimpfstoffe mit Tetanus und Diphtherie (Revaxis, Td-Vaccinol) sind wegen des reduzierten Diphtherieanteils erst ab dem fünften Geburtstag zugelassen; das heißt, erst ab diesem Alter werden vom Staat eventuelle Impfschäden anerkannt und entschädigt. Die Poliokomponente dieser Impfstoffe ist jedoch ebenso hoch dosiert wie bei IPV-Virelon, sodass die zweimalige Verabreichung im Abstand von sechs bis zwölf Monaten ausreichen würde. Verlässliche Studien hierzu gibt es allerdings nicht. Wollen Eltern für ihr Kind einen Impfschutz gegen Tetanus, Diphtherie und Polio mit den »d«-Impfstoffen, so empfehle ich folgendes Schema:

- im Laufalter zweimal Td-pur oder Td-rix im Abstand von vier bis acht Wochen,
- nach weiteren vier bis acht Wochen und dann nach sechs bis zwölf Monaten Revaxis oder Td-Virelon.

Weitere verfügbare Kombinationsimpfstoffe mit Poliokomponente sind die Fünffachimpfstoffe Pentavac und Infanrix-IPV+Hib (DT-Hib-Keuchhusten-Polio) und die Sechsfachimpfstoffe Hexavac und Infanrix Hexa (DT-Hib-Polio-Keuchhusten-Hepatitis B). Ab dem zehnten Lebensjahr ist der Kombinationsimpfstoff Repevax gegen Tetanus, Diphtherie, Keuchhusten und Polio zugelassen.

Nebenwirkungen der Polioimpfung

Die Nebenwirkungen des Polio-Totimpfstoffs (»inaktivierter Impfstoff«) waren in den Impfstudien eher harmloser Natur. Selten kam es zu Fieber oder Beschwerden an der Impfstelle. Die Verträglichkeit dürfte gut sein, doch ist die Dokumentation von Nebenwirkungen dadurch sehr erschwert, dass das Präparat fast ausschließlich in Mehrfachimpfstoffen verwendet wird.

Da der Impfstoff geringe Spuren von Antibiotika (Streptomycin, Neomycin, Polymyxin B) enthält, sind allergische Reaktionen möglich. Allergischer Schock nach Polioimpfung ist in den USA ein anerkannter Impfschaden (HRSA 1997).

In allen Polio-Kombinationsimpfstoffen ist Aluminium als Hilfssubstanz enthalten, das bei empfindlichen Personen das Krankheitsbild der makrophagischen Myofasziitis und eventuell auch Autoimmunerkrankungen auslösen kann (siehe unter Tetanusimpfung).

Dem *Arznei-telegramm* wurden über das »Netzwerk der gegenseitigen Information« im Zusammenhang mit der Impfung bis 2003 gemeldet:

- etliche lokale Impfreaktionen,
- eine Vaskulitis (Blutgefäßentzündung mit Blutaustritt),
- eine Blutgerinnungsstörung (Purpura),
- Hautblutungen (hämorrhagisches Ödem),
- zwei Krampfanfälle,
- eine Faszialisparese (Gesichtsnervenlähmung),
- mehrere Fälle unklarer Schmerzzustände und Gefühlsstörungen (Parästhesien),
- Kopfschmerzen,
- Schläfrigkeit,
- zwei Fälle von anhaltendem schrillem Schreien und
- ein Fall von Gelenkerguss.

Mehr Augenmerk ist künftig auf mögliche neurologische Nebenwirkungen zu richten, da sowohl Aluminium als auch das (wenn auch abgetötete) Poliovirus eine besondere Beziehung zum Nervensystem haben. Aus demselben Grund ist zu überlegen, ob man nicht die Ausreifung des Nervensystems abwartet und das erste Lebensjahr verstreichen lässt, bevor man Kinder gegen Polio impft.

Zusammenfassung

- Polio ist eine schwere und häufig zur körperlichen Behinderung führende Erkrankung.
- Seit Einführung der Impfung ist Polio weltweit selten geworden, es gibt jedoch noch Fälle in Südasien und zunehmend in Afrika. In Europa, Australien und Amerika besteht auch für Ungeimpfte derzeit keine Poliogefahr.
- Bei einem Stopp des Polioimpfprogramms sind erneute Epi-

demien möglich – die Impfung hat eindeutig »sozialen Charakter«.
- Der neue, inaktivierte Polioimpfstoff ist relativ gut verträglich, schwere Nebenwirkungen sind sehr selten.
- Im ersten Lebensjahr kann ohne Risiko auf die Polioimpfung verzichtet werden.
- Wollen Eltern für ihr Kind einen Impfschutz gegen Tetanus, Diphtherie und Polio mit den nicht zugelassenen »d«-Impfstoffen, so empfehle ich folgendes Schema: im Laufalter zweimal Td-pur bzw. Td-rix im Abstand von vier bis acht Wochen, nach weiteren vier bis acht Wochen und nach sechs Monaten Revaxis bzw. Td-Virelon.
- Langzeitstudien zu Nebenwirkungen des Polioimpfstoffes existieren nicht.

Referenzen

AT (Arznei-telegramm) – Netzwerk der gegenseitigen Information: Poliomyelitis-Impfstoff nach SALK. 23. 11. 1999

Atkinson, W., Humiston, S. G., Pollard, B., et al.: The Pink Book: Epidemiology and Prevention of Vaccine-Preventable Diseases, ed 4. Public Health Service. Department of Health & Human Services, 1998: 81–99

Beale, A. J.: Hazards of vaccine production. FEMS microbiol let 1992, 100: 469–474

BKK Pressemitteilung vom 27. 10. 2003: Jeder Dritte ohne ausreichenden Schutz gegen Kinderlähmung. www.bkk.de/bkk/pressemitteilungen/powerslave,id,76,nodeid,15.html

Carbone, M., Pass, H. I., Miele, L., Bocchetta, M.: New developments about the association of SV40 with human mesothelioma. Oncogene 2003, 22(33): 5173–5180

CDC (Centers for Disease Control): Update: Eradication of paralytic poliomyelitis in the Americas. MMWR 1991(a), 41: 681–683

EB (Epidemiologisches Bulletin): Zur Situation bei wichtigen Infektionskrankheiten. Epid Bull 1999, 19(99): 119–141

Geissler, E.: SV40 and human brain tumors. Progress in Medical Virology 1980, 51: 171–177

HRSA (Health Resources and Services Administration): Vaccine Injury Table, March 24, 1997. www.hrsa.dhhs.gov/bhpr/vicp/table.htm

Kyle, W.S.: Simian retroviruses, poliovaccine and origin of AIDS. Lancet 1992, 339: 600–601

Linda, K., et al.: Polio – will we soon vanquish an old enemy? Drug Benefit Trend 1999, 11(6): 41–44

Maass, G.: Impfpoliomyelitis. Pädiatr Prax 1996, 51: 407–408

Neustaedter, R.: The Vaccine Guide. North Atlantic Books, Berkeley, 1996: 113–116

Quast, U., et al.: Impfreaktionen. Hippokrates (2. Aufl.), Stuttgart 1997: 122

RKI (Robert-Koch-Institut): Gesundheitsberichterstattung des Bundes: Schutzimpfungen. Heft 01, 2003

Samaniego, F.: SV40 contamination of polio vaccine and the incidence of lymphoma. »Lymphoma – The Next Questions«, Konferenz, 24.–25.4.2003 in San Juan (Puerto Rico)

Shah, K., Nathanson, N.: Human exposure to SV 40. Am J Epidemiol 1976, 103: 1–12

Sitzmann, F.C.: Consilium Infectiorum 2001, 43, Frage 3447

Stark, K., Schönfeld, C., Barg, J., Molz, B., Vornwald, A., Bienzle, U.: Seroprevalence and determinants of diphtheria, tetanus and poliomyelitis antibodies among adults in Berlin, Germany. Vaccine 1999, 17(7–8): 844–850

Weibel, R.E., Benor, D.E.: Reporting vaccine-associated paralytic poliomyelitis: Concordance between the CDC and the National Vaccine Injury Compensation Program. Am J Public Health 1996, 86: 723–727

Weise, H.J., Pöhn, H.P.: Epidemiologie der Poliomyelitis in der Bundesrepublik Deutschland und Berlin (West) 1978–1982. Münch Med Wschr 1984, 126: 296–274

WHO: Polio experts warn of largest epidemic in recent years as polio hits Darfur. Press release 2004, www.who.int/mediacentre/releases/2004/pr45/en/

Yoshida, H., Horie, H., Matsuura, K., Miyamura, T.: Characterisation of vaccine-derived polioviruses isolated from sewage and river water in Japan. Lancet 2000, 365: 1461–1463

Keuchhusten

Die Keuchhustenerkrankung

Erreger des Keuchhustens ist Bordetalla pertussis, ein Bakterium, das ausschließlich beim Menschen vorkommt und außerhalb des menschlichen Organismus schnell abstirbt. Es dringt nicht in den

Blutkreislauf ein, sondern infiziert lediglich die Zellen der Bronchialschleimhaut, was zur Schwellung der Schleimhaut und zur Produktion dicken, zähen Schleims führt.
Nach Ende der Inkubationszeit von einer bis zwei Wochen treten zunächst leichte grippale Erscheinungen mit zunehmendem Husten auf, das so genannte Stadium catarrhale. In dieser Zeit ist der Patient über Tröpfcheninfektion am ansteckendsten. Bereits das Anhusten auf eine Entfernung von weniger als 2 Metern genügt zur Keimübertragung. 80 Prozent enger Kontaktpersonen stecken sich an. Ist eine Ansteckung bekannt, so kann der Versuch gemacht werden, den Keuchhusten mit einem Antibiotikum zu verhindern. Dies hat jedoch nur Erfolgsaussichten, solange der Patient noch nicht hustet.
In der zweiten Krankheitswoche beginnt im typischen Fall das Stadium convulsivum mit krampfartigen Keuchhustenanfällen über wenige Tage bis vier Wochen: heftige Hustenanfälle mit Würgen oder Erbrechen, beim Einatmen ein ziehendes Geräusch (»Keuchen«), gefolgt von längeren Pausen mit völligem Wohlbefinden. Der Husten wird durch Giftstoffe der Pertussiserreger verursacht, daher bringt die Eliminierung der Bakterien durch antibiotische Behandlung keine Besserung, wenn der Husten schon einmal angefangen hat.
Die Hustenanfälle werden nach zwei bis vier Wochen allmählich seltener und treten schließlich nur noch bei körperlicher Belastung auf (Stadium decrementi). Die durchschnittliche Hustendauer liegt bei etwa acht Wochen. Häufig verläuft der Keuchhusten auch ohne die typischen Anfälle – die Patienten haben einfach nur einen hartnäckigen Husten.
Komplikationen des Keuchhustens sind eine Lungenentzündung und in seltenen Fällen eine Gehirnerkrankung (Enzephalopathie) mit Krampfanfällen, Koma und möglichen bleibenden Hirnschäden. Beide Komplikationen können im schlimmsten Fall auch zu Todesfällen führen. In Deutschland wurden von 1974 bis 1989, also vor Einführung des azellulären Impfstoffes, jährlich sieben bis acht Todesfälle registriert (EB 1999), nach Einführung des Impfstoffes von 1993 bis 1996 insgesamt fünf, zwischen 1998 und 2001 drei Todesfälle (Herzig 1998, GBE 2002).

Hauptproblem des Keuchhustens ist die Erkrankung junger Säuglinge. Mehr als 50 Prozent der Komplikationen und nahezu alle Todesfälle durch Keuchhusten betreffen Kinder im ersten Lebenshalbjahr, die selbst durch die Impfung nicht geschützt werden können (CDC 2003). Sie neigen zum Atemstillstand während oder anstelle eines Hustenanfalls und müssen daher manchmal auch in ein Krankenhaus eingewiesen und am Monitor überwacht werden. Ein erhöhtes Risiko für einen schweren Keuchhustenverlauf haben Frühgeborene und Kinder sehr junger Mütter (Wortis 1996). Nach dem sechsten Lebensmonat nimmt die Gefahr von Komplikationen deutlich ab. Es gibt jedoch auch bei Erwachsenen dokumentierte Fälle von Keuchhusten-Enzephalopathie.

Säuglinge von Müttern, die selbst schon Keuchhusten durchgemacht haben, verfügen zwar über einen – nur unzuverlässigen – Nestschutz durch Antikörpervermittlung über Plazenta und Nabelschnur oder über Antikörper in der Muttermilch. Das Risiko einer schweren Keuchhustenerkrankung haben jedoch eher Säuglinge, die nicht gestillt werden bzw. deren Mütter keinen Keuchhusten durchgemacht haben oder gegen Keuchhusten geimpft wurden. Die Fälle nehmen zu, in denen sich Säuglinge mit Keuchhusten bei der Mutter anstecken, die selbst als Kind nicht daran erkrankt war.

Vor Einführung der Impfung bekamen pro Jahr etwa 150 von 100 000 US-Amerikanern Keuchhusten; die Sterblichkeit betrug 6 auf 100 000 Erkrankte (CDC 1992). In Deutschland lag in den Jahren nach 1974, als der Ganzkeimimpfstoff wegen der Nebenwirkungen nicht mehr empfohlen wurde, die Erkrankungshäufigkeit bei über 80 000 Fällen pro Jahr, darunter etwa 4000 Krankenhauseinweisungen (EB 1996, Scholz 1997). Bis 1998, also nach Einführung des azellulären Impfstoffes, gingen die Krankenhauseinweisungen auf 1000 pro Jahr zurück.

Die Keuchhustenimpfung

Die Geschichte der Keuchhustenimpfung ist sehr interessant und exemplarisch für den Umgang mit Impfungen. Sie soll daher hier etwas detaillierter dargestellt werden.

Ende der dreißiger Jahre wurde in Europa und den USA die Keuchhustenimpfung aus abgetöteten Keuchhustenerregern eingeführt, der so genannte Ganzkeimimpfstoff. Die Verbesserung der hygienischen und sozioökonomischen Verhältnisse, die Therapiemöglichkeit von Keuchhustenkomplikationen mit Antibiotika und die Keuchhustenimpfung ließen die Sterblichkeit bis in die sechziger Jahre sehr stark absinken (Sitzmann 1998). Seit Anfang der siebziger Jahre geriet der Ganzkeimimpfstoff jedoch immer mehr in die Kritik, weil man im Zusammenhang mit ihm Krampfanfälle und Hirnschäden beobachtete. Laut W. Ehrengut (1974) trat nach 2200 Diphtherie-Tetanus-Keuchhusten-Impfungen (DTP) ein Krampfanfall auf, im Gegensatz zu nur einem Krampfanfall nach 73 445 Diphtherie-Tetanus-Impfungen (DT). Seit 1974 wird die Keuchhustenimpfung aus diesem Grund in Deutschland nicht mehr öffentlich empfohlen.
In den siebziger Jahren wurden mehrere epidemiologische Studien und Hunderte von Fallberichten über Krampfanfälle und Hirnschäden nach der Keuchhustenimpfung publiziert. In Deutschland wurden zwischen 1970 und 1978 über hundert Dauerschäden und neun Todesfälle als Keuchhustenimpffolge anerkannt – das ist ein Dauerschaden auf 25 350 Geimpfte (Ehrengut 1986). Im Zusammenhang mit der Keuchhustenimpfung und wahrscheinlich durch sie begünstigt traten auch Gehirnentzündungen durch Herpesviren auf. Fünf Fälle wurden von Ehrengut (1991) veröffentlicht.
H. L. Coulter kam zu der Vermutung, dass das nach der Impfung häufig zu beobachtende Fieber, die Schläfrigkeit und das schrille Schreien die ersten Symptome eines Hirnschadens markieren, der nach Jahren in Konzentrations-, Teilleistungs- oder Verhaltensstörungen mündet (Coulter 1991). Belege dafür finden sich in der britischen National Childhood Encephalopathy Study, in der die Entwicklung von Kindern bis zehn Jahre nach der Keuchhustenimpfung verfolgt wurde und bei der man überzufällig häufig Todesfälle, neurologische Störungen sowie Lern- und Verhaltensauffälligkeiten fand (Miller 1993).
Im Jahr 1982 erschien in den USA eine Studie von William C. Torch, dem Direktor der neuropädiatrischen Abteilung der Universitätskinderklinik von Nevada, in der er einen Zusammenhang

der DTP-Impfung mit dem plötzlichen Kindstod nachweist. Seine Schlussfolgerung lautet:

»Unsere Daten zeigen, dass die DTP-Impfung wahrscheinlich eine bisher unbeachtete häufige Ursache des plötzlichen Kindstodes ist und dass die Impfrisiken den potenziellen Nutzen aufwiegen. Diese Studie macht eine Neueinschätzung und möglicherweise eine Veränderung des gegenwärtigen Impfvorgehens notwendig« (Torch 1982).

Es kam in der Folge zu einer erbitterten Kontroverse zwischen Gegnern und Befürwortern der Keuchhustenimpfung.
Anfang der neunziger Jahre machte sich dann der Einfluss der Impfindustrie auf die Impfforschung bemerkbar. In den USA und in Deutschland erschienen einige von Pharmakonzernen gesponserte Untersuchungen, nach deren Ergebnissen der Ganzkeimimpfstoff weder Krampfanfälle noch Hirnschäden verursacht (zum Beispiel Griffin 1990, Stehr 1994). Trotz warnender Stimmen (etwa Gale 1990, Wentz 1991) wurde in Deutschland die Keuchhustenimpfung ab Juli 1991 wieder öffentlich empfohlen. War in den achtziger Jahren der Keuchhusten selbst von Impfbefürwortern noch als gut behandelbar bezeichnet worden, mit einer nur sehr geringen Sterblichkeit (Spiess 1986), so wandelte sich in den neunziger Jahren die offizielle Darstellung drastisch:

»Pertussis ist eine schwer wiegende, potenziell tödliche Erkrankung. Angesichts der gravierenden klinischen Symptomatik, besonders aber wegen der lebensbedrohlichen Komplikationen, ist allen Eltern mit großer Dringlichkeit anzuraten, ihre Kinder gegen Keuchhusten impfen zu lassen« (Sitzmann 1998).

Tragisch ist es für die Familien impfgeschädigter Kinder, dass seit den erwähnten Studien kaum mehr ein Keuchhustenimpfschaden anerkannt wurde. Im Gegensatz zur deutschen Impfkommission gab die US-Behörde Institute of Medicine im Jahr 1994 zu, dass es ein Fehler war, die schweren Nebenwirkungen der Keuchhustenimpfung zu leugnen (Ehrengut 1995). Inzwischen ist gut belegt, dass die Ganzkeimimpfstoffe einen hohen Gehalt an Endotoxinen, also giftig wirkenden Substanzen, hatten, die im zentralen Nervensystem Schäden anrichten können (Geier 2002).

Der azelluläre Keuchhustenimpfstoff

Mit der Zulassung »azellulärer« Keuchhustenimpfstoffe, die nicht mehr ganze Bakterienzellen, sondern nur noch bestimmte Zellbestandteile enthalten, wurde Mitte der neunziger Jahre die Diskussion um die Akutnebenwirkungen entschärft. Der azelluläre Impfstoff ist besser verträglich und führt seltener zu Nebenwirkungen. Er muss, ebenso wie der frühere Ganzkeimimpfstoff, viermal verabreicht werden: dreimal in kürzerem Abstand (Wiederholung nach vier und acht Wochen) und dann nach einem Jahr. Bei älteren Kindern reichen wahrscheinlich zwei Impfungen im Abstand von vier bis acht Wochen – zumindest ist das bei der Erstimpfung ab dem vierzehnten Lebensjahr so empfohlen (Impftelegramm 2000). Die STIKO empfiehlt die Impfung für alle Kinder und Jugendlichen.
Der einzige auf dem Markt befindliche Keuchhusten-Einzelimpfstoff Pac Mérieux ist mit Thiomersal konserviert und daher nicht zu empfehlen. Ansonsten gibt es den Keuchhustenimpfstoff kombiniert mit Diphtherie- und Tetanuskomponente (Infanrix), als Fünffachimpfstoff zusätzlich mit Hib- und Poliokomponente (Pentavac und Infanrix-IPV + Hib) und als Sechsfachimpfstoff zusätzlich mit Hepatitis-B-Komponente (Hexavac und Infanrix Hexa). Wollen impfkritische Eltern die Hib-Impfung vermeiden, so kann zum Beispiel der Fünffachimpfstoff Pentavac auch als Vierfachimpfstoff (TD Polio Keuchhusten) verabreicht werden, indem das Fläschchen mit der Hib-Komponente nicht dazugemischt wird. Der Vierfachimpfstoff Repevax gegen Tetanus, Diphtherie, Keuchhusten und Kinderlähmung ist nur zur Auffrischung ab dem zehnten Lebensjahr zugelassen.
Bei Kombinationsimpfstoffen wird durch den Keuchhustenanteil die Wirksamkeit der anderen Bestandteile, etwa der Diphtherie-, Tetanus- oder Hib-Komponente, herabgesetzt, sodass für einen sichereren Schutz alles viermal geimpft werden muss.

Eine Keuchhustenerkrankung in der Kindheit hinterlässt oft eine lebenslang anhaltende Immunität, bei älteren Menschen können jedoch Wiedererkrankungen vorkommen (Strebel 1998). Die Impfung führt dagegen zu einer schlechten Schutzrate, unter anderem weil keine Abwehrstoffe auf der Bronchialschleimhaut (IgA) gebildet werden, da der Impfstoff in den Muskel gespritzt wird.

Nur zwischen 70 und 85 Prozent der Impflinge entwickeln einen vorübergehenden Schutz (AAP 1997). Die Schutzdauer wird von den Herstellern mit mindestens fünf Jahren angegeben, danach haben nur noch wenig Kinder schützende Antikörper (Esposito 2001). S. Lugauer (1999) beobachtete bereits im vierten Jahr nach der Impfung eine zunehmende Empfänglichkeit für Keuchhustenerkrankungen. Nach einer amerikanischen Untersuchung erkrankten 95 Prozent der angesteckten Personen, deren Impfung länger als zwölf Jahre zurücklag (Lambert 1965). In einer Beobachtungsstudie in 45 deutschen Kinderarztpraxen machten neben 3 Prozent der ungeimpften auch 1 Prozent der geimpften Kinder im Alter von drei bis sieben Jahren einen Keuchhusten durch (Liese 2003).

Die amerikanischen Centers for Disease Control schreiben: »Keuchhusten kann bei Personen jedes Alters *unabhängig vom Impfstatus* vorkommen und ist bei Jugendlichen und Erwachsenen relativ häufig, obwohl Säuglinge im ersten Lebensjahr die höchste Melderate haben« (CDC 2000).

Auch frisch Geimpfte können nach dem Kontakt mit Keuchhusten andere anstecken (RKI 1999). Daraus leitet die STIKO die Empfehlung ab, geimpfte Kontaktpersonen von Keuchhustenpatienten vierzehn Tage antibiotisch zu behandeln (EB 2001).

Der Schwerpunkt der Impfpropaganda liegt inzwischen mehr auf der Verhinderung schwerer Krankheitsverläufe, die in den ersten Lebensjahren bei Geimpften seltener sind als bei Ungeimpften (Juretzko 2002).

Wie man inzwischen weiß, zirkuliert der Keuchhustenerreger ungeachtet einer hohen oder niedrigen »Durchimpfung« in gleichem Maße in der Bevölkerung (Cherry 1995). Gerade in Ländern mit hohen Keuchhusten-Durchimpfungsraten sind Erwachsene und

junge oder ungeimpfte Säuglinge das wichtigste Erregerreservoir für Keuchhustenbakterien (Hoppe 1999). Die Gefährdung junger Säuglinge durch Pertussis ist daher nur wenig geringer als vor Einführung der Impfung. Die Krankheit wird jedoch oft nicht erkannt, weil niemand damit rechnet. Überträger sind in der Regel die Eltern oder geimpfte Geschwister (Menzies 2003, Crowcroft 2003).
Jeder zweite Säugling, der an Keuchhusten erkrankt, wird heute von seinen Eltern angesteckt (Baron 1998). In Kanada und den USA wird trotz hoher Durchimpfungszahlen in den letzten Jahren eine Zunahme des Keuchhustens registriert, vermehrt gerade bei Kindern im ersten Lebensjahr (Guris 1999, MMWR 2002). Zwischen 1997 und 2000 stiegen die Erkrankungszahlen bei Säuglingen um 11 Prozent, während sie bei Kindern zwischen einem und fünf Jahren um 8 Prozent sanken; nach dem fünften Lebensjahr ergab sich keine Änderung. Auch in den Niederlanden blieben die Erkrankungsziffern bei jungen Säuglingen trotz Ausweitung der Impfempfehlungen gleich und lagen 2002 sogar höher als in den frühen neunziger Jahren (de Greeff 2004).

Vor der Einführung der Impfung waren nur 2 Prozent der Keuchhustenpatienten Erwachsene. Bei hohen Durchimpfungsraten steigt dieser Anteil erheblich - nach Untersuchungen aus Ostdeutschland auf bis zu 80 Prozent der registrierten Fälle (Hülßle 2003). Bei jedem vierten Erwachsenen, der länger als zwei Wochen hustet, ist mit Keuchhusten zu rechnen, wobei es auch bei ihnen zu schweren oder komplizierten Verläufen kommen kann (Mink 1992, Postels-Multani 1995).
Seit Januar 2000 ist in Deutschland die Auffrischung der Keuchhustenimpfung für alle Jugendlichen zwischen dem elften und achtzehnten Lebensjahr empfohlen. Bei dieser Impfempfehlung muss die kritische Frage gestellt werden, ob es nicht besser wäre, ältere Kinder und Jugendliche würden den Keuchhusten durchmachen, um dann als Erwachsene eine stabile Immunität zu besitzen und nicht zur Ansteckungsgefahr für ihre Kinder zu werden. Eine generelle Impfempfehlung wird auch für »Personal in Pädiatrie und Infektionsmedizin sowie in Gemeinschaftseinrichtungen für das Vorschulalter« ausgesprochen.

Generelle Auffrischungsimpfungen bei Erwachsenen werden bereits gefordert. B. Stück schlägt die Keuchhustenimpfung für alle werdenden Eltern und Großeltern vor (Sitzmann 1998), J.D. Cherry (1998) mahnt ein generelles Impfprogramm für Jugendliche und Erwachsene an. Möglicherweise wird in absehbarer Zeit eine lebenslange Wiederauffrischung zusammen mit der Tetanus- und Diphtherieimpfung empfohlen werden. Entsprechende Impfstoffe sind schon auf dem Markt (TdPa für Jugendliche und Erwachsene: Boostrix; TdPa-Polio: Repevax). Die Schutzwirkung auf die Problemgruppe der jungen Säuglinge ist indes fraglich, da auch Geimpfte die Keuchhustenbakterien übertragen können.
In die Diskussion einer künftigen Impfstrategie gehen auch Überlegungen ein, Säuglinge bereits bei der Geburt bzw. im ersten Lebensmonat zu impfen oder allen jungen Eltern nach der Geburt ihres ersten Kindes die Impfung zu empfehlen. In Deutschland ist seit 2004 empfohlen, dass alle engen Kontaktpersonen von Neugeborenen, also auch die Eltern, sich gegen Keuchhusten impfen lassen. Derartige Ausweitungen des Keuchhusten-Impfprogramms erzeugen jedoch enorme Kosten, die die Kosten anderer, sinnvollerer Maßnahmen zur Eindämmung von Risiken und Gesundheitsgefahren weit übersteigen (Scuffham 2004).
Nach anderen Untersuchungen wird ein zunehmender Teil von Keuchhustenerkrankungen durch impfresistente Keuchhustenerreger ausgelöst. Wie die Keuchhustenepidemie 1996/97 in den Niederlanden zeigte, kann dies auf längere Sicht den Erfolg des Impfprogramms infrage stellen (van Loo 1999).
Eine Keuchhustenimpfung ist sinnvoll bei chronisch kranken Kindern, die durch eine länger anhaltende Erkrankung oder durch Komplikationen wie Lungenentzündung gefährdet werden könnten. Auch die Berufstätigkeit beider Elternteile kann ein Grund für die Impfung sein, da im Krankheitsfall unter Umständen eine mehrere Wochen dauernde Pflege des Kindes gewährleistet sein muss. Bei Säuglingen in Kinderkrippen oder -heimen ist die Impfung ebenfalls in die Überlegungen einzubeziehen und gegen die Nebenwirkungen abzuwägen.

Auch nach der Impfung mit azellulären Impfstoffen (»Pa«) kommen schwere Impfreaktionen vor. Schon im ersten Jahr der Umstellung auf die DTPa-Impfstoffe wurden an das Paul-Ehrlich-Institut etliche Impfreaktionen gemeldet, unter anderem unstillbares schrilles Schreien, allergische Reaktionen, Thrombozytopenien (Blutplättchenmangel), Lymphknotenschwellung, Krampfanfälle, Nervenschädigungen (Gefühlsstörung, Lähmung), Gehirnhaut- oder Gehirnentzündungen und zwölf Todesfälle (Impfreaktionen 1995). Die Kieler Gruppe um H. J. Schmitt beobachtete nach 67 000 DTPa-Impfdosen 157 »ernste Nebenwirkungen« (Häufigkeit 1 zu 426), schrieben davon aber nur dreizehn (Häufigkeit 1 zu 5150) »möglicherweise« oder »sicher« dem Impfstoff zu (Weigl 1997). Selbst bei dieser heruntergerechneten Nebenwirkungsquote hätte in Deutschland die Durchimpfung eines ganzen Jahrgangs von Säuglingen mit jeweils vier Impfdosen jährlich mehr als 600 ernste Nebenwirkungen zur Folge.

Lokalreaktionen, Fieber: Lokalreaktionen mit Rötung, Schwellung und Schmerzen an der Impfstelle sind umso häufiger, je mehr Impfungen verabreicht werden. Nach der dritten Impfung treten diese Beschwerden bei einem von sechs Impflingen auf (Bell 1999). Auch Fieber ist häufig (0,6 Prozent nach Bell 1999); extrem hohe Temperaturen über 40,5 Grad Celsius werden nach der azellulären Impfung bei einem von 15 000 Impflingen beobachtet, nach der Ganzkeimvakzine bei einem von 5000 (Überall 1997).

Krampfanfälle: Eine fieberhafte Impfreaktion kann zu Krampfanfällen im Sinne eines Fieberkrampfs führen. Nach dem Ganzkeimimpfstoff kommt es bei einer von 4000, nach dem azellulären Impfstoff bei etwa einer von 16 000 Impfdosen zu einem Krampfanfall, wobei sich das Risiko bei vier Impfdosen entsprechend vergrößert (Überall 1997).

Anhaltender Husten: In Einzelfällen kommt es im Anschluss an die Keuchhustenimpfung zu wochenlang anhaltendem trockenem, teils sogar keuchhustenartigem Husten. In der medizinischen Literatur gibt es hierzu keine Häufigkeitsangaben.

Schrilles Schreien: Unstillbares schrilles Schreien oder »Cri encéphalique« ist eine bereits vom Ganzkeimimpfstoff her bekannte Nebenwirkung, die auch nach dem azellulären Impfstoff auftritt – bei etwa einer von fünfhundert Impfdosen (Überall 1997). Vom Typ des Schreiens her ist zu vermuten, dass es sich um ein enzephalitisches Schreien, also eine zentralnervöse Impfreaktion handelt. Inwieweit dies Spätschäden hinterlässt, ist nicht untersucht. H.L. Coulter befürchtet unter anderem Konzentrations- und Verhaltensstörungen als Folgeschäden der Keuchhustenimpfung (Coulter 1991).

Hypotone-hyporesponsive Episoden (HHE): Unter solchen Episoden versteht man kollapsartige Zustände, die durch folgende Symptome innerhalb von 48 Stunden nach der Impfung charakterisiert werden: verminderte Ansprechbarkeit, muskuläre Schlaffheit und blasse oder bläuliche Verfärbung der Haut. Die Bewusstseinstrübung und die verminderte Ansprechbarkeit lassen eine neurologische Impfreaktion vermuten, deren mögliche und wahrscheinliche Spätfolgen auf das zentrale Nervensystem bisher nicht untersucht wurden. In den USA macht man sich jedenfalls darüber mehr Sorgen als in Deutschland, wie eine Konferenz zeigt, die das US-Gesundheitsministerium 1998 speziell zum Thema HHE und Spätfolgen abhielt – zwar ohne eindeutige Ergebnisse, aber mit der Forderung nach weiteren Untersuchungen und Langzeitstudien (Braun 1998). HHEs kommen relativ häufig nach Verabreichung des Keuchhusten-Ganzkeimimpfstoffs vor, sie werden jedoch etwa drei- bis viermal seltener auch nach den azellulären Impfstoffen beobachtet (Scheifele 1999, DuVernoy 2000). U. Quast (1997) spricht von einer Häufigkeit von 1 zu 1000 bis 1 zu 100000 »je nach Impfstoff« und führt die Nebenwirkung trotz bisher nicht geklärter Entstehungsmechanismen verharmlosend auf »kollapsähnliche Reaktionen« zurück. Ein Fall ereignete sich bei der Zulassungsstudie von Hexavac unter immerhin nur 3800 Kindern (Aventis 2000).

Enzephalitis: Der Keuchhustenimpfstoff kann in seltenen Fällen eine Gehirnentzündung mit möglichen bleibenden Schäden verursachen. Der Fachausdruck für diese Impfkomplikation, die auch nach Diphtherie-, MMR- und Influenzaimpfungen vorkommt, ist die akute demyelinisierende Enzephalomyelitis (ADEM). Die Symptome können sehr unterschiedlich sein, von Gehstörungen, Lähmungen, Sehstörungen oder Sensibilitätsstörungen bis hin zu Verhaltensauffälligkeiten, Krampfanfällen und Bewusstseinsstörungen. Möglicherweise sind auch das schrille Schreien und die HHE Ausdruck einer milde verlaufenden ADEM.
In den USA gilt Keuchhusten-Impfenzephalitis als anerkannter Impfschaden, wenn sie innerhalb von drei Tagen nach der Impfung auftritt (HRSA 1997). Das ist eine viel zu starke Einschränkung, da die Vorlaufzeit auch mehrere Wochen betragen kann (Murthy 2002).

Allergische Reaktionen, Urtikaria: Eine Urtikaria (Nesselfieber) als Hinweis auf eine Allergie gegen einen der Impfinhaltsstoffe ist relativ häufig (Sakaguchi 1998). Auch allergische Schocks kommen vor (HRSA 1997).

Asthma: Die Keuchhustenimpfung wird am häufigsten von allen Impfungen in Zusammenhang mit der weltweiten Zunahme allergischer Erkrankungen gebracht. Wiederholt verabreichte Keuchhustenimpfstoffe können eine vermehrte Produktion von Allergieantikörpern herbeiführen, insbesondere bei Kindern, in deren Familie allergische Erkrankungen vorkommen. Beschwerden an der Impfstelle sind ein Indiz für eine solche Entwicklung (Edelman 1999).
In einer britischen Studie hatten keuchhustengeimpfte Kinder ein fünffach erhöhtes Risiko, Asthma zu erwerben (Odent 1994). Auch in den USA fand sich ein deutlicher Zusammenhang zwischen der DTP-Impfung und der Zunahme allergischer Erkrankungen bis zum sechzehnten Lebensjahr (Hurwitz 2000). Der britische Forscher I. S. Farooqi identifizierte den Keuchhustenimpfstoff neben Allergien bei der Mutter und Antibiotikabehandlung im ersten Lebensjahr als einen der drei Risikofaktoren für spätere allergische Erkran-

kungen (Farooqi 1998). In einer neuseeländischen Untersuchung entwickelte mehr als jedes vierte von 1232 DTP-geimpften Kindern eine allergische Erkrankung: Bei 23 Prozent der Geimpften ereigneten sich Asthmaanfälle, bei 30 Prozent kam es zu Arztkontakten wegen allergischer Beschwerden. In der allerdings sehr kleinen Vergleichsgruppe von 23 ungeimpften Kindern trat keine allergische Erkrankung auf (Kemp 1997).

Diabetes: Aus den Untersuchungen von D.C. Classen (1997, 2003) geht hervor, dass nach der Einführung der Hib-Impfung und einer Ganzkeim-Keuchhustenimpfung in Finnland zwischen 1974 und 1976 die Diabeteshäufigkeit bei Kindern um 64 Prozent anstieg. In mehreren Tierversuchen führte auch ein niedrig dosierter Keuchhustenimpfstoff zu einem deutlich erhöhten Diabetesrisiko (Classen 1999). Das Diabetesrisiko nach der azellulären Keuchhustenimpfung kann bisher nicht eingeschätzt werden.

Zusammenfassung

- Keuchhusten ist eine langwierige und lästige Erkrankung, die jedoch meist harmlos verläuft. Für Säuglinge in den ersten vier bis sechs Lebensmonaten und für chronisch kranke Kinder ist er bedrohlich.
- Die Keuchhustenimpfung schützt frühestens nach der zweiten Injektion, also nicht in den ersten vier Lebensmonaten, in denen die Gefährdung am größten ist.
- Die Wirksamkeit der Keuchhustenimpfung ist schlecht und verschiebt lediglich die Krankheit: Jeder macht früher oder später »seinen« Keuchhusten durch, viele Geimpfte im Schul- oder Erwachsenenalter.
- Junge Säuglinge werden heute meist durch die Eltern angesteckt. Ihr Krankheitsrisiko hat sich durch die Massenimpfung kaum verringert.
- Antibiotika können in den Tagen nach der Ansteckung ei-

nen Krankheitsausbruch verhindern. Bei ungeimpften Säuglingen ist diese Prophylaxe zu empfehlen.

- Der Keuchhustenimpfstoff kann in seltenen Fällen neurologische Schäden verursachen. Die möglichen langfristigen neurologischen Folgen von schrillem Schreien und unklaren Kollapszuständen sind nicht untersucht.
- Es fehlen Langzeituntersuchungen, insbesondere was das vermutete Risiko von Asthma und Diabetes betrifft.
- Die Impfung muss erwogen werden bei chronisch kranken Kindern, Säuglingen in Krippen oder Heimen, ehemaligen Frühgeborenen und bei Berufstätigkeit beider Elternteile.
- Keuchhusten-Einzelimpfstoffe enthalten Thiomersal, daher sind nur Kombinationsimpfstoffe zu empfehlen. Die Entscheidung zur Keuchhustenimpfung muss also spätestens dann gefällt werden, wenn die erste Tetanusimpfung ansteht.

Referenzen

AAP (American Academy of Pediatrics): Pertussis. In: Peter, G. (Hg.): 1997 Red Book: Report of the Committee on Infectious Diseases (24. Aufl.), Illinois 1997: 394–408

Aventis Pasteur MSD: Hexavac Produktmonographie 2000

Baron, S., Njamkepo, E., Grimprel, E., Begue, P., et al.: Epidemiology of Pertussis in French Hospitals in 1993 and 1994: thirty years after routine use of vaccination. Pediatr Infect Dis J 1998, 17: 412–418

Bell, F., et al.: Adverse effects and sero-responses to an acellular pertussis/diphtheria/tetanus vaccine when combined with Haemophilus influenzae type b vaccine in an accelerated schedule. Eur J Pediatr 1999, 158(4): 329–236H

Braun, M.M., et al.: Report of a US public health service workshop on hypotonic-hyporesponsive episode (HHE) after pertussis immunization. Pediatrics 1998, 102(5): E52

CDC (Centers for Disease Control): Pertussis surveillance – United States, 1989–1991. MMWR 1992, 41(SS-8): 11–19

CDC (Centers for Disease Control): Guidelines for the control of pertussis outbreak. 2000, www.cdc.gov/nip/publications/pertussis/guide.htm

CDC (Centers for Disease control): Epidemiology and prevention of vaccine-preventable diseases. The Pink Book (7. Aufl.), Public Health Foundations 2003

Cherry, J.D.: Comparison of values of antibody to Bordetella pertussis antigens in young German and American men. Clin Infect Dis 1995, 20: 1271–1274

Cherry, J.D.: Pertussis and adults (Editorial). Ann Intern Med 1998, 128: 64–66

Classen, J.B., Classen, D.C.: Clustering of cases of type 1 diabetes mellitus occurring 2–4 years after vaccination is consistent with clustering after infections and progression to type 1 diabetes mellitus in autoantibody positive individuals. J Pediatr Endocrinol Metab 2003, 16(4): 495–508

Classen, D.C., Classen, J.B.: The timing of pediatric immunization and the risk of insulin-dependant diabetes mellitus. Infectious Diseases in Clinical Practice 1997, 6: 449–454

Classen, D.C.: Mice Graph 2, 1999. www.vaccines.net/newpage 51.htm

Coulter, H.L., Fisher, B.L.: A Shot in the Dark. Avery Publishing Group Inc, Garden City, New York 1991

Crowcroft, N.S., Booy, R., Harrison, T., et al.: Severe and unrecognised: pertussis in UK infants. Arch Dis Child 2003, 88: 802–806

DuVernoy, T.S., Braun, M.M.: Hypotonic-hyporesponsive episodes reported to the Vaccine Adverse Event Reporting System (VAERS), 1996–1998. Pediatrics 2000, 106(4): E52

EB (Epidemiologisches Bulletin): Pertussis in Deutschland. Epid Bull 1996(47): 323–327

EB (Epidemiologisches Bulletin): Zur Situation bei wichtigen Infektionskrankheiten. Epid Bull 1999, 19(99): 119–141

EB (Epidemiologisches Bulletin): Fragen und Antworten zu verschiedenen Impfungen. Epid Bull 2001(8): 58–59

Edelman, K., Malmstrom, K., He, Q., Savolainen, J., Terho, E.O., Mertsola, J.: Local reactions and IgE antibodies to pertussis toxin after acellular diphtheria-tetanus-pertussis immunization. Eur J Pediatr 1999, 158(12): 989–994

Ehrengut, W.: Über konvulsive Reaktionen nach Pertussis-Schutzimpfung. Dtsch Med Wschr 1974, 99: 2273–2279

Ehrengut, W.: Impfschäden nach Pertussis-Schutzimpfung in der Bundesrepublik Deutschland (1970–1978). Pädiatr Prax 1986, 32(4): 674–676

Ehrengut, W.: Biases in evaluating CNS complications following pertussis immunization. In: Fukuyama, Y., et al. (Hg.): Modern perspectives of child neurology. The Japanese Society of Child Neurology, 1991: 131–135

Ehrengut, W.: Pertussis-Impfenzephalopathie. Wende in der Akzeptanz in den USA. Der Kinderarzt 1995, 26: 489–490

Esposito, S., Agliardi, T., Giammanco, A., et al.: Long-term pertussis-specific immunity after primary vaccination with a combined diphtheria, tetanus, tricomponent acellular pertussis, and hepatitis B vaccine in comparison with that after natural infection. Infect Immun 2001, 69(7): 4516–4520

Farooqi, I. S., Hopkin, J. M.: Early childhood infection and atopic disorder. Thorax 1998, 53(11): 927–932

Gale, J. L., et al.: Acute neurological illness and DTP: Report of a case-control study in Washington and Oregon. In: Manclark, C. R. (Hg.): Sixth International Symposium on Pertussis, Abstracts. Bethesda, Maryland: Dpt. Health and Human Services, 1990: 228–229

GBE (Gesundheitsberichterstattung des Bundes) 2002, www.gbe-bund.de/

Geier, D. A., Geier, M. R.: Serious neurological conditions following pertussis immunization: an analysis of endotoxin levels, the vaccine adverse events reporting system (VAERS) database and literature review. Pediatr Rehabil 2002a, 5(3): 177–182

Greef, S. C. de, Schellekens, J. P. F., Mooi, F. R., Melker, H. E. de: Pertussis in the Netherlands 2001–2002. RIVM report 128507010. www.rivm.nl/bib liotheek/rapporten/128507010.html

Griffin, M. R., et al.: Risk of seizures and encephalopathy after immunization with the Diphtheria-Tetanus-Pertussis vaccine. J Am Med Association 1990, 263: 1641–1645

Guris, D., Strebel, P. M., Bardenheier, B., Brennan, M., Tachdjian, R., Finch, E., et al.: Changing epidemiology of pertussis in the United States: increasing reported incidence among adolescents and adults, 1990–1996. Clin Infect Dis 1999, 28: 1230–1237

Herzig, P., Harmann, C., Fischer, D., Weil, J., von Kries, R., Schroten, H., Wirsing von König, C. H. A.: Pertussis complications in Germany – 3 years of hospital-based surveillance during the introduction of acellular vaccines. Infection 1998, 26(4): 227–231

Hoppe, J. E.: Keuchhusten ist bei Erwachsenen keineswegs selten, jedoch oft verkannt. Päd Prax 1999; 56: 291–295

HRSA (Health Resources and Services Administration): Vaccine Injury Table March 24, 1997. www.hrsa.dhhs.gov/bhpr/vicp/table.htm

Hülßle, C.: Erschreckender Anstieg der Pertussiserkrankungen. Kinder- und Jugendmedizin 2003, 3: 3

Hurwitz, E. L., Morgenstern, H.: Effects of diphtheria-tetanus-pertussis or tetanus vaccination on allergies and allergy-related respiratory symptoms among children and adolescents in the United States. J Manipulative Physiol Therap, Feb. 2000, 23(2): 81–90

Impfreaktionen, Impfkomplikationen. Kilian-Verlag 1995

Impftelegramm: Fragen zur Pertussis-Schutzimpfung. Impftelegramm Aventis Pasteur MSD 2000, 3: 1

Juretzko, P., von Kries, R., Hermann, M., Wirsing von König, C. H. A., Weil, J., Giani, G.: Effectiveness of acellular pertussis vaccine assessed by hospital-based active surveillance in Germany. Clin Infect Dis 2002, e5(2): 162–167

Kemp, T., et al.: Is Infant Immunization a Risk Factor for Childhood Asthma or Allergy? Epidemiology 1997, 11(8): 678

Korobeinikov, A., Maini, P.K., Walker, W.J.: Estimation of effective vaccination rate: pertussis in New Zealand as a case study. J Theor Biol 2003, 224: 269–275

Lambert, H.J.: Epidemiology of a small pertussis outbreak in Kent County, Michigan. Publ Hlth Rep 1965, 80: 365–369

Liese, J.G., et al.: Clinical and epidemiological picture of B pertussis and B parapertussis infections after introduction of acellular pertussis vaccines. Arch Dis Child 2003, 88: 684–687

Loo, I.H. van, Heide, H.G van der, Nagelkerke, N.J., et al.: Temporal trends in the population structure of Bordetella pertussis during 1949–1996 in a highly vaccinated population. J Infect Dis 1999, 179(4): 915–923

Lugauer, S., Heininger, K., Stehr, J., Cherry, D.: Untersuchung zur Schutzdauer nach Pertussis-Grundimmunisierung mit Ganzkeim- bzw. azellulärer Vakzine (abstract). Kinderärztl Praxis 1999, Abstracts zur 7. Jahrestagung der DGPI: 442

Menzies, R., Wang, H., McIntyre, P.: Has pertussis increased in NSW over the past decade? An evaluation using hospitalisation and mortality data versus notifications 1988-2002. N S W Public Health Bull 2003, 14(4–5): 71–76

Miller, D., Madge, N., Diamond, J., et al.: Pertussis immunization and serious acute neurological illnesses in children. BMJ (England) 1993, 307(6913): 1171–1176

Mink, C.M., et al.: A search for Bordetella pertussis in university students. Clin Infect Dis 1992, 14: 464–471

MMWR (Morbidity and Mortality Weekly Report): Pertussis – United States 1997–2000. MMWR 2002, 51(4): 73–76

Murthy, J.M.: Acute disseminated encephalomyelitis. Neurol India 2002, 50: 238–243

Nelson, J.D.: The changing epidemiology of pertussis in young infants. The role of adults as reservoirs of infection. Am J Dis Child 1978, 132: 371–373

Odent, M.R.: Pertussis vaccination and asthma: is there a link? JAMA 1994, 272(8): 592–593

Postels-Mutani, S., Schmitt, H.J., Wirsing von König, C.H.A., Bock, H.L., Bogaerts, H.: Symptoms and complications of pertussis in adults. Infection 1995, 23(3): 139–142

Quast, U., et al.: Impfreaktionen. Hippokrates (2. Aufl.), Stuttgart 1997: 94–95

RKI (Robert-Koch-Institut): Merkblatt für Ärzte – Empfehlungen für die Wiederzulassung in Schulen und sonstigen Gemeinschaftseinrichtungen. 1999

Sakaguchi, M., Nakayama, T., Inouye, S.: Cases of systemic immediate-type urticaria associated with acellular diphtheria-tetanus-pertussis vaccination. Vaccine 1998, 16(11–12): 1138–1140

Scheifele, D.W.: Marked reduction in febrile seizures and hypotonic-hyporesponsive episodes with acellular pertussis-based vaccines: results of Canada-wide surveillance 1993–1998. 37th Annual Meeting of the Infectious Diseases Society of America, Philadelphia, PA, 18.–21. 11. 1999, Session 36, Abstract 31

Scholz, H., et al. (Hg.): DGPI-Handbuch 1997. Infektionen bei Kindern und Jugendlichen. Deutsche Gesellschaft für pädiatrische Infektiologie: Keuchhusten. Futuramed (2. Aufl.), München 1997: 357–363

Scuffham, P.A., McIntyre, P.B.: Pertussis vaccination strategies for neonates - an exploratory cost-effectiveness analysis. Vaccine 2004, 22: 2953–2964

Sitzmann, F.C., et al.: Impfungen - Aktuelle Empfehlungen. Hans Marseille, München 1998

Spiess, H.: Kommentar zu Ehrengut (1986). Pädiatr Prax 1986, 32(4): 677

Srugo, I., Benilivi, D., Madeb, R., Shapiro, S., Shohat, T., Somekh, E., et al.: Pertussis infection in fully vaccinated children in day-care centers, Israel. Centers for Disease Control - Emerging Infect Dis 2000, 6(5), Emerging Infect Dis 2000, 6(5), www.cdc.gov/ncidod/eid/vol6no5/srugo.htm

Stehr, K., et al.: Rehabilitation der Pertussisimpfung. Pädiatr Prax 1994, 47: 175–183

Strebel, P., Guris, D., Wassilak, S.G.: Pertussis. In: Wallace, R.B., et al. (Hg.): Public Health & Preventive Medicine. Appleton & Lange, Stamford 1998

Torch, W.: Diphtheria-pertussis-tetanus (DPT) immunization: A potential cause of the sudden infant death syndrome (SIDS). Neurology 1982, 32: A160

Überall, M.A., Stehr, K., Cherry, J.D., Heininger, U., Schmitt-Grohe, S., Laussucq, S., Eckhardt, T.: Severe adverse events in a comparative efficacy trial in Germany in infants receiving either the Lederle/Takeda acellular pertussis component DTP (DTaP) vaccine, the Lederle whole-cell component DTP (DTP) or DT vaccine. The Pertussis Vaccine Study Group, Dev Biol Stand 1997, 89: 83–89

Weigl, J.A., Schmitt, H.J., et al.: Safety and efficacy of acellular pertussis vaccines: the Mainz study and other recent studies. Ann Acad Med Singapore, 1997, 26(3): 320–325

Wentz, K.R., Macruse, E.K.: Diphtheria-tetanus-pertussis vaccine and serious neurologic illness: an updated review of the epidemiologic evidence. Pediatrics 1991, 87: 287–297

Wirsing von König, C.H.A., et al.: Keuchhusten bei Erwachsenen. Dtsch Med Wschr 1991, 116: 649–653

Wortis, N., Strebel, P.M., Wharton, M., et al.: Pertussis deaths: report of 23 cases in the United States, 1992 and 1993. Pediatrics 1996, 97(5): 607–612

Hib

Die Hib-Erkrankung

Haemophilus influenzae b (Hib) ist ein Keim, der häufig bei Gesunden in der Nasen- und Rachenflora gefunden wird und nur ausnahmsweise zu schweren Krankheiten führt. Etwa 2 bis 5 Prozent der Bevölkerung sind gesunde Keimträger. Die meisten akuten Erkrankungsfälle werden durch engen Kontakt mit solchen Hib-Trägern hervorgerufen (Moxon 1986).

Von der Mehrzahl der anderen Haemophilusstämme unterscheidet sich Hib durch eine Kapsel, die ihn für das noch unreife Immunsystem kleiner Kinder schlecht erkennbar und angreifbar macht. Hib neigt daher dazu, bei ihnen schwere Erkrankungen hervorzurufen. Hirnhautentzündungen (Meningitis) machen bis zu zwei Drittel der Hib-Erkankungsfälle aus, etwa ein Drittel sind Kehldeckelentzündungen (Epiglottitis). In seltenen Fällen verursacht Hib eitrige Gelenks-, Bindegewebs- und Knochenmarksentzündungen. Alle Hib-Erkrankungen sind, wenn sie rechtzeitig erkannt werden, mit intravenösen Antibiotika heilbar.

Erste Symptome einer Gehirnhautentzündung sind hohes Fieber, Erbrechen, Kopfschmerzen, Berührungsempfindlichkeit und Nackensteifigkeit: Auch bei angewinkelten Beinen kann der Mund nicht auf das Knie gebracht werden (»Kniekuss«). Die Kinder wirken schwer krank und werden zunehmend apathisch. 2 bis 5 Prozent der Meninigitisfälle verlaufen trotz antibiotischer Therapie tödlich, etwa 4 Prozent der Patienten behalten schwere Behinderungen oder Krampfanfälle und 3 Prozent Hörstörungen (McIntyre 1999). Die Hib-Meningitis war in den späten achtziger Jahren die häufigste Ursache erworbener Hirnschäden.

Auch die Kehldeckelentzündung ist eine schwere Erkrankung, bedarf immer intensivmedizinischer Behandlung und kann zum Ersticken führen. Sie beginnt mit hohem Fieber, starken Halsschmerzen und so massiver Schluckstörung, dass die Kinder den Speichel aus dem Mund laufen lassen. Hinzu kommen kloßige Sprache und vor allem zunehmende Atemnot – jedoch im Unterschied zum Pseudokrupp kein Husten.

90 Prozent der Hib-Fälle treten bei Kindern unter fünf Jahren auf, 60 Prozent im ersten Lebensjahr mit einem Gipfel im sechsten bis siebten Lebensmonat. Schwedische Forscher fanden ein signifikant geringeres Hib-Risiko für gestillte Kinder, wobei jede Woche ausschließlicher Muttermilchgabe das Risiko weiter verringerte (Silfverdal 1997). Dieser Effekt hielt auch nach Ende des Stillens bis ins zehnte Lebensjahr an. Die Autoren empfehlen, das Stillen unter diesem Aspekt in Ländern zu propagieren, in denen die Impfung aus finanziellen Gründen nicht durchführbar ist.
Bekannt ist das erhöhte Risiko von Krippenkindern, eine Hib-Erkrankung zu erwerben – etwa 50 Prozent der erkrankten Kinder gehörten nach einer amerikanischen Untersuchung zu dieser gefährdeten Gruppe (Cochi 1986). Auch Frühgeborene scheinen ein etwas erhöhtes Krankheitsrisiko zu haben (Ward 1994).
Ist es in einem Haushalt zu einer schweren Hib-Infektion gekommen und befindet sich dort noch ein Kind bis zum Alter von zwölf Monaten oder ein ungeimpftes Kind bis zum Alter von 48 Monaten, wird für alle Mitglieder des Haushalts die Gabe des Antibiotikums Rifampicin über vier Tage empfohlen. Dieselbe Prophylaxe soll in einem Kindergarten durchgeführt werden, wenn zwei oder mehr Kinder innerhalb von zwei Monaten schwer an Hib erkrankt sind und sich dort noch weitere ungeimpfte Kinder befinden (Schmitt 1999).
Seit dem 1. Januar 2001 müssen in Deutschland Erkrankungen namentlich gemeldet werden, wenn Hib im Blut oder im Rückenmarkswasser nachgewiesen wurde.

Die Hib-Impfung

Im Jahr 1990 wurde in Deutschland die Hib-Impfung eingeführt. Es handelt sich um einen Totimpfstoff aus Bestandteilen der Bakterienkapsel. Die Entwicklung des Impfstoffes war kompliziert, da Kinder in den ersten achtzehn Lebensmonaten zunächst nicht auf die Impfung mit Bruchstücken der Bakterienkapsel ansprachen. Sie enthalten nämlich kein Eiweiß und sind für die Abwehrzellen schlecht zu erkennen. Erst ein Kunstgriff überlistet das noch unreife

Immunsystem und macht die Impfung ab dem dritten Lebensmonat wirksam: Das Antigen der Hib-Bakterien wird an ein Trägereiweiß aus Tetanustoxoid, Diphtherietoxoid oder Meningokokkenbakterien gebunden (»Konjugatimpfstoff«).

Alle Hib-Einzelimpfstoffe wurden in Deutschland bis zum Sommer 2004 aus dem Handel genommen, sodass kein zugelassener Hib-Einzelimpfstoff mehr auf dem Markt ist. Kombinationsimpfstoffe gibt es nur als Fünf- oder Sechsfachimpfstoff. Dahinter steckt die offensichtliche Absicht, die Verwendung von Mehrfachimpfstoffen zu erzwingen. Ein Ausweg ist der Import ausländischer Impfstoffe, etwa Hiberix aus der Schweiz, der laut Arzneimittelgesetz »in geringen Mengen und auf besondere Bestellung einzelner Personen« möglich ist. Da ausländische Impfstoffe in Deutschland nicht offiziell zugelassen sind, haftet der Staat nicht für eventuelle bleibende Impfschäden.

Hiberix wird im fünften Monat und zu Beginn des zweiten Lebensjahres aufgefrischt, Kombinationsimpfstoffe müssen viermal verabreicht werden. Bei Impfbeginn nach dem zwölften Lebensmonat reicht eine einzige Hiberix-Impfung.

Die Wirksamkeit der Hib-Impfung geht über den Schutz der geimpften Bevölkerung hinaus und erfasst auch ungeimpfte Gruppen, denn die Hib-Träger werden seltener, und damit sinkt allgemein die Ansteckungswahrscheinlichkeit. In den USA gab es vor der Einführung der Impfung jährlich etwa 20000 schwere Hib-Infektionen, zwei Drittel davon Gehirnhautentzündungen. Betroffen waren insbesondere die Ureinwohner Alaskas mit einem zehnmal so hohen Risiko wie die übrige Bevölkerung. Im Jahr nach Einführung der Impfung, 1995, wurden nur noch 259 Erkrankungen bei Kindern unter fünf Jahren gemeldet, darunter zehn Todesfälle (CDC 1999b).

In Deutschland waren vor Einführung der Impfung pro Jahr mehr als 1500 Kinder von einer schweren Hib-Erkrankung betroffen, seit 1999 sind es weniger als 25 Fälle pro Jahr (2002: zwölf Fälle) bei bis zu zehnjährigen Kindern (ESPED 2002) – ein Beweis für die Wirksamkeit der Impfung. Die Impfung bietet jedoch keinen 100-prozentigen Schutz. 25 bis 50 Prozent der gemeldeten Hib-Erkrankungen betreffen vollständig geimpfte Kinder (ESPED 2002). Statistisch liegt das Risiko einer Hib-Erkrankung für ungeimpfte Kinder etwa 23-mal über dem von geimpften Kindern (Eurosurveillance 2000).

Interessant ist, dass seit Einführung der Hib-Impfung vermehrt Hirnhaut- und Kehldeckelentzündungen mit anderen Erregern, vor allem Staphylo-, Strepto- und Pneumokokken, beobachtet werden (zum Beispiel Ekdahl 1998, Isaacson 2003). In Schweden etwa verdreifachte sich die Zahl schwerer Pneumokokkeninfektionen zwischen 1981 und 1996. Die Häufigkeit bakterieller Hirnhautentzündungen insgesamt hat deutlich weniger als erwartet abgenommen (Weber 1999, Müschenborn-Koglin 2000). Offensichtlich gelingt es mit Impfprogrammen nicht unbedingt, ein ökologisches Gleichgewicht zwischen Organismus und Krankheit zu kippen.

In den letzten Jahren wird auch die Zunahme von Erkrankungen durch Haemophilus-influenzae-Stämme beobachtet, die im Impfstoff nicht berücksichtigt sind, ein so genanntes Serotype Replacement. Die Zahl solcher Krankheitsfälle stieg in Deutschland von zehn im Jahr 1998 auf 22 im Jahr 2002 (ESPED 2002). Wahrscheinlich trägt diese Resistenzbildung zur Renaissance von Hib-Erkrankungen bei, wie sie in den letzten Jahren in Ländern mit allgemeiner Impfempfehlung beobachtet wird. In Alaska kommt es seit 1996 zu einer Zunahme von Hib-Infektionen; bei 10 Prozent der dortigen Kinder finden sich trotz Impfung Hib-Bakterien im Rachenabstrich (Galil 1999). Auch in Großbritannien und den Niederlanden nehmen die Erkrankungszahlen zu; in Großbritannien haben sie sich zwischen 1996 und 2000 verdreifacht (Rijkers 2003, Pushparajah 2003). M.A. Breukels (1998) berichtet von fünf Kindern in den Niederlanden, die trotz kompletter Impfung schwere Hib-Erkrankungen erlitten. Kinder mit Asthma scheinen ein etwas erhöhtes Risiko für Impfversagen zu haben (Muhlemann 1996).

Die Ursache des zunehmenden Impfversagens ist letztlich nicht geklärt. Möglicherweise leidet der Hib-Impfstoff in seiner Wirksamkeit unter der Kombination mit anderen Impfstoffen, besonders mit dem gegen Keuchhusten; die Antikörperspiegel liegen nach der Verabreichung von Fünffachimpfstoffen durchschnittlich nicht einmal halb so hoch wie nach der Immunisierung mit dem Einzelpräparat (Kondler-Budde 1999). Auch genetische Faktoren könnten für das Versagen der Impfung verantwortlich sein. G. Sierig (1999) fand bei einem zweieinhalbjährigen Jungen, der im Anschluss an eine zweimalige Hib-Impfung an Hib-Meningitis erkrankte, eine angeborene Erkrankung des Immunsystems (Hypogammaglobulinämie und IgG-Subklassendefekte).

Nebenwirkungen der Hib-Impfung

Hib-Impfstoffe haben einen hohen Gehalt an Endotoxinen und sind daher schlechter verträglich als die Impfstoffe gegen Tetanus, Polio oder Diphtherie (Ochiai 2004). Bei jedem vierten Impfling kommt es zu einer Rötung, Schwellung oder Überwärmung an der Impfstelle. Bei einem von hundert treten Fieber, Erbrechen, Durchfall oder anhaltendes Schreien auf (CDC 1999a). Vor allem nach Verabreichung von Kombinationsimpfstoffen werden Erbrechen, Nesselfieber und Krampfanfälle beobachtet. Kombinierte Impfstoffe scheinen jedoch besser verträglich zu sein als die seitengetrennte Verabreichung eines Hib- und eines DTP-Impfstoffs (DeNoon 1998).
Meldungen an das Paul-Ehrlich-Institut betrafen unter anderem allergische Reaktionen, Blutgerinnungsstörungen und neurologische Komplikationen wie Gefühlsstörungen, Krampfanfälle, Lähmungen, Meningitis, Enzephalitis oder Guillain-Barré-Syndrom. Auch Todesfälle, vor allem plötzlicher Kindstod, wurden gemeldet (*Impfreaktionen* 1995). Der ursächliche Zusammenhang dieser Vorfälle mit der Impfung ist allerdings nicht erwiesen. Die ausführliche Beschreibung eines impfbedingten Guillain-Barré-Syndroms mit stark erhöhten Antikörpern gegen das Impfstoffeiweiß findet sich bei P.E. Klass (1992).

Schwere Hib-Infektion: Wird ein Kind Hib-geimpft, während es gerade mit Hib-Bakterien Kontakt bekommen hat, so kann es in den Stunden oder Tagen nach der Impfung zu einem dramatischen Antikörperabfall mit der Möglichkeit einer besonders schweren Hib-Erkrankung kommen. Jedes Fieber im Anschluss an die Impfung muss an eine solche Erkrankung denken lassen (Basson 1996). In den USA ist sie ein anerkannter Impfschaden (HRSA 1997).

Asthma bronchiale: Durch die Hib-Impfung steigt nach einer amerikanischen Studie das Risiko für Asthma bronchiale bis zum Alter von sechs Jahren um etwa 7 Prozent (DeStefano 2002).

Diabetes: Die Hib-Impfung erhöht epidemiologischen Studien zufolge das Risiko, an Diabetes Typ 1 zu erkranken (Dokheel 1993, Gardner 1997, Classen 1997, 2003). Bei dieser Form der Zuckerkrankheit werden die Inselzellen in der Bauchspeicheldrüse durch ein Autoimmungeschehen zerstört und produzieren kein Insulin mehr. Die Behandlung ist daher nur durch das Spritzen von Insulin möglich. Bei Hib-geimpften einjährigen Kindern lassen sich im Blut tatsächlich überzufällig häufig Antikörper gegen Bauchspeicheldrüsengewebe nachweisen (Wahlberg 2003). Auch im Tierversuch können Impfungen in den ersten Lebensmonaten einen insulinpflichtigen Diabetes erzeugen (Classen 1996).
In den USA und vielen westeuropäischen Ländern stieg das Diabetesrisiko parallel zur Einführung der Hib-Impfung signifikant an, in Finnland beispielsweise um 60 Prozent, in den USA um 20 000 bis 27 000 Fälle innerhalb von zehn Jahren. Auch in Deutschland haben die jährlichen Neuerkrankungsfälle an Diabetes Typ 1 bei unter fünfjährigen Kindern seit 1993 um etwa 40 Prozent zugenommen (ESPED 2002). In den Vereinigten Staaten ließ sich sogar beobachten, dass der Diabetes umso wahrscheinlicher wurde, je mehr Impfdosen verabreicht worden waren (Classen 1997, 1998, NVIC 1999). Die Autoren der Studien fordern finanzielle Mittel für weitere Untersuchungen, so genannte Fallkontrollstudien, um die Ergebnisse zu untermauern: »Die Resultate zeigen, dass frühere Impfstudien fehlerhaft sind, denn ihr Design erlaubt nicht, Zusammenhänge zwischen Impfung und Autoimmunerkrankungen wie Diabetes aufzudecken« (Classen 1997). Das Risiko einer Diabeteserkrankung nach Hib-Impfung wird mit 1 zu 1724 angegeben. Die Krankheit beginnt durchschnittlich 24 bis 36 Monate nach der Impfung (Classen 1999a/b, 2003). Derzeit liegt in Deutschland das Risiko einer

Hib-Erkrankung bei nur 1 zu 15000 bis 1 zu 30000; die Bedrohung durch den Diabetes bekommt also noch mehr Gewicht. Das Dilemma besteht darin, dass bei einem Stopp des Impfprogramms die Hib-Erkrankungen wieder zunähmen. Es bleibt noch viel zu klären, und letztlich erhebt sich wieder die ethische Frage, wer für die Kinder die Entscheidung treffen soll: der Staat oder die Eltern? Die renommierte Fachzeitschrift *Arznei-telegramm* fordert die Aufklärung der Eltern über das mögliche Diabetesrisiko für ihre zu impfenden Kinder (AT 1999). In der sofortigen Replik der deutschen Impf-Hardliner wird die Nebenwirkung heruntergespielt: Es handle sich bei den fraglichen 260 Diabetesfällen zusätzlich pro Jahrgang nur um eine »marginale« Erhöhung. Und es wird Stillhalten gefordert: »Eine Aufklärung der Eltern darüber, dass ›die Hib-Impfung Diabetes verursachen könnte‹, ist aufgrund der derzeitigen Datenlage die Verbreitung einer falschen Information« (von Kries 1999).

Zusammenfassung

- Hib-Erkrankungen sind schwer und potenziell lebensbedrohlich.
- Das Krankheitsrisiko besteht vor allem in den ersten zwei Lebensjahren.
- Ein erhöhtes Risiko haben Krippenkinder, ehemalige Frühgeborene und nicht gestillte Kinder.
- Durch die Impfung hat sich das Erkrankungsrisiko erheblich reduziert – auch für die nicht geimpften Kinder.
- Ist ein umfassender Schutz gewünscht, dann muss die Grundimmunisierung ab dem dritten Lebensmonat durchgeführt werden.
- Als Einzelimpfstoff kommt etwa der Schweizer Import-Impfstoff Hiberix infrage.
- Bei Impfbeginn nach dem zwölften Lebensmonat genügt eine einmalige Impfung mit Hiberix.

- Der Schutz durch die Impfung ist nicht 100-prozentig: Auch geimpfte Kinder können noch erkranken.
- Akute Nebenwirkungen sind relativ selten, doch stehen die Hib-Impfstoffe in dringendem Verdacht, Diabetes auszulösen.
- Weitere Langzeitfolgen der Impfung sind nicht untersucht.

Referenzen

Adams, W. G., Deaver, K. A., Cochi, S. L., et al.: Decline of childhood Haemophilus influenzae type b disease in the Hib vaccine era. JAMA 1993, 269: 221–226

AT (Arznei-telegramm) 1999: Diabetes mellitus nach Impfung gegen H. Influenzae Typ B. AT 11/99: 120

Basson, E., et al.: Haemophilus influenzae meningitis following vaccination. Consequence or coincidence. Arch Pediatr 1996, 3(4): 342–344

Breukels, M. A., et al.: Invasive infection with Haemophilus influenzae type b in spite of complete vaccination. Ned Tijdschr Geneeskd, 1998, 142(11): 586–589

CDC (Centers for Disease Control) 1997: FAQs about Hib. Meningitis Foundation of America, 1997. www.musa.org/Hib2.htm

CDC (Centers for Disease Control) 1999a: Healthtouch: Haemophilus Influenza Typ B Vaccine. www.healthtouch.com/level1/leaflets/cdc/cdc182.htm

CDC (Centers for Disease Control) 1999b: What would happen if we stopped vaccinations? www.cdc.gov/nip/vacsafe/valuefs.htm

Classen, J. B.: The timing of immunization affects the development of diabetes in rodents. Autoimmunity 1996, 24: 137–145

Classen, D. C.: Letters: Public should be told that vaccines may have long term adverse effects. BMJ 1999b, 318: 193

Classen, D. C., Classen, J. B.: The timing of pediatric immunization and the risk of insulin-dependent diabetes mellitus. Inf Dis Clin Pract 1997, 6: 449–454

Classen, J. B., Classen D. C.: Association between type 1 diabetes and Hib vaccine: causal relation is likely. BMJ 1999a, 319: 1133

Classen, J. B., Classen, D. C.: Clustering of cases of type 1 diabetes mellitus occurring 2–4 years after vaccination is consistent with clustering after infections and progression to type 1 diabetes mellitus in autoantibody positive individuals. J Pediatr Endocrinol Metab 2003, 16(4): 495–508

Classen Immunotherapies, Inc. 1998: Increased Risk of Childhood Diabetes Following Immunization Receives National Recognition.
Cochi, S.L., Fleming, D.W., Hightower, A.W., et al.: Primary invasive Haemophilus influenzae type b disease: a population-based assessment of risk factors. J Pediatr 1986, 108(6): 887–896
DÄ (Deutsches Ärzteblatt). Haemophilus influenzae Typ B: Vakzine weist kein BSE-Risiko auf (Editorial). DÄ 1997, 94(7): 336
DeNoon, D.J.: DTAP and Hib combination vaccine. Conference Coverage (ICAAC); CDC Finds Hib and DTP Vaccines Safer When Combined. 1998. www.vaccinetwork.org/archivio/varie/274.10.98.html
DeStefano, F., Gu, D., Kramarz, P., Truman, B.I., et al.: Childhood vaccinations and risk of asthma. Pediatr Infect Dis J 2002, 21(6): 498–504
Dokheel, T.M.: An epidemic of childhood diabetes in the United States. Diabetes Care 1993, 16: 1606–1611
Ekdahl, K., Martensson, A., Kamme, C.: Bacteraemic pneumococcal infections in Southern Sweden 1981–96: trends in incidence, mortality, age-distribution, serogroups and penicillin-resistance. Scand J Infect Dis 1998, 30(3): 257–262
ESPED (Erhebungseinheit für seltene pädiatrische Erkrankungen in Deutschland): Jahresbericht 2002. www.esped.uni-duesseldorf.de/jabe2002_r.htm#hii
Eurosurveillance Weekly: Active surveillance of rare and serious diseases in children. 28.9.2000, www.eurosurv.org/update/news.html
Galil, K., Singleton, R., Levine, O.S., et al.: Reemergence of invasive Haemophilus influenzae type b disease in a well-vaccinated population in remote Alaska. J Infect Dis 1999, 179(1): 101–106
Gardner, S., et al.: Rising incidence of insulin dependent diabetes in children under 5 years in Oxford region: time trend analysis. BMJ 1997, 315: 713–716
HRSA (Health Resources and Services Administration): Vaccine Injury Table March 24, 1997. www.hrsa.dhhs.gov/bhpr/vicp/table.htm
Impfreaktionen, Impfkomplikationen. 1995, Kilian-Verlag: 40
Isaacson, G., Isaacson D.M.: Pediatric epiglottitis caused by group G beta-haemolytic streptococcus. Pediatr Infect Dis J 2003, 22(9): 846–847
Klass, P.E., et al.: Therapy of bacterial sepsis, meningitis and otitis media in infants and children: 1992 poll of directors of programs in pediatric infectious diseases. Pediactric Infectiol Dis J; 1992, 11: 702–705
Kondler-Budde, R.: Neue IPV-Empfehlung: Umsetzung im Kindesalter. Kinderärztl Prax 1999, Sonderheft Impfen 2: 37
Kries, R. von, Schmitt, H.J.: Diabetes mellitus nach Hib-Impfung? Kinderärztl Prax 1999, 8: 589
McIntyre, P., Jepson, R., Leeder, S., Irwig, L.: The outcome of childhood Haemophilus influenzae meningitis. A population based study. Med J Aust 1999, 159(11-12): 766–772

Moxon, E.R.: The carrier state: Haemophilus influenzae. J Antimicrob Chemotherap 1986, 18 (Suppl A): 17–24

Müschenborn-Koglin, S., Weiss, M., Reinhardt, D.: Säuglinge und Kleinkinder mit unklarem Fieber. Pädiatrie hautnah 2000, 1: 8–12

Muhlemann, K., Alexander, E.R., Weiss, N.S., et al.: Risk factors for invasive Haemophilus influenzae disease among children 2–16 years of age in the vaccine era, Switzerland 1991–1993. The Swiss H. Influenzae Study Group, Int J Epidemiol 1996, 25(6): 280–285

NVIC (National Vaccine Information Center) 1999: Juvenile Diabetes and Vaccination: New Evidence for a Connection. www.909shot.com/Diseases/juvenilediabetes.htm

Ochiai, M., Kataoka, M., Toyoizumi, H., Yamamoto, A.: Endotoxin content in Haemophilus influenzae type b vaccine. Jpn J Infect Dis 2004, 57(2): 58–59

Pushparajah, K., Ramnarayan, P., Maniyar, A., Paget, R., Britto, J.: Continued threat of Haemophilus influenzae type B disease in the U.K. Lancet 2003, 361: 90

Rijkers, G.T., Vermeer-de Bondt, P., Spanjaard, L., Breukels, M.A., Sanders, E.A.M.: Return of Haemophilus influenzae type b infections. Lancet 2003, 31: 1563–1564

Schmitt, H.J.: DTaP-Hib-Kombinationen sind effektiv. Kinderärztl Prax 1999, 4: 242

Sierig, G., et al.: Meningitis durch Haemophilus influenzae b trotz zweimaliger Hib-Impfung bei einem Kleinkind. Kinderärztl Prax – Abstracts zur 7. Jahrestagung der DGPI 1999: 442

Silfverdal, S.A.: Protective effect of breastfeeding on invasive Haemophilus influenzae infection: a case-control study in Swedish preschool children. Int J Epidemiol, 1997, 26(2): 443–450

Wahlberg, J., Fredriksson, J., Vaarala, O., Ludvigsson, J., et al.: Vaccinations May Induce Diabetes-Related Autoantibodies in One-Year-Old Children. Ann NY Acad Sci 2003, 1005: 404–408

Ward, J.: Haemophilus influenzae vaccines. In: Plotkin, S.A., Mortimer, E.A. (Hg.): Vaccines. W.B. Saunders, Philadelphia 1994: 337–386

Weber, T.: Haemophilus influenzae B (Hib), in: Gruber, R., Heimann, R., Jenni, P., et al.: Impfen, Routine oder Individualisation. Eine Standortbestimmung zur Impfproblematik aus hausärztlicher Sicht. Bern 1999, zu beziehen über Postfach CH-3000 Bern 9

Hepatitis B

Die Hepatitis-B-Erkrankung

Die Hepatitis B ist eine Viruserkrankung, die durch kontaminierte Genitalsekrete und Blut übertragen wird. Zur Virusübertragung kommt es vor allem beim Geschlechtsverkehr und durch unsauberes Operations- oder Spritzbesteck, in Ländern mit schlechterem hygienischem Standard auch durch medizinische Behandlungen wie Infusionen und Injektionen oder Impfungen. Ein weiterer wichtiger Übertragungsweg ist die Geburt, bei der Viren von der Mutter auf das Neugeborene übertreten können.

Ärztliche Eingriffe waren im vergangenen Jahrhundert auch bei uns Wegbereiter der Hepatitis B, vor allem durch die unkritische und euphorische Verabreichung von verseuchten Blutprodukten an Patienten. Gelegentlich kommt es auch heute noch bei operativen Eingriffen zur Übertragung des Virus durch Ärzte, die Virusträger sind und sich mit dem Operationsbesteck verletzen.

Wechselnde sexuelle Kontakte und der Gebrauch intravenöser Drogen spielen in Deutschland als Ansteckungsquelle die Hauptrolle. Hepatitis B ist daher bei uns in erster Linie eine Erkrankung von Jugendlichen und jüngeren Erwachsenen. Risikogruppen sind promiskuitive Erwachsene, Homosexuelle und Drogenabhängige. Auch Beschäftigte im Gesundheitswesen sind gefährdet, wenn sie beruflich mit menschlichem Blut Kontakt haben; 3 bis 5 Prozent der Neuinfektionen betreffen diesen Personenkreis. Die Übertragung während der Geburt wird in Deutschland weitgehend durch Untersuchung aller Schwangeren auf Hepatitis B und im Bedarfsfall durch die sofortige Impfung des Neugeborenen verhindert.

Eine Übertragung über virushaltigen Speichel ist nicht möglich, obwohl dies bei Hepatitis-B-Impfkampagnen behauptet wurde: Das Virus wird nämlich im Verdauungstrakt inaktiviert.

Das Risiko für Kinder, sich in Gemeinschaftseinrichtungen anzustecken, ist extrem gering (Hurwitz 1994). Gelegentlich kommt es zur Übertragung durch Bisse in Gemeinschaftseinrichtungen mit Behinderten (Stück 1997). Nur vereinzelt wird von Neuinfektionen

aus Kindergärten mit einem hohen Anteil an Kindern aus Gegenden mit erhöhtem Hepatitis-B-Vorkommen wie Südostasien berichtet (Schuster 1994).
Ist ein Familienmitglied infektiös, so erhöht sich das Ansteckungsrisiko für die anderen Familienmitglieder. Eine Impfung ist in solchen Fällen zu empfehlen. Säuglinge, deren Mütter eine übertragbare Hepatitis B haben, müssen sofort nach der Geburt geimpft werden, und zwar zeitgleich mit der Verabreichung schützender Antikörper gegen Hepatitis B (Hepatitis-B-Immunglobulin). So kann eine Infektion des Säuglings mit hoher Sicherheit verhindert werden.
Nach einer Nadelstichverletzung durch herumliegende Fixerspritzen kann ein Patient durch die Passivimpfung, also durch Hepatitisantikörper aus Spenderblut, geschützt werden. Sie muss innerhalb von 48 Stunden erfolgen. Vorher und zwei und sechs Monate danach soll das Blut des Patienten auf Hepatitis B und C und auf HIV untersucht werden. Auch bei der verursachenden Spritze bzw. Nadel soll unbedingt der Virusnachweis für diese Erkrankungen versucht werden – es reichen dafür kleinste Blutspuren.

Erkrankungsverlauf und Chronifizierung

Der Verlauf der Hepatitis B ist von vielen Faktoren abhängig, unter anderem von Alter, Geschlecht, Gesundheitszustand und von der Funktion des Immunsystems (Bader 1995). Nur bei 20 Prozent der Infizierten kommt es nach einer sehr unterschiedlichen Inkubationszeit von 40 bis 160 Tagen zur »klassischen« Leberentzündung mit vergrößerter und druckschmerzhafter Leber, Krankheitsgefühl, Übelkeit oder Erbrechen, Gelbfärbung der Haut und Augenbindehaut, entfärbtem Stuhl und dunkelfarbigem Urin.
80 Prozent der infizierten Erwachsenen erwerben Immunität, ohne zu erkranken, oder mit nur leichten grippalen Beschwerden. Besonders im Gesundheitswesen Beschäftigte gehören zu dieser Gruppe, vielleicht wegen des häufigen »unterschwelligen« Kontakts mit Hepatitis-B-Viren (Dienstag 1982, Barash 1999).
Einem Teil der Infizierten gelingt es nicht, das Virus zu eliminieren,

sondern sie werden chronische Virusträger, die andere anstecken können. Hierbei besteht eine starke Altersabhängigkeit: Die Chronifizierung betrifft 90 Prozent der infizierten Neugeborenen, 30 Prozent der Kleinkinder und bis zu 5 Prozent der Erwachsenen (EB 2004). Ein erhöhtes Risiko zur Chronifizierung haben auch Drogenkonsumenten (10 bis 20 Prozent), Dialysepatienten (20 bis 30 Prozent) und Nierentransplantierte (40 bis 50 Prozent).

Die Zahl der chronischen Virusträger wird in Deutschland auf 300 000 bis 500 000 geschätzt, das sind etwa 0,4 bis 0,7 Prozent der Bevölkerung (EB 2004). Ein Drittel davon sind Kinder, die sich meist vor oder während ihrer Geburt von der Mutter angesteckt haben.

Drei Viertel der chronischen Virusträger haben eine völlig normale Lebenserwartung, etwa ein Viertel (weniger als 1,25 Prozent der infizierten Erwachsenen) entwickelt ein chronisches Leberleiden, wiederum etwa ein Viertel von diesen (weniger als 0,3 Prozent der Infizierten) eine lebensbedrohliche Erkrankung wie chronisches Leberversagen, Zirrhose oder Leberkrebs. Zu solchen Krankheiten tragen vor allem zusätzliche Faktoren wie die Belastung mit Nikotin und Pilzgiften (Aflatoxinen) oder eine Hepatitis-C-Infektion bei.

Einer von 500 Infizierten, darunter vor allem Säuglinge oder Personen mit geschwächtem Immunsystem, stirbt im akuten Stadium der Erkrankung an Leberausfall. Etwa 1 Prozent der Infizierten stirbt im Laufe des Lebens an den Folgen der Leberentzündung (Meinecke 1998). Pro Jahr kommt es in Deutschland zu 150 bis 200 gemeldeten Todesfällen.

Die Komplikationsrate der Hepatitis B kann durch Behandlung mit Interferon oder virushemmenden Medikamenten wie Lamivudin und Adefovir um ein Mehrfaches gesenkt werden, bei bestimmten Formen der Erkrankung kann man damit sogar das Virus aus dem Blut entfernen (Lai 1998, Farrell 2000). An neueren, wirksameren Substanzen wird geforscht.

Die Häufigkeit der Erkrankung

Die Hepatitis B gehört zu den weltweit häufigsten Infektionskrankheiten. 10 bis 15 Prozent der Bevölkerung Afrikas, Asiens sowie Mittel- und Südamerikas sind Virusträger. Weltweit sollen es etwa 350 Millionen sein.

Deutschland gehört dagegen – ebenso wie die meisten anderen Länder Europas und die USA – zu den Gebieten mit niedrigem Risiko. Chronische Virusträger sind nur etwa 0,6 bis 0,7 Prozent der erwachsenen Bevölkerung (Jilg 2001). 2001 wurden in Deutschland 2427 Neuerkrankungen gemeldet, 1432 Fälle im Jahr 2002 (EB 2004). Kinder bis zum Alter von zehn Jahren machen bei den jährlichen Meldungen deutlich weniger als hundert Fälle aus (EB 2004). Auch in den USA haben Kinder bis zum Alter von neun Jahren einen Anteil von weniger als 2 Prozent der jährlichen Neuerkrankungen. Bei unter vierzehnjährigen Kindern wurden dort 1996 nur 279 Neuerkrankungen gemeldet (CDC 1994, Noble 1997).

Der Rückgang der Meldungen in den letzten Jahren – 1997 waren es noch 6135 Fälle – dürfte auf die früher häufigen Mehrfachmeldungen zurückzuführen sein, die mit der namentlichen Meldepflicht seit 2001 ausgeschlossen sind. Man kann an dieser Entwicklung nachvollziehen, dass im Jahr 1995, als die allgemeine Hepatitis-B-Impfung in den Impfkalender eingeführt wurde, die Erkrankungsfälle um das Mehrfache überschätzt wurden.

Demzufolge müssen auch andere Zahlen, etwa die Anzahl der chronischen Virusträger, nach unten korrigiert werden. Dies schwächt nachträglich die Argumentationsbasis für die Durchimpfung aller Kinder. Bei Einführung der Impfung wurde in den Medien und den Kampfbroschüren der Impfindustrie noch mit der fantastischen Zahl von 40 000 bis 50 000 Neuinfektionen und 1500 bis 2000 Todesfällen pro Jahr operiert. Die aktuellen Meldeziffern machen nicht einmal 3 Prozent der damals und auch heute immer wieder genannten Erkrankungshäufigkeit aus. Das Paul-Ehrlich-Institut gibt inzwischen zu, was schon immer vermutet und kritisiert wurde: »Es ist davon auszugehen, dass die Fallmeldungen nach dem BSeuchG [= Bundesseuchengesetz, das bis 2001 gültig war] vor Einführung der Falldefinitionen einen nicht näher bestimmbaren Anteil von Fällen chronischer Hepatitis B enthielten« (EB 2004).

Die Hepatitis-B-Impfung

Der Hepatitis-B-Impfstoff besteht aus Antigen von der Oberfläche des Hepatitis-B-Virus (HBs-Antigen), das an Aluminiumhydroxid gebunden ist. Die ersten Impfstoffe wurden zu Beginn der achtziger Jahre bei uns zugelassen. Sie waren zunächst nur für Risikogruppen empfohlen und wurden bald vor allem im Gesundheitssektor breit angewendet.

Da zur Herstellung der ersten Impfstoffe gemischtes Blutplasma US-amerikanischer Spender verwendet wurde, kam es zur Übertragung unerwünschter Viren, insbesondere des Mitte der achtziger Jahre entdeckten Human Immunodeficiency Virus bzw. HIV (AT 1992). Diese Gefahr ist ausgeschlossen, seit nur noch gentechnologisch aus Hefezellen hergestellte Hepatitis-B-Impfstoffe im Handel sind.

In Deutschland sind die Einzelimpfstoffe Engerix B und HBVAXPRO erhältlich. Sie enthalten neben dem Impfantigen Aluminiumhydroxid und Hefezellen. Verfügbare Kombinationsimpfstoffe sind Procomvax (Hepatitis B + Hib), Twinrix (Hepatitis A + B) sowie die Sechsfachimpfstoffe Hexavac und Infanrix Hexa.

Die WHO und vor allem die mit Industriegeldern gesponserte »Global Alliance on Vaccines and Immunization« (GAVI) mahnen weltweit die Ausrottung der Hepatitis B an und drängen zur generellen Einführung der Impfung für Säuglinge auch in Ländern mit niedrigem Risiko. Bereits im Jahr 1991 wurde die Hepatitis-B-Impfung in Italien zur Pflichtimpfung für alle Säuglinge erklärt. Diese politische Entscheidung wurde wahrscheinlich durch Schmiergeldzahlungen forciert: Drei Monate vor Bekanntgabe der Impfpflicht hatte einer der Impfstoffhersteller, SmithKlineBeecham, 600 Millionen Lire an den damaligen Gesundheitsminister De Lorenzo überwiesen, wofür dieser zu einer Gefängnisstrafe verurteilt wurde (Kline 1993). Die American Association of Pediatrics, die in den USA die Einführung der Hepatitis-B-Impfung für Kinder Mitte der achtziger Jahre unterstützte, erhielt 1988 vom Hersteller Merck eine Zuwendung von 100 000 US-Dollar (Orient 1999).

Im Jahr 1995 wurde die Hepatitis-B-Impfung auch in den deutschen Impfkalender aufgenommen, und zwar für Kinder in den ersten zwei Lebensjahren und für ungeimpfte Neun- bis Siebzehnjährige. Die Einführung der Impfung für alle Säuglinge hatte mehr taktische als gesundheitliche Gründe: Jugendliche sind für vorbeugende Maßnahmen schlechter erreichbar als Säuglinge, die meist regelmäßig zu Vorsorgeuntersuchungen gebracht werden. Daraus ergibt sich jedoch das ethische Problem, dass eine Bevölkerungsgruppe, die von der Krankheit nicht unmittelbar bedroht ist, ungefragt der Gefahr von Impfnebenwirkungen ausgesetzt wird.

Mit Vehemenz stürzten sich Behörden und Hersteller in die Vermarktung des Impfstoffes. Er wurde mit Presseveröffentlichungen wie »Hepatitis tödlicher als AIDS« (AZ 1996) beworben, und die Bevölkerung wurde mit völlig verdrehten Zahlen schockiert. An den bayrischen Schulen finanzierte 1999 der Hersteller SmithKlineBeecham, unterstützt vom Kultusministerium, die Aktion »Take Care« – eine verfassungsrechtlich bedenkliche verkaufsfördernde Maßnahme: Der Gang zum Arzt wurde dadurch belohnt, dass Schulen mit der höchsten »Durchimpfung« an einer Verlosung für Konzerte mit Guildo Horn und The Moffatts teilnahmen. Die Informationsblätter für Schüler und Eltern enthielten unter anderem die Fehlinformation, schwere Impfnebenwirkungen seien »bisher nicht beobachtet« worden. Zudem wurde den Schülern trügerische Sicherheit vorgegaukelt: »Dann kann euch nichts mehr passieren.« Das Aufklärungsziel der Anti-Aids-Kampagne, die Verhütung mit Barrieremethoden, wird mit solchen platten Sprüchen unterlaufen. Im Jahr 2003 waren 67 Prozent der deutschen Erstklässler komplett gegen Hepatitis B geimpft (EB 2004).

Die Wirksamkeit der Hepatitis-B-Impfung

An der Wirksamkeit der Impfung bei Erwachsenen ist heute nicht mehr zu zweifeln. Haben sie ausreichend schützende Antikörper entwickelt, sind chronische Hepatitiserkrankungen sehr selten (Batnavala 2003). Ein Anti-HBs von über 100 IE/l zeigt einen Langzeitschutz an. In diesem Fall sind ständig erneute Blutuntersuchungen oder Auffrischimpfungen überflüssig, da im Fall einer Infektion sehr schnell wieder hohe Antikörperspiegel aufgebaut werden (ECG 2000).

Mehr als 5 Prozent sprechen auf die Impfung zunächst nicht an. Alle Erwachsene sollten daher nach der Grundimmunisierung die Impfantikörper untersuchen lassen. Liegt das Anti-HBs unter 100 IE/l, sind weitere Auffrischimpfungen und Kontrolluntersuchungen in regelmäßigen Abständen notwendig. Zu den Impfversagern zählen vor allem Patienten mit Immunschwächekrankheiten und ältere Erwachsene (Fisman 2002). Bei Patienten mit chronischen Lebererkrankungen und Dialysebehandlung geht der Impfschutz oft vorzeitig verloren, sodass bei ihnen auch regelmäßige Titerkontrollen angezeigt sind (ECG 2000).

Bei Kindern ist die Rate an Impfversagern mit 1,5 bis 4 Prozent niedriger als bei Erwachsenen (CDC 1994), weswegen eine Blutuntersuchung nach der Grundimmunisierung nicht empfohlen ist. Ein solcher Eingriff würde auch die Impfmotivation der Eltern untergraben.

Über die Qualität und Dauer des Impfschutzes bei Kindern ist jedoch wenig bekannt. Bei einer Nachuntersuchung im Alter von fünf bis sieben Jahren waren aber bei fast 90 Prozent US-amerikanischer Kinder, die gleich nach der Geburt geimpft worden waren, keine schützenden Antikörper mehr nachweisbar; bei vielen von ihnen kam es auch nach der Auffrischungsimpfung nicht zu einem Antikörperanstieg (Petersen 2004). Im westafrikanischen Land Gambia hatten weniger als zwei Drittel der Jugendlichen, die im Kleinkindalter geimpft worden waren, noch nachweisbare Antikörper. Möglicherweise ist damit ein Verlust des Impfschutzes verbunden, denn auch bei geimpften Kindern in Ägypten lässt sich eine Impfwirksamkeit von nur 60 bis 70 Prozent errechnen: Fünf Jahre nach der Impfung war bei 0,8 Prozent von tausend Kindern das Hepatitis-B-Virus im Blut nachweisbar, im Vergleich zu 2,2 Prozent bei einer ungeimpften Kontrollgruppe (Reda 2003).

Die Strategie, in Ländern mit niedrigem Risiko die Säuglinge zu impfen, damit sie als junge Erwachsene geschützt sind, mutet angesichts dieser Unsicherheiten wie ein Schuss ins Dunkle an. Lediglich in Gegenden mit hohem Erkrankungsrisiko ist die Säuglingsimpfung indiziert und kann dort zu einer Abnahme chronischer Infektionen im Kindesalter beitragen (zum Beispiel Liao 1999, Al-Faleh 1999).

Die Einführung der generellen Impfung für alle Kinder in Deutschland wurde mit der Behauptung begründet, ein Großteil der Neuerkrankten sei keiner der Risikogruppen zuzuordnen und im Grunde sei jeder potenziell gefährdet. Dies hat sich jedoch als reine Impfpropaganda herausgestellt. Bei einer anonymen Nachbefragung in Schweden konnten nahezu alle Neuinfizierten einer Risikogruppe zugeordnet werden (Struve 1996). Die Impfung all jener Patienten, die wegen Geschlechtskrankheiten zum Arzt kommen, würde am kosteneffektivsten zu einer nachhaltigen Eindämmung der Hepatitis B führen (Williams 1996). In Deutschland hatte die Impfung von Risikogruppen schon nach zehn Jahren merkliche Auswirkungen auf die Erkrankungshäufigkeit.
Die Impfempfehlung für alle Säuglinge ist angesichts des niedrigen Krankheitsrisikos und der Schwere der Impfnebenwirkungen fragwürdig. Ein solches Impfprogramm ist nur in Ländern mit hohem Erkrankungsrisiko sinnvoll. Vorzuziehen in Ländern mit niedrigem Risiko wie Deutschland wäre die Erfassung, Aufklärung und Impfung von Risikogruppen.

Nebenwirkungen des Hepatitis-B-Impfstoffs

Die Hepatitis-B-Impfung birgt ein sehr hohes Nebenwirkungsrisiko. Bei 40 Prozent aller Meldungen von Impfreaktionen in den ersten neun Monaten des Jahres 2001 war der Hepatitis-B-Impfstoff beteiligt (Keller-Stanislawski 2002). Beim US-amerikanischen Meldesystem VAERS gingen allein von Januar 1996 bis Mai 1997 etwa 18 000 Meldungen über Nebenwirkungen ein, darunter 54 Fälle von plötzlichem Kindstod (Belkin 1999) – und dies, obwohl in den

USA nur Meldungen aus den ersten fünf Tagen nach der Impfung akzeptiert werden (Abbas 1994), womit die Mehrzahl der chronischen Nebenwirkungen nicht erfasst wird: »Das Follow-up ist zu kurz, um seltene oder verzögerte Nebenwirkungen aufzudecken« (Stratton 1994).
Zwei amerikanische Wissenschaftler ziehen nach der Analyse des VAERS-Meldesystems der USA den Schluss:

> »Unsere Studie beweist letztendlich, dass die Hepatitis-B-Impfung beim Erwachsenen statistisch nicht nur mit akuter Neuropathie, Neuritis, Myelitis, Vaskulitis, Thrombozytopenie, Magen-Darm-Erkrankungen, multipler Sklerose und Arthritis vergesellschaftet ist, sondern dass einige dieser Patienten im weiteren Verlauf chronische Folgeerkrankungen erleiden, die länger als ein Jahr nach der Impfung anhalten. Diese Art chronischer Nebenwirkungen der Hepatitis-B-Impfung Erwachsener muss mit Patienten besprochen werden, die sich über die Hepatitis-B-Impfung Gedanken machen, und differenzialdiagnostisch bei einer Hepatitis-B-Impfanamnese berücksichtigt werden« (Geier 2002b).

In einer weiteren Veröffentlichung empfehlen dieselben Autoren:

> »Ärzte und Patienten sollten Nutzen und Risiken der Impfung gegeneinander abwägen und gemeinsam eine Entscheidung der ›informierten Einwilligung‹ *[informed consent decision]* bezüglich der Impfmaßnahme treffen ... Die Autoren fordern dringend weitere Forschung zur molekularen Grundlage der Nebenwirkungen der Hepatitis-B-Impfung, um Empfehlungen für die Verbesserung ihres Sicherheitsprofils machen zu können« (Geier 2003).

In Frankreich produzierte die Impfkampagne für Hepatitis B die größte Serie an unerwünschten Arzneiwirkungen seit Einführung der Arzneimittelüberwachung. Marc Gerard, renommierter französischer Infektologe und Impfexperte, beschuldigte in einem 450 Seiten starken Gutachten die Regierung, eine voreilige Kampagne ohne Überwachung von Nebenwirkungen vom Zaun gebrochen zu haben. Mehr als neunhundert Personen hätten sich infolge der

Massenimpfungen neurologische Komplikationen zugezogen, unter anderem chronische Nervenerkrankungen wie multiple Sklerose (Reuters 2002).

Zwischen 1995 und 2000 wurden dem Paul-Ehrlich-Institut über tausend Nebenwirkungen nach der Hepatitis-B-Impfung gemeldet. Schwer wiegende Verdachtsfälle treten nach diesen Meldungen rechnerisch bei einer von 60 000 Impfungen auf, wobei die Meldequote von etwa 10 Prozent berücksichtigt werden muss; das heißt, möglicherweise ist das Verhältnis 1 zu 6000. Gemeldet wurden 55 schwere allergische Reaktionen, 48 Störungen der Blutbildungen, 89 Fälle von Schmerzen und/oder Entzündungen an Muskeln und Gelenken, 286 neurologische Reaktionen und 39 Reaktionen an Augen und Sehnerv. Ein Fall von Erblindung wurde vom Versorgungsamt als Impfschaden anerkannt. Hinzu kommen sechzehn Todesfälle; vier davon traten in plausiblem zeitlichem Abstand zur Impfung auf, eine andere Todesursache als das Impfereignis war nicht zu finden (Hartmann 2002).

Der Hepatitis-B-Impfstoff neigt insbesondere mehr als andere Totimpfstoffe dazu, Autoimmunerkrankungen hervorzurufen. Auch das Hepatitis-B-Virus kann solche Störungen herbeiführen. Bekannte Komplikationen der Hepatitis-B-Erkrankung sind beispielsweise Arthritis, Vaskulitis und neurologische Erkrankungen. Dies betrifft jedoch wesentlich weniger Menschen als eine Massenimpfung, die auf die gesamte Bevölkerung zielt.

Vermutlich tarnt sich das Hepatitis-B-Virus, indem das Antigen an seiner Oberfläche die immunologischen Eigenschaften menschlichen Gewebes imitiert und dadurch der Abwehr entgeht – man nennt dies »molekulare Mimikry« (Barnett 1993). Eines der Oberflächenantigene des Hepatitis-B-Virus, HBsAg, wird zur Impfstoffherstellung benutzt und kann bei empfindlichen Menschen Abwehrreaktionen hervorrufen, die dann auch körpereigenes Gewebe betreffen und zur Entzündung bringen.

Nach bisherigen Erkenntnissen sind von Autoimmunerkrankungen hauptsächlich Impfversager betroffen, also Personen, die trotz der Hepatitis-B-Impfung kaum oder keine Antikörper bilden und somit auch keinen Impfschutz entwickeln (Dunbar 2000). Sie zeichnen sich durch bestimmte genetische Merkmale aus und dürften 5 bis

10 Prozent der Bevölkerung ausmachen. Derart disponierte Menschen werden durch die Impfung deutlich mehr gefährdet als durch eine mögliche Hepatitis-B-Erkrankung, vor der sie die Impfung wahrscheinlich nicht einmal schützt.
Aufgrund all dieser Erkenntnisse muss man von einer allgemeinen Hepatitis-B-Impfung für alle Kinder und Jugendlichen abraten. Die Zielgruppe muss wieder auf Risikopersonen eingegrenzt werden. Diese Auffassung wird unter anderem von der Association of American Physicians and Surgeons unterstützt – sie hält die Gefahr, dass Kinder durch die Impfung schwere oder sogar tödliche Nebenwirkungen erleiden, für mehr als dreimal so groß wie ihr Risiko, ohne Impfung an Hepatitis B zu erkranken (Orient 1999).

Akutnebenwirkungen

10 bis 15 Prozent der Impflinge entwickeln innerhalb der ersten vier bis fünf Tage örtliche Beschwerden an der Impfstelle, aber auch Fieber, Gelenkbeschwerden, Kopfweh oder Müdigkeit (Stratton 1994). Leider wurden Patienten, bei denen während der Impfstudien Allgemeinreaktionen auftraten, nicht nachuntersucht.
In einer israelischen Arbeit wird beklagt, dass Neugeborene nach der Impfung häufig Fieber entwickeln und eine Prozedur unnötiger Diagnostik und eventuell sogar unnötige Therapien über sich ergehen lassen müssen (Linder 1999).

Plötzlicher Kindstod: Nach einer Analyse des US-amerikanischen Meldesystems für Impfnebenwirkungen VAERS ist keine sichere Aussage darüber möglich, ob die Hepatitis-B-Impfung bei Neugeborenen plötzlichen Kindstod verursacht oder nicht. Zwischen 1991 und 1998 wurden in den USA 1771 Nebenwirkungen bei Neugeborenen gemeldet, darunter achtzehn Fälle von plötzlichem Kindstod (Niu 1999). Diese offiziellen Zahlen berücksichtigen jedoch nur ein Zwanzigstel der tatsächlichen Meldungen (»Rohdaten«) von monatlich mehr als drei Fällen (Belkin 1999).

Allergische Reaktionen: Akute allergische Reaktionen auf Bestandteile des Impfstoffes sind eine gesicherte Impfnebenwirkung (MMWR 1996). Ursache kann unter anderem der Gehalt an Hefeprotein aus den Impfkulturen sein (Quast 1997).
Die Symptome reichen von Nesselfieber über einen Asthmaanfall bis hin zum lebensbedrohlichen allergischen Schock, der bei mehr als einem von 100 000 Impflingen auftritt und in den USA ein anerkannter Impfschaden ist (HRSA 1997).
Die Hepatitis-B-Impfung trägt währscheinlich auch zur Zunahme allergischer Erkrankungen im späteren Leben bei. Nach einer amerikanischen Studie leiden Kinder, die Hepatitis-B-geimpft sind, bis zum sechsten Lebensjahr um etwa 10 Prozent häufiger an Asthma bronchiale als andere Kinder (DeStefano 2002).

Makrophagische Myofasziitis: Es handelt sich um eine durch Aluminiumverbindungen ausgelöste chronische Entzündung, die bei genetisch vorbelasteten Personen im Anschluss an eine stärkere lokale Impfreaktion auftritt. Hauptsymptome sind chronische Müdigkeit und chronische Schmerzen in Muskeln und Gelenken. Bei vielen Betroffenen entwickeln sich nach Monaten oder Jahren Autoimmunerkrankungen. Häufigste Auslöser dieser Impfkomplikation waren bei den in Frankreich veröffentlichten zweihundert Fällen die Tetanus- und die Hepatitis-B-Impfung (Gherardi 2003).
Bereits vor der Erstbeschreibung der makrophagischen Myofasziitis wurde ein Zusammenhang zwischen dem »chronischen Müdigkeitssyndrom« und der Hepatitis-B-Impfung vermutet (Delage 1993, Salit 1996, Dunbar 2000). Mehr Informationen zur impfbedingten Myofasziitis finden sich im Abschnitt »Impfungen allgemein« unter »Nebenwirkungen von Impfungen«.

Autoimmun- und neurologische Erkrankungen: Die Veröffentlichungen von Gherardi zur »makrophagischen Myofasziitis« zeigen, auf welche Weise bei genetisch vorbelasteten Personen das Aluminium im Hepatitis-B-Impfstoff und anderen Impfstoffen zum Ausbruch von Autoimmunerkrankungen führen kann. Schon in den Jahren nach Einführung der Hepatitis-B-Impfung wurden in den USA Hunderte von ähnlich ablaufenden Impfnebenwirkungen gemeldet: Gelenkschmerzen und -entzündungen, Entmarkungskrankheiten des Nervensystems wie ADEM oder multiple Sklerose und chronische Müdigkeit (Dunbar 2000). Vor allem die neurologischen Erkrankungen geben Anlass zur Sorge.

Viele Meldungen und Berichte in der Literatur beziehen sich auf demyelinisierende Krankheiten, also Nervenerkrankungen durch Zerstörung der Nervenscheide. Hierzu zählen beispielsweise das Guillain-Barré-Syndrom (Shaw 1988, Herroelen 1991, Stratton 1994), die transverse Myelitis (Senejoux 1996, Trevisani 1993, Tartaglino 1995, Renard 1999) und die Entzündung des Sehnervs.

Bei Beteiligung des Gehirns kommt es zur akuten demyelinisierenden Enzephalomyelitis (ADEM). Die Symptome dieser Komplikation sind Gehstörungen, Lähmungen, Sensibilitäts- und Sehstörungen, Verhaltensauffälligkeiten, Bewusstseinsstörungen sowie Krampfanfälle. Jedes zehnte betroffene Kind behält Spätschäden, in jedem dritten Fall geht die ADEM in eine multiple Sklerose über. Seit Einführung der Hepatitis-B-Impfung werden in Literatur und Meldesystemen ständig neue Fälle solcher neurologischer »Entmarkungskrankheiten« registriert (zum Beispiel Shaw 1988, Herroelen 1991, Nadler 1993, IOM 1994, Manna 1996, Tourbah 1999, Hynson 2001, Gout 2003). Vierzehn Fälle von ADEM nach der Hepatitis-B-Impfung kamen in Deutschland zwischen 1995 und 2000 zur Meldung, davon neun bei Kindern oder Jugendlichen (Hartmann 2002). In Frankreich, England und Kanada wurden mehrere hundert Fälle registriert (Schattenfroh 1999, Gout 2003). Authier (2001) beschreibt sechs Patienten, die Monate bis Jahre nach der Hepatitis-B-Impfung zunächst eine makrophagische Myofasziitis und später neurologische Zeichen einer multiplen Sklerose entwickelten. Er fordert dazu auf, bei Multiple-Sklerose-Patienten mit Muskelschmerzen eine Muskelbiopsie zum Nachweis eines Impfschadens durchzuführen. Die Hepatitis-B-Impfung von 25 Millionen Personen in den Jahren 1991 bis 1999 in Frankreich wurde von einer wahren Epidemie neurologischer Erkrankungen begleitet: Mehr als sechshundert Fälle wurden gemeldet, woraufhin im Oktober 1998 die Hepatitis-B-Impfkampagne an Schulen ausgesetzt wurde. Mehrere Pharmaproduzenten wurden in Frankreich zu Schadenersatz für neurologische Impfschäden verurteilt. Der französische Multiple-

Sklerose-Verband hat von der weiteren Verwendung des Hepatitis-B-Impfstoffs abgeraten (Orizzonti 1996).
Mehrere große Studien zur Untersuchung des Zusammenhangs zwischen der Hepatitis-B-Impfung und multipler Sklerose fanden ein erhöhtes, statistisch allerdings nicht signifikantes Risiko (Abenheim 1999, Fourrier 1999, Zipp 1999). Für die mangelnde Signifikanz dieser Studien sind wahrscheinlich statistische Fehler verantwortlich: Bei den Ungeimpften wurden die Erkrankungsfälle eines ganzen Kalenderjahrs berücksichtigt, bei den Geimpften meist nur Fälle aus den Wochen nach der Impfung (Classen 1999). Eine eingehende Analyse des amerikanischen Meldesystems VAERS ergab einen sehr wahrscheinlichen Zusammenhang zwischen der Hepatitis-B-Impfung und der multiplen Sklerose und anderen neurologischen und Autoimmunerkrankungen (Geier 2002a). Dies wurde in einer prospektiven Studie von dem kalifornischen Forscher M.A. Hernan (2004) bestätigt, der aus seinen Untersuchungen den Schluss zieht: »Diese Ergebnisse stimmen mit der Annahme überein, dass die Immunisierung mit einem rekombinanten Hepatitis-B-Impfstoff mit einem erhöhten MS-Risiko verbunden ist.«

Augenerkrankungen: Die Entzündung des Sehnervs (Optikusneuritis) ist eine bekannte Nebenwirkung der Hepatitis-B-Impfung (Riikonen 1989, Van de Gjin 1994, IOM 1994, Berkman 1996, Albitar 1997, Grotto 1998, Hamard 2000). Innerhalb von fünf Jahren wurden den Gesundheitsbehörden in den USA siebzehn Fälle gemeldet, elf Fälle in Deutschland zwischen 1995 und 1999 (Stück 1999). Sehstörungen bis zur Erblindung sind beschrieben, in Deutschland bei einem elfjährigen Jungen und einem zweijährigen Mädchen. Auch gibt es Berichte über Fälle von Erblindung durch einen Verschluss der Zentralvene des Auges (Devin 1996, Harle 1997) oder eine Entzündung der Regenbogenhaut (Fried 1987). A.B. Brezin (1993) berichtet über einen Patienten mit Sehverlust und auffälligem Blutbild nach der Impfung.

Rheumatische Erkrankungen: Arthritis (Gelenkentzündung) ist eine relativ häufige Nebenwirkung der Hepatitis-B-Impfung – U. Quast (1997) spricht von bis zu 1 Prozent der Impflinge. Die Beschwerden treten innerhalb von zwei Wochen nach der Impfung auf und können akut und kurz dauernd, aber auch chronisch verlaufen. Vor allem bei genetischer Vorbelastung kann der Hepatitis-B-Impfstoff eine chronisch-rheumatische Erkrankung hervorrufen (Harrison 1997, Pope 1998, Fisher 2001).

In den Jahren von 1990 bis 1992 wurden in den USA 57 Fälle von chronischer Arthritis dokumentiert (IOM 1994), 22 Fälle von rheumatischen Erkrankungen in Frankreich beschreibt J.F. Maillefert (1999), viele weitere gehen aus der medizinischen Literatur hervor (Rogerson 1990, Vaultier 1994, Biasi 1993, Hachulla 1990, Soubrier 1997). Auch mehrere Fälle von Lupus erythematodes, einer bösartigen rheumatischen Erkrankung mit Haut-, Gelenk- und Nierenbeteiligung, nach Hepatitis-B-Impfung wurden veröffentlicht (Guiserix 1996, Mamoux 1994, Tudela 1992). Bei etlichen Patienten kam es bei der Impfauffrischung, die gegen jede menschliche Vernunft durchgeführt wurde, zu einer weiteren Verschlechterung (zum Beispiel Maillefert 1999). Beim Nationalen Rheumatologie-Kongress 1996 wurde in den USA ein viel beachteter Bericht vorgestellt mit dem Titel *An epidemic of rheumatoid arthritis caused by the hepatitis B vaccine* (»Eine Epidemie von rheumatoider Arthritis, verursacht durch den Hepatitis-B-Impfstoff« [Pope 1995]). Rein rechnerisch liegt das Risiko, nach einer Hepatitis-B-Impfung eine chronische Arthritis zu erwerben, fünf- bis neunmal höher als nach einer Tetanusimpfung (Geier 2002a).

Weitere Meldungen zu Autoimmunerkrankungen nach der Hepatitis-B-Impfung betreffen:

- Erythema nodosum: schmerzhafte bläuliche Hautknoten (Digiusto 1986, Rogerson 1990, Goolsby 1989),
- Vaskulitis: chronische Blutgefäßentzündung mit Organschäden (Cockwell 1990, Saadoun 2001),
- Thrombozytopenie: Blutplättchenmangel mit Blutgerinnungsstörung (Neau 1998, Neustaedter 1996),
- nephrotisches Syndrom: Nierenentzündung mit Ödemen (Macario 1995),
- Kryoglobulinämie: kältebedingte Eiweißausfällung in der Blutbahn mit Blutgefäßverstopfung (Mattieu 1996),

- Myasthenia gravis: chronische Muskelerkrankung mit zunehmender Muskelschwäche bis hin zu Lähmungen (Biron 1988),
- Haarausfall (Wise 1997),
- verschiedene Hauterkrankungen (Noble 1997).

Diabetes: Zwischen 1989 und 1991, parallel zur Einführung der Massenimpfung gegen Hepatitis B an sechs Wochen alten Kindern, kam es in Neuseeland zu einer Zunahme des insulinpflichtigen Diabetes um 60 Prozent – von 11,2 auf 18,2 unter 100 000 Kindern (Classen 1996). Auch die Centers for Disease Control in den USA haben 1998 Daten veröffentlicht, die für einen Zusammenhang zwischen der Hepatitis-B-Impfung und der Entwicklung von jugendlichem Diabetes sprechen: Zwei Monate nach der Impfung hatte sich das Risiko der Impflinge für Diabetes fast verdoppelt (CDC 1998, Poutasi 1996). Das Thema ist weiterhin in der wissenschaftlichen Diskussion.

Leukämie: Eine noch unveröffentlichte Studie stellt einen Zusammenhang her zwischen der Hepatitis-B-Impfung und dem Auftreten der akuten lymphoblastischen Leukämie, einer Form von Blutkrebs (Ma 2002). Das Risiko scheint bei wiederholten Impfmaßnahmen anzusteigen, sodass ein Effekt möglich erscheint. Wieder einmal ein Verdacht, der die Impfwelt Kopf stehen lässt. Eine Reihe von Studien wurde in die Wege geleitet, um den Sachverhalt zu klären. Einstweilen wird von den Behörden der WHO Stillschweigen verordnet (WHO 2003).

Zusammenfassung

- Hepatitis B ist eine Viruserkrankung mit sehr unterschiedlichem Verlauf – problematisch ist vor allem die Chronifizierung, die gelegentlich schwere und im Extremfall auch tödliche Leberkomplikationen zur Folge haben kann.
- Hepatitis B wird bei uns hauptsächlich über Geschlechts-

verkehr und unsauberes Spritzbesteck in der Drogenszene übertragen. Das Ansteckungsrisiko über normalen Kontakt ist extrem gering.

- Kinder erkranken fast ausschließlich durch Infektion während der Geburt: Schwangere sollten sich daher auf Hepatitis B untersuchen lassen. Bei Ansteckungsmöglichkeit muss das Neugeborene sofort geimpft werden.
- Die Impfung aller Säuglinge ist unnötig und teuer. Das Erkrankungsrisiko bei Kindern steht in keinem Verhältnis zu den potenziell schweren Nebenwirkungen.
- Die Impfung wird mit seltenen, aber schwer wiegenden neurologischen Impfreaktionen in Zusammenhang gebracht. Weiterhin wird der Impfung die Auslösung von rheumatischen Erkrankungen und Diabetes bei empfänglichen Personen angelastet.
- Mit Jugendlichen muss über die Gefahr der Hepatitis B und die Vorbeugungsmöglichkeiten gegen die Erkrankung gesprochen werden. Die Impfung ersetzt in keinem Fall die Verhütung von Aids und anderen Geschlechtskrankheiten durch Barrieremethoden.
- Für Risikogruppen (zum Beispiel Drogenabhängige, Dialysepatienten, exponiertes medizinisches Personal, Wohngemeinschaften mit Virusträgern) ist die Impfung zu empfehlen. Eine vorherige Antikörperbestimmung ist bei ihnen zu erwägen, um unnötige Impfungen zu vermeiden.
- Bei einmal nachgewiesenen ausreichend hohen Impfantikörpern erübrigen sich weitere Blutuntersuchungen und Impfungen.

Referenzen

Abbas, A.K., et al.: Cellular and molecular immunology (2nd ed.). W.B. Saunders Co, London 1994: 382–392

Abenheim 1999, zitiert bei Paul-Ehrlich-Institut: Multiple Sklerose und

Impfungen – Hepatitis-B-Impfung. www.pei.de/professionals/ms_hbv.htm
Albitar, S., et al.: Bilateral retrobulbar neuritis with hepatitis B vaccination. Nephrol Dial Transplant 1997, 71: 53–56
Al-Faleh, F.Z., Al-Jeffri, M., Ramia, S., Al-Rashed, R.: Seroepidemiology of hepatitis B virus infection in Saudi children 8 years after a mass hepatitis B vaccination programme. Infect 1999, 38(3): 167–170
AT (Arznei-telegramm): HIV-Infektionen nach Hepatitis-Impfstoff HEVAC. AT 1992, 10: 104
AT (Arznei-telegramm): Hepatitis-B-Impfung von Säuglingen: Wie lange hält der Schutz? AT 2002, 33(11): 118
Authier, F.J., Cherin, P., Creange, A., Bonnotte, B.: Central nervous system disease in patients with macrophagic myofasciitis. Brain 2001, 124: 974–983
AZ (Abendzeitung) 10./11.2.1996
Bader, T.F.: Viral Hepatitis: Practical evaluation and treatment. Hogrefe & Huber, Seattle 1995: 52–78
Barash, C., et al.: Serologic hepatitis B immunity in vaccinated health care workers. Arch Intern Med 1999, 159(13): 1481–1483
Barnett, L.A., et al.: Enhancement of autoimmune disease using recombinant vaccinia virus encoding myelin proteolipid. J Neuroimmunol. 1993, 44(1): 15–25
Batnavala, J.E., Van Damme, P.: Hepatitis B vaccine – do we need boosters? J Viral Hepat 2003, 10(1): 1–6
Belkin, M.: Mindless Vaccination Bureaucracy. National Vaccine Information Center. 1996–99, www.909shot.com/Diseases/hepbbelkin.htm
Berkman, N., et al.: Bilateral neuro-papillitis after hepatitis B vaccination. Presse Medicale 1996, 25(28): 1301
Biasi, D., et al.: A new case of reactive arthritis after hepatitis B vaccination. Clinical and Exper Rheumatol 1993, 11(2): 215
Biron, P., Montpetit, P., Infante-Rivard, C., Lery, L.: Myasthenia gravis after general anaesthesia and hepatitis B vaccine. Arch Intern Med 1988, 148: 2685
Blum, H.E.: Hepatitisviren und Leberkarzinom. Dt. Ärzteblatt 1993, 90(B): 1832–1836
Brezin, A., Lautier-Frau, M., Hamedani, M., Rogeaux, O., Hoang, P. L.: Visual loss and eosinophilia after recombinant hepatitis B vaccine. Lancet 1993, 342: 563–564
CDC (Centers for Disease Control): Pharmacoepidemiology and Drug Safety, 1998, 6 (suppl 2): 60
CDC (Centers for Disease Control): Morbidity and Mortality Weekly Report (MMWR) 1994, 42(53): 10
Classen, J.B.: Diabetes epidemic follows hepatitis B immunization program. New Zealand Medical Journal 1996, 109: 195
Classen, J.B.: Hepatitis B vaccine. 1999, www.vaccines.net/hepatitis.htm

Cockwell, P., Allen, M.B., Page, R.: Vasculitis related to hepatitis B vaccine. BMJ 1990, 301(6763): 1281

Crawford, J.M., et al.: The liver and the biliary tract. In: Robbins Pathologic Basis of Disease (5th ed.). W.B. Saunders Co, Philadelphia: 1994: 844–845

Delage, G., et al.: Canadian Communicable Disease Report 1993, 19: 25–28

DeStefano, F., Gu, D., Kramarz, P., Truman, B.I., et al.: Childhood vaccinations and risk of asthma. Pediatr Infect Dis J 2002, 21(6): 498–504

Devin, F., Roques, G., Disdier, P., Rodor, F., Weiller, P.J.: Occlusion of central vein after hepatitis B vaccination. Lancet 1996, 347(9015): 1626

Dienstag, J.L., Ryan, D.M.: Occupational exposure to hepatitis B virus in hospital personnel: infection or immunization? Am J Epidemiol 1982, 115(1): 26–39

Digiusto, C.A., Bernhard, J.D.: Erythema nodosum provoked by hepatitis B vaccine. Lancet 1986, 2(8514): 1042

Dunbar, B.S.: Rede bei der Second International Public Conference on Vaccination in Arlington, Virginia, September 2000, 64.41.99.118/vran/vaccines/hepatitis/dunbar.htm

EB (Epidemiologisches Bulletin): Zur Situation bei wichtigen Infektionskrankheiten. Epid Bull 1999, 19(99): 119–141

EB (Epidemiologisches Bulletin): Virushepatitis B, C und D im Jahr 2002. Epid Bull 2004, 2: 11–17

ECG (European Consensus Group on Hepatitis B Immunity): Are booster immunisations needed for lifelong hepatitis B immunity? Lancet 2000, 355: 561–565

Farrell, G.: Hepatitis Be antigen seroconversion: effects of lamivudine alone or in combination with interferon alpha. J Med Virol 2000, 61(3): 374–379

Fisher, M.A., Eklund, S.A., James, S.A., Lin, X.: Adverse events associated with hepatitis B vaccine in U.S. children less than six years of age, 1993 and 1994. Ann Epidemiol 2001, 11(1): 13–21

Fisman, D.N., Agrawal, D., Leder, K.: The effect of age on immunologic response to recombinant hepatitis B vaccine: a meta-analysis. Clin Infect Dis 2002, 1, 35(11): 1368–1375

Fourrier, A., Touze, E., Alperovitch, A., et al.: Association between hepatitis B vaccine and Multiple sclerosis: a case control study. Pharmacoepidemiol Drug Saf 1999, 8: Suppl.: 140–141

Fried, M., Conen, D., Conzelmann, M., Steinemann, E.: Uveitis after hepatitis B vaccination. Lancet 1987, 2(8559): 631–632

Geier, D.A., Geier, M.D.: A one year follow-up of chronic arthritis following rubella and hepatitis B vaccination based upon analysis of the Vaccine Adverse Events Reporting System (VAERS) database. Clin Exp Rheumatol 2002a, 20(6): 767–771

Geier, D.A., Geier, M.R.: Chronic adverse reactions associated with hepatitis B vaccination. Ann Pharmacother 2002b, 36: 1970–1971
Geier, M.R., Geier, D.A., Zahalsky, A.C.: A review of hepatitis B vaccination. Expert Opin Drug Saf 2003, 2(2): 113–122
Gherardi, R.K.: Lessons from macrophagic myofasciitis: towards definition of a vaccine adjuvant-related syndrome. Rev Neurol 2003, 159(2): 162–164
Goolsby, L.P.G.: Erythema nodosum after Recombivax HB hepatitis B vaccine. N Engl J Med 1989, 321: 1198–1199
Gout, O.: Vaccinations and Multiple sclerosis. Neurol Clin 2003, 21(4): 745–764
Grotto, I., et al.: Major adverse reactions to yeast-derived hepatitis B vaccine – a review. Vaccine 1998, 16: 329–334
Guiserix, J.: Systemic lupus erythematosis following hepatitis B vaccine. Nephron 1996, 74(2): 441
Hachulla, E., et al.: Reactive arthritis after hepatitis B vaccination. Journal of Rheumatology 1990, 17: 1250–1251
Hamard, H., Hamard, P., Gohier, P., Roussat, B., Doummar, D., Iba-Zizen, M.T.: »Idiopathic« acute optic neuropathies in children. Bull Acad Natl Med 2000, 184(7): 1511–1519
Harle, J.R., Jouglard, J., Weiller, P.J.K.: Occlusion of the central retinal vein after vaccination against viral Hepatitis B with recombinant vaccines. 4 cases. Presse Medicale 1997, 26(2): 62–65
Harrison, B.J., Thomson, W., Pepper, L., Ollier, W.E.: Patients who develop inflammatory polyarthritis (IP) after immunization are clinically indistinguishable from other patients with IP. Br J Rheumatol 1997, 36(3): 366–369
Hartmann, K., Keller-Stanislawski, B.: Rekombinante Hepatitis-B-Impfstoffe und Verdachtsfälle unerwünschter Reaktionen. Bundesgesundheitsbl-Gesundheitsforsch-Gesundheitsschutz 2002, 45: 355–363
Hernan, M.A., Jick, S.S., Olek, M.J., Jick, H.: Recombinant hepatitis B vaccine and the risk of multiple sclerosis: A prospective study. Neurology 2004, 63: 772–723
Herroelen, L., De Keyser, J., Ebinger, G.: Central-nervous system demyelination after immunization with recombinant hepatitis B vaccine. Lancet 1991, 338: 1174
HRSA (Health Resources and Services Administration): Vaccine Injury Table March 24, 1997. www.hrsa.dhhs.gov/bhpr/vicp/table.htm
Hurwitz, E.S., et al.: Hepatitis infections in the day-care setting. Pediatrics, 1994, 94(6): 1023–1024
Hynson, J.L., Kornberg, A.J., Coleman, L.T., Shield, L., Harvey, A.S., Kean, M.J.: Clinical and neuroradiologic features of acute disseminated encephalomyelitis in children. Neurology 2001, 56(10): 1308–1312
IOM (Institute of Medicine): Adverse effects associated with childhood

vaccines: Evidence bearing on causality. National Academy Press, Washington, D.C., 1994
Jilg, W., Hottentrager, K., Weinberger, K., Schlottmann, E., et al.: Prevalence of markers of hepatitis B in the adult German population. J Med Virol 2001, 63: 96–102
Keller-Stanislawski, B., Hartmann, K.: Auswertung der Meldungen von Verdachtsfällen auf Impfkomplikationen nach dem Infektionsschutzgesetz. Bundesgesundheitsbl-Gesundheitsforsch-Gesundheitsschutz 2002, 45: 344–354
Kline, M.: Three U.S.-related companies dragged into Italian investigation – SmithKline, Foote Cone, Young & Rubicam Units. Ex-Executives Arrested. Wall Street Journal, 25.6.1993
Lai, C.L., Chien, R.N., Leung, N.W., et al.: A one-year trial of lamivudine for chronic hepatitis B. Asia Hepatitis Lamivudine Study Group. N Engl J Med 1998, 339(2): 61–68
Liao, S.S., Li, R.C., Li, H., Yang, J.Y., et al: Long-term efficacy of plasma-derived hepatitis B vaccine among Chinese children: a 12-year follow-up study. World J Gastroenterol 1999, 5(2): 165–166
Linder, N., et al.: Arch Dis Child Fetal Neonatal Ed 1999, 81: F206–F207
Ma, X., Does, M., Buffler, P.A., Wiencke, J.K.: Immunizations and Risk of Childhood Leukemia – Preliminary Results from the Northern California Childhood Leukemia Study. Poster presented at American Association for Cancer. Research Annual Meeting, San Francisco, April 9, 2002
Macario, F., Freitas, L., Correia, J., Campos, M., Marques, A.: Nephrotic syndrome after recombinant Hepatitis B vaccine. Clinical Nephrology 1995, 43(5): 349
Maillefert, J.F., Sibilia, J., Toussirot, E., Vignon, E., Eschard, J.P., et al.: Rheumatic disorders developed after hepatitis B vaccination. Rheumatology 1999, 38(10): 978–983
Mamoux, V., Dumont, C.: Lupus erythematosus disseminatus and vaccination against hepatitis B virus. Archive de Pediatrie 1994, 1(3): 307–308
Manna, R., De Santis, A., Oliviero, A., Carnevale, A., Caputo, S., et al.: Leukoencephalitis after recombinant hepatitis B vaccine. J Hepatology 1996, 24(6): 764–765
Mattieu, E., Fain, O., Krivitsky, A.: Crioglobulinemia after hepatitis B vaccination. N England J Med 1996, 335(5): 355
McQuillan, G.M., et al.: HBV Prevalence is Unchanged by Hepatitis B Vaccine, posted 2/24/99, The Johns Hopkins University Division of Infectious Diseases. www.hopkins-id.edu/stories_99.html#19
Meinecke, C., Hildegard, D.: Allgemeine Hepatitis-B-Schutzimpfung im Kindesalter. Merkurstab 1998, 4: 220–229
MMWR (Morbidity and Mortality Weekly Report): Vaccine Side Effects, Adverse Reactions, Contraindications, and Precautions Recommendations of the Advisory Committee on Immunization Practices (ACIP). 1996, 45 (RR-12): 1–35

Nadler, J.P.: Multiple sclerosis and hepatitis B vaccination. Clin Infec Disease 1993, 17(5): 928–929

Neau, D., et al.: Immune thrombocytopenic purpura after recombinant hepatitis B vaccine: restrospective study of seven cases. Scand J Infekt Dis 1998, 30(2): 115–118

Neustaedter, R.: The vaccine guide – making an informed choice. North Atlantic Books, Berkeley 1996

Niu, M.T., Salive, M.E., Ellenberg, S.S.: Neonatal Deaths After Hepatitis B Vaccine. Arch Pediatr Adolesc Med 1999, 153: 1279–1282

Noble, J.P., et al.: Skin diseases related to Hepatitis B vaccine. Gastroenterologie Clinique et Biologique 1997, 21(1): 87

Orient, J.: Statement of the Association of American Physicians & Surgeons to the Subcommittee on Criminal Justice, Drug Policy, and Human Resources of the Committee on Government Reform U.S. House of Representatives: Hepatitis B Vaccine. 14.6.1999, www.aapsonline.org/testimony/hepbcom.htm

Orizzonti Nr. 71/1996: Die Multiple Sklerose greift um sich. www.groma.ch/news/Multiple_sklerose.htm

Petersen, K.M., Bulkow, L.R., McMahon, B.J., Zanis, C., et al.: Duration of Hepatitis B Immunity in Low Risk Children Receiving Hepatitis B Vaccinations From Birth. Pediatr Infect Dis J 2004, 23(7): 650–655

Pope, J., et al.: An epidemic of rheumatoid arthritis linked to hepatitis B vaccination. Arthritis and Rheumatism 1995, 38(9): 667–681

Pope, J.E., Stevens, A., Howson, W., Bell, D.A.: The development of rheumatoid arthritis after recombinant hepatitis B vaccination. J Rheumatol 1998, 25(9): 1687–1693

Poutasi, K.: Immunization and diabetes. N Zealand Med J 1996, 109(1026): 283

Quast, U., et al.: Impfreaktionen. Hippokrates (2. Aufl.), Stuttgart 1997: 65

Reda, A.A., Arafa, M..A., Youssry, A.A., Wandan, E.H., Ab de Ati, M., Daebees, H.: Epidemiologic evaluation of the immunity against hepatitis B in Alexandria, Egypt. Eur J Epidemiol 2003, 18(10): 1007–1011

Renard, J.L., Guillamo, J.S., Ramirez, J M., Taillia, H., Felten, D., Buisson, Y.: Myelite transverse aigue cervicale après vaccination contre le virus de l'hepatite B. Evolution serologique des anticorps anti-HBs. Presse Med 1999, 28(24): 1290–1292

Reuters: Report criticizes french hepatitis vaccination campaign. Reuters Health Information, 2002, archive.mail-list.com/hbv_research/msg04283.html

Riikonen, R.: The role of infection and vaccination in the genesis of optic neuritis and Multiple sclerosis in children. Acta neur Scand 1989, 80: 425–431

Rogerson, S.J., Nye, F.J.: Hepatitis B vaccine associated with erythema nodosum and polyarthritis. Br Med J 1990, 301(6747): 345

Saadoun, D., Cacoub, P., Mahoux, D., Sbai, A., Piette, J.C.: Vascularites postvaccinales: a propos de trois observations. Rev Med Interne 2001, 22(2): 172–176

Salit, I.E.: The chronic fatigue syndrome – a position paper. J Rheumat 1996, 23(3): 540–544

Schattenfroh, S.: Multiple Sklerose durch Hepatitis-B-Impfung – Studie entkräftet Verdacht. Dtsch Ärztebl 1999, 96(39): A2421

Schuster, B.: Gesundheitsscreening bei Asylbewerbern und epidemiologische Konsequenzen bei ihrer sozialen Integration (Abstract). Gesundhwes 1994, 56: 30–32

Senejoux, A., et al.: Acute myelitis after immunization against hepatitis B with recombinant vaccine (letter). Gastroenterologie Clinique et Biologique 1996, 20(4): 401–402

Sentinel-Surveillance von HIV und anderen sexuell übertragbaren Krankheiten – Ergebnisse der ANOMO-Studie 1988 bis 1994. Nomos, Baden-Baden: 92–93

Shaw, F.E., et al.: Postmarketing surveillance for neurologic adverse events reported after hepatitis B vaccination. Am J Epidemiol 1988, 127(2): 337–352

Soubrier, M., et al.: Erosive polyarthritis triggered by vaccination against hepatitis B. Presse Medicale 1997, 26(2): 75

Stratton, K.R., et al., Institute of Medicine: Adverse events associated with childhood vaccines: evidence bearing on causality. National Academy Press, Washington, D.C., 1994

Struve, J.: Utility of an anonymous questionnaire for the identification of a primary transmission route and possible secondary transmission in adults with acute Hb. Eur J of Epid, 1996, 12: 319–322

Stück, B.: Die neue STIKO-Empfehlung – Hepatitis-B-Impfung bei Kindern und Jugendlichen. Fortbildungsveranstaltung des Berufsverbandes der Ärzte für Kinderheilkunde und Jugendmedizin e.V. am 6.7.1996 (Leonberg) – zitiert nach Meinecke (1999)

Stück, B.: Hepatitis-B-Impfung im Kindergartenalter. Pädiatr Prax 1997, 53: 336–338

Stück, B.: Fragliche Impfschäden nach Hepatitis-B-Impfung. Pädiatr Prax 1999, 56: 491–494

Tartaglino, L.M., et al.: MR imaging in a case of postvaccination myelitis. Am J Neuroradiol 1995, 16: 581–582

Thefeld, W., et al.: Hepatitis-B-Durchseuchung in der deutschen Bevölkerung. Bundesgesundheitsbl 1994, 37: 372–377

Tourbah, A., et al.: Encephalitis after hepatitis B vaccination: recurrent disseminated encephalitis or MS? Neurology, 1999, 53(2): 396–401

Trevisani, F., et al.: Transverse myelitis following hepatitis B vaccination. J Hepatol 1993, 19: 317–318

Tudela, P., Marti, S., Bonal, J.: Systemic lupus erythematosis and vaccination against hepatitis B. Nephron 1992, 62(2): 236

Van de Gjin, E.J., et al.: Bilateral optic neuritis with branch retinal artery occlusion associated with vaccination. Documenta ophth 1994, 86: 403–408
Vaultier, G., Carty, J.E.: Acute sero-positive rheumatoid arthritis occurring after hepatitis vaccination. Brit J Rheumatol, 1994, 33: 991–998
WHO: Statement from the Global Advisory Committee on Vaccine Safety. The Global Advisory Committee on Vaccine Safety reassuring about suggested risk of childhood leukaemia following hepatitis B vaccination. August 2003, www.who.int/vaccine_safety/topics/hepatitisb/leukaemia/statement200308/en/
Williams, J.R., et al.: The transmission dynamics of hepatitis B in the UK. A mathematical model for evaluating costs and effectiveness of immunization programs. Epidemiol Infect 1996, 166: 71–89
Wise, R.P., Kiminyo, K.P., Salive, M.E.: Hair loss after routine immunizations. JAMA 1997, 278(14): 1176–1178
Zipp, F., Weil, J.G., Einhaupl, K.M.: No increase in demyelinating diseases after hepatitis B vaccination. Nat Med 1999, 5(9): 964–965

Masern

Die Masernerkrankung

Die Masern sind eine hoch fieberhafte, extrem ansteckende Viruserkrankung. Nach einer Inkubationszeit von acht bis zwölf Tagen beginnen sie mit Fieber, Krankheitsgefühl, Schnupfen, Bindehautentzündung und intensivem Husten. An der Wangenschleimhaut gegenüber den Backenzähnen findet man anfangs oft weiße, kalkspritzerartige Flecken (»Koplik'sche Flecken«). Nach einem kurzen Fieberabfall am dritten bis vierten Tag kommt es erneut zu starkem Fieberanstieg und dem typischen Hautausschlag, der am Kopf beginnt und sich nach unten ausbreitet. Er besteht aus stark geröteten, bis etwa einen Zentimeter großen Flecken, die zum Zusammenfließen neigen und sich vom Hals über den Stamm und die Gliedmaßen ausbreiten. Drei bis vier Tage nach Auftreten des Ausschlags klingt das Krankheitsbild allmählich ab, sodass die Masern nach etwa einer Woche überstanden sind.
Die Epidemiologen des Paul-Ehrlich-Institutes empfehlen, Masernerkrankungen labordiagnostisch zu sichern, weil viele, vor allem

jüngere Ärzte mit dem Krankheitsbild nicht mehr vertraut sind. Die Diagnose kann entweder durch Virusnachweis aus einem Rachenabstrich, aus dem Urin oder durch Antikörperbestimmung aus dem Blut gestellt werden.

Ansteckend sind die Masern von fünf Tagen vor bis vier Tage nach Ausbruch des Ausschlags. Erwachsene zeigen in der Regel einen wesentlich schwereren Krankheitsverlauf als Kinder. Bei einem kleinen Teil der Infizierten können die Masern auch ohne Krankheitssymptome verlaufen (Kummer 1999).
Eine ursächliche Behandlung gibt es nicht. Empfohlen werden in den Lehrbüchern bei bakteriellen Komplikationen Antibiotika, ansonsten symptomatische Maßnahmen wie Fiebersenkung, was aber, wie weiter unten ausgeführt, problematisch sein kann.
Seit dem 1. Januar 2001 besteht aufgrund des Infektionsschutzgesetzes bei einer Masernerkrankung eine namentliche Meldepflicht an das Gesundheitsamt. Kontaktpersonen von Erkrankten, die selbst weder Masern durchgemacht haben noch geimpft sind, dürfen vierzehn Tage lang keine Gemeinschaftseinrichtungen (Kindergarten, Schule etc.) besuchen – es sei denn, sie haben nachweislich Masernantikörper oder lassen sich innerhalb von drei Tagen nach Masernkontakt impfen.
Bei weitem nicht jeder Fall von Masern wird gemeldet; die Dunkelziffer des aktuellen Meldesystems ist unbekannt. In den letzten Jahren haben die Erkrankungszahlen jedoch einen starken Abwärtstrend: Ende der neunziger Jahre vermutete man mehrere zehntausend Krankheitsfälle pro Jahr. 2002 wurden in Deutschland noch 4657, 2003 nur noch 778 Erkrankungen gemeldet (EB 2004). Besonders seit der zweiten Jahreshälfte 2003 ist ein starker Rückgang der Meldungen zu verzeichnen.

Komplikationen der Masern

Die Masern sind eine schwere Krankheit, die durchaus ernst genommen werden muss. Typische Komplikationen sind Pseudokrupp, Ohrenentzündung, Bronchitis und Lungenentzündung. Sie entstehen zum Teil durch die vorübergehende krankheitsbedingte Immunschwäche. Gelegentlich kommt es zu Blutungen durch Blutplättchenabfall (Thrombozytopenie). Fieberkrämpfe sind bei Masern häufig - nach Allerdist (1979) etwa 1 zu 250 –, aber ebenso wie nach der Masernimpfung gutartig.

Die gefährliche Masern-Enzephalitis (Gehirnentzündung) tritt bei Kindern in den ersten vier Lebensjahren bei einem von 15000 Masernfällen, bei Fünf- bis Neunjährigen bei einem von 5500, bei über Zehnjährigen bei einem von 2500 auf (Conybeare 1956, Gritz 1999). Ist der Verlauf dieser Komplikation im Kindesalter oft mild, so sind Säuglinge, Jugendliche und Erwachsene mehr bedroht. Bei nur etwa 60 Prozent heilt die Enzephalitis folgenlos aus, bei zirka 25 Prozent hinterlässt sie Dauerschäden, 15 Prozent sterben (Schaad 1997). Erste Anzeichen der Enzephalitis, die meist innerhalb der ersten zwölf Tage nach Auftreten des Masernausschlags einsetzt, sind Schläfrigkeit, Kopfschmerzen, Nackensteife und Erbrechen. Später kann es zu Bewusstlosigkeit und Krampfanfällen kommen. Die Diagnose wird durch Analyse des Rückenmarkswassers (Liquor) und eine Hirnstromableitung (EEG) gestellt.

Eine sehr seltene Spätkomplikation Monate bis Jahre nach den Masern ist die SSPE (subakute sklerosierende Panenzephalitis), eine Gehirnentzündung, die immer tödlich ausgeht. Einer von 100000 Masernkranken ist davon betroffen.

Enzephalitis und Lungenentzündung können schlimmstenfalls auch zum Tode führen. Die Masernsterblichkeit sank zwischen 1900 und 1969 von 1 zu 100 auf 1 zu 5000 (Nightingale 1999) und liegt heute in Deutschland nach offiziellen Angaben bei 1 zu 10000 bis 20000 (Gbe 2002, RKI 2002). Zwischen 1991 und 1995 wurden 27 Todesfälle bei etwa 100000 Erkrankungen jährlich (EB 1999) gemeldet, zwischen 1998 und 2002 wurden elf Todesfälle registriert. Bei den Masernepidemien in den Niederlanden 1999, in Irland 2000 und bei einer Untersuchung in anthroposophischen Arztpraxen 1999 kam es mit 1 zu 1000 Fällen zu einer relativ hohen Sterblichkeit (EB 2000, Kummer 1999). Die beiden größeren Masernausbrüche im Jahr 2002 hatten jedoch einen günstigeren Verlauf: In Coburg wurden zwar von 1170 Erkrankten 43 ins Krankenhaus eingewiesen, es gab jedoch keine schweren Komplikationen mit Spätfolgen.

In Italien traten unter etwa 24000 Erkrankten drei Todesfälle und dreizehn Fälle von Enzephalitis auf (Rabe 2004).

Mit zunehmendem Alter der Masernkranken steigt auch die Komplikationsrate der Erkrankung: in Deutschland von 4,2 Prozent Ende der achtziger Jahre auf 11,4 Prozent Mitte der neunziger Jahre (Windorfer 1999). In den USA stieg die Sterblichkeit durch Masern nach Beginn der Massenimpfungen um das Zehnfache an (NVAC 1991). Besonders gefährdet sind Säuglinge, chronisch kranke Kinder und Erwachsene. Mehr als jeder dritte Todesfall ereignet sich im ersten Lebensjahr.
Bei über 85 Prozent der Kinder, die Masernkomplikationen erleiden, ist der Ernährungszustand ungenügend; sie haben ein mindestens vierhundertfaches Risiko für Komplikationen und Todesfälle, verglichen mit Kindern aus guten sozialen Verhältnissen (Nightingale 1999). 98 Prozent der Masernsterbefälle ereignen sich daher in Entwicklungsländern. In der Dritten Welt gehören die Masern heute immer noch zu den häufigsten Todesursachen, verantwortlich für jährlich etwa 800000 Todesfälle – davon 500000 allein in Afrika – und 10 Prozent aller Sterbefälle bei Kindern unter fünf Jahren (Christopher 1996, MMWR 2003). Leider fehlen Untersuchungen über die soziale Situation, den Ernährungszustand und die Altersstruktur der Patienten mit Masernkomplikationen in den entwickelten Ländern.
Vitamin-A-Mangel begünstigt einen schweren Masernverlauf (Traoré 1998). Durch die Gabe von hoch dosiertem Vitamin A kann die Sterblichkeit und Komplikationsrate um bis zu 80 Prozent reduziert werden (D'Souza 2003). Die WHO empfiehlt je 200000 IE Vitamin A an zwei aufeinander folgenden Tagen; ein geeignetes Präparat sind beispielsweise Vitadral-Tropfen, jeweils 4 Milliliter an beiden Tagen.

Die Sterblichkeit der Masern steigt auf das Siebenfache, wenn das Fieber medikamentös gesenkt wird (Witsenburg 1992). Unter diesem Aspekt sollten schwere oder tödliche Masernverläufe auch bei uns untersucht werden. Die Empfehlung zur Fiebersenkung, die immer noch in den Lehrbüchern zu lesen ist, muss revidiert werden.

Positive Aspekte der Masern

Die Masern haben offenbar einen günstigen Effekt auf das Immunsystem. Eine bekannte positive Folge ist die heilende Wirkung bei chronischen Erkrankungen wie Schuppenflechte (Chakravati 1986) oder dem nephrotischen Syndrom, einer schweren chronischen Nierenerkrankung. Die ärztliche Behandlungshäufigkeit infektanfälliger Kinder sinkt deutlich nach durchgemachten Masern (Kummer 1992). Kinder in der Dritten Welt neigen nach einer Masernerkrankung weniger zu Parasitenbefall und Malaria (Rooth 1992). Das Durchmachen von Kinderkrankheiten, insbesondere Masern, Röteln und Mumps, ergibt im späteren Leben ein vermindertes Krebsrisiko, einschließlich Brustkrebs. Bei ehemaligen Masernpatienten beträgt es weniger als die Hälfte (Albonico 1998). Auch multiple Sklerose ist bei Menschen seltener, die in der Kindheit Masern hatten (Kesselring 1990).
Masern verringern sehr wahrscheinlich das Risiko, im späteren Leben an Allergien zu erkranken. Eine finnische Studie mit Datenmaterial aus den achtziger Jahren bestätigt diesen Zusammenhang zwar nicht (Paunio 2000a). Nach einer größeren afrikanischen Untersuchung aber haben Kinder nach überstandener Masernerkrankung im späteren Leben ein um die Hälfte niedrigeres Risiko für allergische Krankheiten als Geimpfte (Shaheen 1996). Heuschnupfen ist bei Kindern in Mehrkindfamilien seltener, wenn sie Masern durchgemacht haben, als wenn sie geimpft wurden (Lewis 1998).

Die Politik der Masern-Ausrottung

Die WHO hat sich die Ausrottung der Masern auf die Fahnen geschrieben – unbeirrt von der sehr unterschiedlichen Situation in Industrie- und Entwicklungsländern. Auch Deutschland hat sich in einer »Konsensuskonferenz«, die vom Impfstoffhersteller Chiron Behring veranstaltet worden war, gegenüber der WHO zur Ausrottung der Masern verpflichtet (EB 1998).
Nach Auffassung der WHO ist die weltweite Ausrottung technisch

machbar, jedoch stehen dem organisatorische, politische und vor allem finanzielle Probleme entgegen (WHO 1996a). Viele Fachleute halten das Ziel für unrealistisch. Gerade Länder mit hoher Masernsterblichkeit haben keine organisatorischen und finanziellen Ressourcen, die notwendige Durchimpfungsrate von 95 Prozent zu erzielen (CDC 1997). Die Entwicklungshilfe ist seit Jahren rückläufig, und über private Quellen ist eine globale Impfkampagne kaum finanzierbar. Die Impfraten sinken weltweit eher ab, beispielsweise zwischen 1990 und 1999 bei Masern, Keuchhusten, Polio, Diphtherie, Tetanus und Tuberkulose von 80 Prozent auf 74 Prozent (WHO 2001). Teure Massenimpfprogramme können die sozioökonomische Situation der betroffenen Bevölkerungsschichten sogar weiter verschlechtern.

In Südostasien liegt die Masernimpfrate bei 50 bis 72 Prozent, in den meisten Entwicklungsländern außer Lateinamerika unter 60 Prozent, in Zentralafrika unter 40 Prozent (MMWR 2003). In jedem fünften Land, darunter vor allem afrikanische und südasiatische Entwicklungsländer, wird keine zweite Masernimpfung angeboten. Nicht einmal die Länder Ost- und Südeuropas haben, wie das Robert-Koch-Institut beklagt, genügend Mittel für eine ausreichende Maserndurchimpfung (RKI 1997). Der Zeitpunkt der endgültigen »Ausrottung« der Masern rückt in immer weitere Ferne.

Als weiteres großes Hindernis einer Masernausrottung zeichnet sich ab, dass das Masernvirus auch bei weitgehender »Durchimpfung« weiter zirkuliert und sogar von Geimpften auf Geimpfte übertragen werden kann (Damien 1998). Ein Stopp des Impfprogramms wäre also selbst bei anscheinendem Verschwinden der Masernerkrankung gefährlich. Insofern hängt, wie der Homöopath H.-J. Achtzehn sarkastisch anmerkt, bald die ganze Welt wie ein »Impfjunkie« am Tropf der Pharmaindustrie, die auf diese Weise Milliardengewinne einfährt (Achtzehn 1998).

In den Industrieländern sind die zur Masernausrottung erforderlichen Impfraten nur durch Zwangsimpfungen und andere Eingriffe in die persönliche Freiheit wie Quarantänemaßnahmen oder Überwachung der Immunitätslage in der Bevölkerung zu erreichen. Das würde jedoch zumindest in Europa erhebliche politische Widerstände hervorrufen. In Deutschland liegt die Impfquote selbst in Großstädten mit 78 bis 87 Prozent weit unter den für eine Ausrottung der Krankheit erforderlichen 95 Prozent – ganz zu schweigen von den nur 5 bis 15 Prozent der Schulanfänger, die ein zweites Mal geimpft sind (EB 2003).

Aus den USA, von der Weltgesundheitsorganisation und von der deutschen »Arbeitsgemeinschaft Masern« kommen bereits Klagen über die schlechte Impfmoral in Europa, vor allem in Deutschland, Italien und Frankreich. Deutschland wird als »Masernnotstandsgebiet« bezeichnet (*Spiegel* 2000).

Das am 1. Januar 2001 in Kraft getretene Infektionsschutzgesetz sieht vor, in Fällen von Epidemien das Grundrecht auf körperliche Unversehrtheit aufzuheben und Zwangsimpfungen etwa gegen Masern durchzuführen (Paragraph 20, 6–7). Grundlage hierfür ist die mit diesem Gesetz eingeführte Meldepflicht von Masern. Die Möglichkeit, durch Zwangsmaßnahmen hohe Impfquoten durchzusetzen, ist die konsequente Fortsetzung einer Impfpolitik, die sich die Ausrottung von Krankheiten zum Ziel gemacht hat. Vorrang hat nicht mehr die umfassende Aufklärung und informierte Einwilligung des Einzelnen in die Impfmaßnahme, sondern die möglichst rasche und vollständige Durchimpfung der Bevölkerung. Daher werden die Nebenwirkungen und langfristigen epidemiologischen Probleme der Impfung systematisch heruntergespielt. Der Interessenkonflikt der öffentlichen Gesundheitsbehörden wie STIKO oder Paul-Ehrlich-Institut tritt hier offen zutage.

Der amerikanische Kongressabgeordnete D. Weldon machte diesen Interessenkonflikt in einem Statement bei einem öffentlichen Hearing klar, dem auch die amerikanischen Centers of Disease Control unterliegen:

> »Die CDC haben einen immanenten Interessenkonflikt, der zur Voreingenommenheit bei jeglicher Untersuchung führt. Aufgabe der CDC ist es, Impfungen zu fördern, für hohe Durchimpfungsraten zu sorgen und die Sicherheit der Impfstoffe zu überwachen. Sie sind ihr eigener Wachhund, was weder üblich noch erwünscht ist, wenn es um unvoreingenommene Untersuchungen geht ... Ungünstige Sicherheitsstudien würden zu niedrigeren Impfraten führen. Außerdem müssten bei

einem gesicherten Zusammenhang zwischen Impfungen und Autismus die Beamten der CDC zugeben, dass ihre Politik Tausende von Kindern irreparabel geschädigt hätte. Wer von uns sähe sich gern mit einer solchen Schlussfolgerung konfrontiert? Aber genau das wird von den CDC verlangt. Weiterhin ist die Beziehung zwischen den CDC und den Impfstoffherstellern extrem eng geworden. Vor diesem Hintergrund müssen wir Studien beurteilen, die durch oder für die CDC durchgeführt werden ...« (Weldon 2004).

Die Masernimpfung

Die seit 1972 gebräuchlichen Masernimpfstoffe bestehen aus abgeschwächten Lebendviren, die auf Zellkulturen von Hühnerembryos oder Hühnerbindegewebe angezüchtet werden. Sie enthalten außerdem Gelatine und Spuren von Antibiotika, meist Neomycin, sowie je nach Präparat verschiedene weitere Hilfsstoffe wie Dextran, Humanalbumin, Polysorbat und Phenolsulfonphthalein. Es gibt den Masernimpfstoff auch in Kombination mit dem Mumps- und Rötelnimpfstoff (MMR). Die Kombination MM (Masern-Mumps) ist in Europa nicht mehr verfügbar.

Die Masernimpfung wird in Deutschland seit 1974, die Masern-Mumps-Röteln-Impfung (MMR) seit 1980 von der STIKO für alle Kinder im zwölften bis fünfzehnten Lebensmonat empfohlen. Bei Kindern in Kinderkrippen soll die Impfung schon ab dem neunten Lebensmonat vorgenommen, jedoch wegen der möglichen Neutralisierung durch mütterliche Antikörper dann im zweiten Lebensjahr wiederholt werden.

Seit 1991 empfiehlt die STIKO, jedes Kind zweimal gegen Masern zu impfen. Der Zeitpunkt der zweiten Impfung wurde 2001 vom sechsten auf das zweite Lebensjahr vorgezogen, frühestens vier Wochen nach der ersten Impfung. In der Fachliteratur gibt es nach STIKO-Angaben keinen Hinweis auf die Schädlichkeit einer wiederholten Masern-, Mumps- oder Rötelnimpfung (STIKO 1997). Dies wurde allerdings bisher auch nie gezielt untersucht. In den USA werden inzwischen von offizieller Seite Studien zur Sicherheit wiederholter Lebendimpfungen gefordert (MMWR 1999). Eine Al-

ternative zur zweimaligen Impfung ist die Titeruntersuchung aus dem Blut frühestens vier Wochen nach der Impfung.
Als so genannte »Inkubationsimpfung« kann die Masernimpfung einen Masernausbruch verhindern, wenn sie innerhalb von 72 Stunden nach Masernkontakt durchgeführt wird. Im Falle einer Masernepidemie kann das Gesundheitsamt »Riegelungsimpfungen« anordnen – auf diese Weise soll versucht werden, die Weiterverbreitung der Erkrankung zu verhindern. Bei Verweigerung der Impfung wird der Kontaktperson auf Grundlage des Paragraphen 4 Absatz 3 des Infektionsschutzgesetzes der Besuch von Gemeinschaftseinrichtungen bis zwei Wochen nach dem Masernkontakt untersagt.
Die Impfung verbietet sich in der Schwangerschaft, bei Personen, die gegen Gelatine oder Neomycin allergisch sind oder eine schwere Hühnereiallergie haben, bei angeborener oder erworbener Immunschwäche, bei Krebserkrankungen oder während der Krebstherapie. In den drei Monaten nach der Impfung sollte eine Frau nicht schwanger werden.
In Ländern der Dritten Welt scheint die Masernimpfung zu einer allgemeinen Abnahme der Kindersterblichkeit zu führen. Dies ist nicht allein mit der Abnahme von Masernkomplikationen zu erklären, sondern hängt vermutlich mit einer unspezifischen Wirkung auf das Immunsystem zusammen (Aaby 2003). Die Masernimpfung muss unter anderem deswegen in Ländern mit niedrigem Lebensstandard und hoher Kindersterblichkeit anders beurteilt werden als in Industrieländern.

Die Wirksamkeit der Masernimpfung

Der Masernimpfstoff ist ohne Zweifel wirksam: Mit zunehmender »Durchimpfung« der Bevölkerung kommt es zu einem deutlichen Rückgang der Masernerkrankungen (EB 2004). In Finnland gibt es zurzeit kaum noch Masernfälle, und auch in Deutschland ist in den letzten Jahren ein dramatischer Rückgang der Masern zu beobachten.
Diese Entwicklung ist jedoch nur eine vorübergehende Phase, die sich »Honeymoon« nennt. Nach Erfahrungen aus der Praxis und

mathematischen Berechnungen folgen auf diese Periode immer wiederkehrende Masernausbrüche gerade in Bevölkerungsgruppen, die keinen zuverlässigen oder lebenslangen Schutz vor den Masern erworben haben. Da dies in der Impfära vor allem Säuglinge und Erwachsene sind, ist mit einem dramatischen Anstieg der Komplikationsrate zu rechnen. Das Massenimpfprogramm gegen Masern lässt sich in dieser Hinsicht mit der Nutzung der Atomenergie vergleichen: Für einen kurzfristigen Gewinn handeln wir uns und unseren Nachkommen langfristig Probleme ein, die schwer zu bewältigen sind. Die Empfehlung zur Masernimpfung aller Kinder erfüllt nicht das Kriterium der Nachhaltigkeit.

Die Hauptprobleme der Masernimpfung sind die unsichere Wirkung und Wirkdauer im Einzelfall und der unsichere Langzeitschutz in der Gesamtbevölkerung. Schon lange ist bekannt, dass eine einmalige Masernimpfung keinen sicheren Schutz bietet. 10 Prozent sind »primäre Impfversager«. Sie bilden aus genetischen Gründen von vornherein keine Antikörper und können trotz Impfung an Masern erkranken (Jacobson 2004). In den USA betraf die Hälfte der Masernfälle in den späten achtziger Jahren Heranwachsende und Erwachsene, die als Kinder einmal geimpft worden waren. In den neunziger Jahren wurde aufgrund dieser Entwicklung die zweite Masernimpfung eingeführt – nicht als Impfauffrischung wie bei den Totimpfstoffen, sondern als »Auffangimpfung«, um noch möglichst viele der Impfversager zu schützen.

Von dieser zweiten Impfung profitiert jedoch höchstens jeder zweite Impfversager (Cohn 1994). Masernerkrankungen bei zweimal Geimpften sind daher auch in den »durchgeimpften« USA keine Seltenheit. In Finnland kam es zu einer Masernepidemie unter mehrfach geimpften Schulkindern mit einer hohen Ansteckungsrate: Während einer Schülerversammlung in einer »schlecht belüfteten Halle ohne Tageslicht« wurden 22 Kinder von einem Masernkranken angesteckt. Nach Auffassung der Epidemiologen kann es bei intensivem Kontakt zu »astronomischen Ansteckungsraten« kommen, wobei der Krankheitsverlauf durch die vorausgegangenen Impfungen nicht einmal abgeschwächt wird (Paunio 1998).

Mit keiner Impfstrategie gelingt es daher, über 95 Prozent der Bevölkerung zu schützen (Klein 1999). Selbst bei der zweimaligen Impfung von 90 bis 95 Prozent der Bevölkerung, einem derzeit kaum realistischen Szenario, kämen 10 bis 15 Prozent jedes Jahrgangs ungeschützt ins Erwachsenenalter und könnten bei Kontakt erkranken. In Deutschland wären das künftig in jedem Jahrgang 70000 bis 100000 Erwachsene, die gewissermaßen auf der »Zeitbombe Masern« sitzen.

Auch »sekundäre Impfversager«, die den zunächst erzielten Impfschutz wieder verlieren, gefährden auf längere Sicht den Erfolg des Masernimpfprogramms. Ihre Zahl dürfte künftig größer sein als vermutet, da mit zunehmender Durchimpfung der Kontakt mit dem Masern-Wildvirus unwahrscheinlicher wird (Cohn 1994, Paunio 2000b). Die Geimpften können ihren Impfschutz nicht mehr wie zu Beginn der Impfära durch Kontakt mit dem Wildvirus auffrischen (»boostern«). Die anfangs euphorischen Erwartungen an die Masernimpfung gründeten sich wohl darauf, dass diese Boosterung damals durch das häufige Vorkommen der Masern stattfand, so wie das in den Ländern der Dritten Welt heute noch die Regel ist (Whittle 1999). Fällt der Masernkontakt bei immer erfolgreicheren Impfprogrammen weg, ist ein allmählich wachsender Prozentsatz von Ungeschützten zu erwarten – J. Mossong (1999) spricht von bis zu 80 Prozent der Geimpften –, die schließlich bei Infektion mit Wildviren explosionsartig in großem Ausmaß erkranken können.

Die messbaren Antikörper sinken tatsächlich bei vielen Impflingen relativ schnell ab (Singh 1997, Mitchell 1998, Tische 1999). Vor Einführung der Masernimpfung hatten in den USA 99 Prozent der Fünfzehnjährigen die Masern durchgemacht und somit einen lebenslangen Schutz vor einer erneuten Masernerkrankung. Sechzehn Jahre nach Einführung der Masernimpfung waren bei 14 Prozent der Untersuchten keine Masernantikörper zu finden (Severyn 1995). Es wird sich erst erweisen müssen, ob die Betroffenen nach einer Ansteckung mit Masern ausreichend schnell wieder Antikörper bilden.

Zunehmende Gefährdung von Risikogruppen

Ein großer Nachteil der Masernimpfung ist der fehlende Nestschutz bei Kindern geimpfter Mütter. Die Empfänglichkeit für Masern ist bei ihnen dreimal so hoch wie bei Kindern von Müttern, die Masern durchgemacht haben, denn die Impfung hinterlässt geringere Antikörperspiegel als die Erkrankung (Kamat 1994, Maldonado 1995, Papania 1999). Während früher der Nestschutz bei Kindern im Alter von sechs Monaten nahezu perfekt war, lassen sich in diesem Alter heute nur noch bei 4 Prozent der Kinder Masernantikörper nachweisen (del Buono 2003). In den neunziger Jahren war bereits jeder vierte Masernkranke in den USA unter zwölf Monate alt, die Hälfte der in den USA gemeldeten Masernfälle gehört heute zu den Risikogruppen Säuglinge und Erwachsene (Haney 1992, Gold 1997). Fälle von Masernepidemien unter Säuglingen sind keine Seltenheit mehr, jeder fünfte Maserntodesfall in den USA betrifft ein Kind im ersten Lebensjahr (IOM 2001, MMWR 2004).
Die Impfung kann jedoch nicht immer weiter vorverlegt werden, da sie vor dem Alter von sechs bis neun Monaten zu keiner ausreichenden Antikörperbildung mehr führt (Gans 1998). Säuglinge sind heute also mehr von Masern bedroht als je zuvor.
So wird durch die Masernimpfung zwar bei den meisten Impflingen zunächst ein individueller Schutz erzielt, für die Bevölkerung als Ganzes entstehen jedoch auf längere Sicht große Probleme. Es ist zu befürchten, dass durch die gegenwärtigen Impfprogramme die stabile natürliche Durchseuchung der Bevölkerung untergraben wird und in regelmäßigen Abständen gefährliche Epidemien mit Erkrankungen gerade bei Risikogruppen, nämlich Säuglingen und Erwachsenen, auftreten (Levy 1984).
Das wichtigste Ziel der Masernimpfung, nämlich der Rückgang der Enzephalitis, wird allem Anschein nach verfehlt. In Finnland nahmen die Fälle von Masern-Enzephalitis zwar drastisch ab, doch stiegen stattdessen die Fälle von Enzephalitis anderer Ursache an, sodass die Gesamthäufigkeit schwerer Gehirnentzündungen mit Folgeschäden in etwa gleich blieb. Die vorherrschenden Erreger der Erkrankung sind heute Viren des Atemtrakts und des Verdauungssystems oder andere Erreger wie Chlamydien, HHV6-, Ebstein-

Barr- und Varizella-Zoster-Virus (Koskiniemi 1997). Sie haben sozusagen die ökologische Nische gefüllt, die das Verschwinden des Masernvirus hinterlassen hat – ein Beleg für die Tatsache, dass nicht so sehr der Erreger, sondern das »Terrain«, also die Krankheitsbereitschaft, die Hauptrolle spielt.

Masern- und MMR-Impfnebenwirkungen

Ein großes Problem der weltweiten Impfprogramme ist das hohe Erkrankungsrisiko durch unsterile Injektionen. In zwei Dritteln aller Länder der Welt ist etwa jede dritte Impfverabreichung unsteril. Dies birgt einerseits ein hohes Risiko von Krankheitsübertragung, vor allem von Hepatitis B, Hepatitis C oder Aids, deren Auswirkungen im Vergleich zum Nutzen der Impfprogramme nicht untersucht sind (WHO 1996b). Zum anderen kommt es häufig zu bakteriellen Infektionen bis hin zu Sepsis und Todesfällen, wie der Bericht über den Tod von 79 Kindern in Indien nach einer MMR-Impfung zeigt (Sood 1995). Ein möglicher Ausweg ist in Form einer Aerosolimpfung in Sicht, mit der seit 1984 experimentiert wird. Bei dieser Art der Immunisierung wird das Masernimpfvirus auf die Nasenschleimhaut gesprüht (Dilraj 2000).

In den meisten Studien, die sich mit der Sicherheit der Masern- oder der MMR-Impfung befassen, wurden die Impflinge nur drei Wochen nachbeobachtet – ein längerer Zeitraum wird für unnötig gehalten, da das Impfvirus nur in der zweiten Woche nach der Impfung im Blut nachweisbar ist (»Virämie«). Die überwiegende Zahl der Sicherheitsstudien wurde lediglich mit dem Einzelimpfstoff durchgeführt, nicht mit der üblichen Kombination MMR (Masern-Mumps-Röteln). Zudem gibt es praktisch nur epidemiologische, kaum experimentelle Studien zur Impfsicherheit (Howe 1993). Diese Situation ist völlig unzulänglich, da insbesondere bei Lebendimpfungen durch überlebende Viren (»Viruslatenz«), durch Virusmutation und durch mögliches Auftreten von Autoantikörpern mit Impfschäden noch nach Monaten oder Jahren gerechnet werden muss. Der kanadische Epidemiologe W. Spitzer meint zu diesem Problem:

»Wir müssen uns große Sorgen darüber machen, dass die Unbedenklichkeit [des MMR-Impfstoffs] bisher nicht nachgewiesen werden konnte ... Ich bin einerseits besorgt, weil wir [beim Nachweis von schweren Nebenwirkungen] den MMR-Impfstoff als nützlichen und effektiven Impfstoff verlieren könnten, andererseits auch deswegen, weil offensichtlich nichts dafür getan wird, seine Sicherheit zu dokumentieren. Während viele Studien zum Nachweis der Wirksamkeit des MMR-Impfstoffs durchgeführt wurden, konnte ich keine einzige Studie finden, bei der es um seine Sicherheit (verglichen mit der Wirksamkeit) hinsichtlich möglicher Folgeerkrankungen und Nebenwirkungen geht. Ich kann nicht verstehen, warum die Behörden keine aussagekräftigen Sicherheitsstudien verlangt haben oder – wenn es solche gibt – warum sie nie veröffentlicht wurden. Ich bin auch darüber beunruhigt, dass es keine einzige Studie zur MMR-Impfung gibt, bei der ein größeres Kollektiv geimpfter und ungeimpfter Kinder miteinander verglichen wird« (Spitzer 2001).

Problematisch ist allein schon die Verabreichung von Impfstoffen mit mehr als einem Lebendvirus, da auf verschiedene Weise Wechselwirkungen auftreten können. Eine Mischung auch abgeschwächter Viren hat durch möglichen Austausch von genetischem Material ein hohes Risiko für Veränderungen in den Viruseigenschaften. So kann es zur Entstehung neuer Krankheiten kommen (Javier 1986, De Long 1984, Odent 1996). Wird etwa durch eines der Impfviren eine Immunsuppression erzeugt, kann es durch die anderen Impfviren zu einer schleichenden Infektion kommen (Halsey 1993). Bei Patienten mit einer autoimmunen Leberentzündung beispielsweise konnten mehrere Jahre nach der Masernimpfung noch Masernimpfviren im Lebergewebe nachgewiesen werden (Kawashima 1996). Bei einem Enzephalitiskranken fand sich das Impfvirus noch acht Monate nach der Masernimpfung in einer Gewebeprobe des Gehirns (Bitnun 1999). Bei autistischen Kindern gelang der Nachweis von Masernimpfviren in weißen Blutkörperchen, in der Darmschleimhaut und im Gehirnwasser (Bradstreet 2004).
Schon länger ist bekannt, dass Personen mit Masernantikörpern, die nie einen Masernausschlag hatten – etwa nach »still« durchgemachten Masern oder nach einer Masernimpfung –, im späteren

Leben eher an Autoimmunerkrankungen wie multipler Sklerose, an degenerativen Knochen- und Knorpelerkrankungen sowie an Haut- oder Gebärmutterkrebs leiden (Rönne 1985). Es wird vermutet, dass es den Betroffenen wegen einer entsprechenden Veranlagung nicht gelingt, das Masernwild- oder -impfvirus zu eliminieren; es wird quasi »unsterblich« und kann chronische Krankheiten hervorrufen.

Noch unklar ist die Bedeutung der Verunreinigung praktisch aller Masern- und Mumpsimpfstoffe mit dem Avian-leucosis- und dem Endogenous-Avian-Virus. Diese Erreger können bei Vögeln unter anderem Leukämie hervorrufen (Tsang 1999). Zu Folgen einer Übertragung auf den Menschen gibt es bisher keine Untersuchungen. Nie weiterverfolgt wurde auch die Entdeckung russischer Forscher in den siebziger Jahren, dass Masernimpfviren im Knochenmark von Mäusen Chromosomenschäden hervorrufen können (Cherkeziia 1979).

Ein Problem, das auch die Impfstoffe gegen Mumps, Röteln und Windpocken betrifft, ist die Verwendung von Humanalbumin. Zumindest theoretisch kann dadurch der infektiöse Auslöser des Rinderwahnsinns (BSE) übertragen werden, der beim Menschen eine Variante der tödlichen Creutzfeldt-Jakob-Erkrankung (CJE) hervorruft (Dealler 2000). Die Möglichkeit der BSE-Übertragung durch Blut konnte bei Schafen inzwischen nachgewiesen werden. A. Creange (1996) beschreibt die CJE bei einem Patienten, der sich möglicherweise durch Humanalbumininfusion aus der Blutspende eines späteren CJE-Patienten infiziert hat.

In den USA liegen aus den Jahren 1990 bis 2000 mehr als 40 000 Meldungen von Nebenwirkungen nach der MMR-Impfung vor. Auch in der medizinischen Literatur wird häufig über Komplikationen nach der MMR-Impfung berichtet. Das Komitee für Arzneimittelsicherheit in Großbritannien hat 1994 im zeitlichen Zusammenhang mit sieben Millionen MMR-Impfungen 530 schwere Impfreaktionen anerkannt, darunter mehrere Fälle von Meningoenzephalitis und chronischer Arthritis. Das errechnete Risiko schwerer Nebenwirkungen beträgt 1 zu 13 000 (Fletcher 1996, AT 1996). Die Durchimpfung weißrussischer Kinder mit MMR-Impfstoff der Firma Mérieux – bei uns unter dem Namen MMR Triplovax im Handel - im Jahr 1996 führte bei 1,3 Prozent zu »schweren Impfnebenwirkungen« (Samoilovich 1998). Auffallend ist bei den MMR-Impfnebenwirkungen die Bevorzugung des weiblichen Geschlechts, die sich auch in der erhöhten Sterblichkeit von Mädchen nach einem Hochdosis-Masernimpfstoff zeigte (Shohat 2000). In Finnland kam es zwischen 1982 und 1996 mit einer Wahrscheinlichkeit von 1 zu 10000 zu schweren Impfkomplikationen - darunter zu einem Todesfall (Patja 2000).

In einem englischen Patientenrückmeldesystem wurden von 1994 bis 1999 über 1500 Fälle von schweren Nebenwirkungen nach Masernkombinationsimpfungen gemeldet, darunter Autismus (678 Fälle), Morbus Crohn oder andere schwere Verdauungserkrankungen (235), Epilepsie (152), zentralnervöse Erkrankungen wie Meningitis oder Enzephalitis (88), Hör- und Sehstörungen (75), Gelenkschmerzen und Arthritis (50), Verhaltens- und Lernstörungen bei älteren Kindern (131), chronisches Müdigkeitssyndrom (43), Diabetes (27), Guillain-Barré-Syndrom (9), subakute sklerosierende Panenzephalitis (4), multiple Sklerose (3) und 19 Todesfälle (SFTAH 1997, Barr 2000).

Eine Auswertung des US-amerikanischen Meldesystems VAERS beziffert das Risiko für Autismus 1,5 auf 1 Million Impfungen, das für geistige Behinderung mit 1,4 und das für bleibenden Hirnschaden mit 0,7 (Geier 2003). Die Autoren halten die MMR-Impfung für riskanter als die Kombinationsimpfung TDPw mit dem alten Keuchhusten-Ganzkeimimpfstoff und fordern die Entwicklung eines besser verträglichen Masern-Totimpfstoffes.

Die folgenden Nebenwirkungen finden wissenschaftliche Bestätigung oder werden als impfbedingt diskutiert:

Virusausscheidung: Das Masernimpfvirus kann bis zu zwei Wochen nach der Impfung ausgeschieden werden (Miller 1987). Für gesunde Menschen ist dies ungefährlich, Kontaktpersonen mit Krankheiten des Immunsystems könnten jedoch dadurch gefährdet werden.

Fieber und Impfmasern: Fieber über mehrere Tage tritt bei 5 bis 15 Prozent der Geimpften auf - meist zwischen dem siebten und vierzehnten Tag nach der Impfung. In dieser Zeit kommt es bei 3 bis 5 Prozent der Impflinge sogar zu masernähnlichen Symptomen wie Fieber, Krankheitsgefühl und eventuell auch Hautausschlag. Die Symptome treten häufiger nach der MMR-Impfung auf als nach der Masernimpfung allein (Geier 2003).

Krampfanfälle: Innerhalb von sechs bis vierzehn Tagen nach einer Masern- oder MMR-Impfung treten in einer Häufigkeit von 2 zu 1000 Fieberkrämpfe auf (Miller 1989). Die Gefahr, während einer Masernerkrankung einen Fieberkrampf zu erleiden, ist allerdings wesentlich größer. Fieberkrämpfe sind harmlose Ereignisse ohne Spätfolgen. Ein erhöhtes Risiko haben Kinder, die bereits früher einen Fieberkrampf erlitten oder in deren engerer Verwandtschaft Krampfanfälle vorkommen. Hierüber sollte vor der Masernimpfung eine Aufklärung durch den Arzt erfolgen.
Selten einmal kann ein Krampfanfall auch erstes Symptom einer Impfenzephalitis sein (Ehrengut 1965). Ishikawa (1999) berichtet von einem zweijährigen Kind, das vierzehn Tage nach der Masernimpfung eine schwere Epilepsie entwickelte.

Allergische Reaktionen und Anaphylaxie: Nach einer von 65000 Masernimpfungen werden schwer wiegende allergische Reaktionen beobachtet (AT 1996). Masern- und MMR-Impfstoffe enthalten geringe Mengen des Antibiotikums Neomycin und teilweise als Stabilisator Gelatine. Zudem enthalten sie Spuren von Hühnerembryozellen, auf denen das Impfvirus angezüchtet wird. Auf jede der Komponenten ist eine Allergie möglich – mit Reaktionen von harmloser Nesselsucht bis hin zu einem akuten Asthmaanfall oder einem lebensbedrohlichen allergischen Schock. Im Masernkapitel des Buches *Impfreaktionen* von Ute Quast et al. (1997), das von dem Impfstoffhersteller Chiron-Behring kostenlos an Arztpraxen verteilt wurde, wird diese Komplikation völlig unterschlagen. Inzwischen weiß man, dass die Masernimpfung sogar anhaltende Allergien etwa gegen Gelatine und kreuzreagierende Nahrungsmittel wie Ei, Kuhmilch oder Hühnerfleisch erzeugen kann (Patja 2001).
Früher wurde Hühnereiallergikern von dem in Deutschland erhält-

lichen Impfstoff abgeraten, da eine Kreuzallergie mit den Hühnerembryozellen möglich ist. Heute sind die Impfempfehlungen optimistischer und werten eine Eiallergie nicht mehr als Gegenanzeige. Eine Hauttestung mit Hühnerei oder dem Impfstoff selbst vor der Masernimpfung ist nicht mehr empfohlen, da eine allergische Impfreaktion dadurch sogar begünstigt werden kann (Knuf 2004). Zurückhaltung ist jedoch am Platz, wenn jemand auf Hühnereigenuss schon stärkere allergische Sofortreaktionen gezeigt hat oder wenn im Haut- oder Bluttest ein hoch positiver Befund auf Hühnerei zu erheben war. Der Impfstoff Triviraten Berna, der kein Hühnerprotein enthält, sondern auf menschlichen Zellen angezüchtet ist, kann aus der Schweiz importiert werden.
MMR-Impfviren können im Laborversuch menschliche Lymphozyten so »umschalten«, dass sie vermehrt Allergieantikörper produzieren (Imani 2001). Eine Beziehung zwischen der MMR-Impfung und der weltweiten Zunahme allergischer Erkrankungen wäre somit plausibel, konnte aber in einer großen US-amerikanischen Studie nicht bestätigt werden (DeStefano 2002). Nach den Ergebnissen einer dänischen Studie erhöht die MMR-Impfung das Risiko für Neurodermitis (atopischer Dermatitis) bis zum fünfzehnten Lebensjahr zwar auf fast das Doppelte, doch bringt auch die Masernerkrankung selbst dieses Risiko mit sich (Olesen 2003).

Thrombozytopenische Purpura: Bei einem von 22000 Maserngeimpften kommt es in den sechs Wochen nach der Impfung zu einer thrombozytopenischen Purpura (Miller 2001), das sind Blutungen durch Zerfall der Blutplättchen. Dies ist auch eine geläufige Komplikation der Masernerkrankung. Erste Symptome sind punktförmige Haut- oder Schleimhautblutungen, im schlimmsten Fall kommt es zu inneren Blutungen. 58 Prozent der in Frankreich registrierten Patienten hatten extrem wenig Thrombozyten im Blut (unter 10000 pro Kubikmillimeter), bei über 10 Prozent war der Verlauf kompliziert (Jonville-Béra 1996).

Ataxie: In der zweiten Woche nach der Impfung kommt es in Einzelfällen zu einer Beeinträchtigung der Kleinhirnfunktion, wahrscheinlich infolge einer minimal verlaufenden Hirnentzündung.

Typisch ist eine Störung von Bewegungsabläufen mit Unsicherheit beim Gehen oder Greifen (Ataxie), die meist über mehrere Tage anhält. Nach einer dänischen Untersuchung tritt dies nach etwa acht von 100 000 Masern- oder MMR-Impfungen auf (Plesner 2000).

Neurologische Impfkomplikationen: In den vier Wochen nach der Masern- bzw. MMR-Impfung steigt die Wahrscheinlichkeit neurologischer Erkrankungen (Geier 2004). Allerdist (1979) gibt die Häufigkeit neurologischer Masernimpfkomplikationen mit 1 zu 2500 an. Schwerste Reaktionen neben der Impfenzephalitis sind das Guillain-Barré-Syndrom und die transverse Myelitis. Zwischen 1979 und 1992 wurden in den USA siebzehn solcher Fälle gemeldet (Grose 1976, IOM 1994, Morris 1994, Joyce 1995). Mehrere Fallbeschreibungen von Sehnerventzündungen (Optikusneuritis) nach Masernimpfungen gehen aus der medizinischen Literatur hervor, teils mit bleibenden Sehstörungen (Marshall 1985, Stevenson 1996).

Enzephalitis: Die akute Entzündung des Gehirns (Enzephalitis) ist eine geläufige Komplikation der Masernimpfung. Sie wird nicht durch das Impfvirus selbst hervorgerufen, sondern durch eine fehlgeleitete Abwehrreaktion des Körpers – ein Autoimmungeschehen, bei dem Nervenhüllen entzündlich zerstört werden. Die medizinisch exakte Diagnose lautet »akute demyelinisierende Enzephalomyelitis« oder »ADEM«.
Typischer Zeitraum des Auftretens dieser Komplikation ist der sechste bis fünfzehnte Tag nach der Impfung. In den USA werden bleibende Hirnschäden nach der Masernimpfung nur anerkannt und entschädigt, wenn die Symptome innerhalb dieser Frist einsetzten (HRSA 1997).
Die Häufigkeit der Masern-Impfenzephalitis liegt nach einer deutschen Statistik, die auf der zweifelhaften Methode der Spontanberichte von Ärzten beruht, bei 1 zu 1 000 000 Impfungen (Fescharek 1990). Nach derselben Methode errechnete man in den USA in den sechziger Jahren ein Risiko von 1 zu 643 500 (Nader 1968). Von 1991 bis 1996 wurden in den USA 166 Fälle von ADEM nach Masernimpfungen gemeldet (CDC 1998). R.E. Weibel (1998) be-

richtet von 48 Kindern, die innerhalb von fünfzehn Tagen nach der Masernimpfung an Enzephalitis erkrankten. Acht Patienten starben, die übrigen behielten neurologische Spätschäden wie motorische und geistige Behinderung oder Anfallsleiden. Auch einer der 1998 in Deutschland gemeldeten Impfenzephalitispatienten verließ die Klinik mit schwerem Hirnschaden (ESPED 1998).

Ein spanisches Forscherteam vermutet eine wesentlich höhere Impfenzephalitisrate als offiziell angegeben, da häufig nur milde Symptome auftreten (Martinon-Torres 1999). Immerhin kommt es bei 3 Prozent der Impflinge zu Veränderungen in den Hirnströmen (Fescharek 1990). Auch nach Ansicht der Deutschen Forschungsstelle für Kinderheilkunde sind die offiziellen Zahlen zu niedrig gegriffen: Angesichts von nur drei gemeldeten Fällen von MMR-Impfmeningitis im Jahre 1998 forderte sie dazu auf, bei einer ungeklärten Meningitis oder Enzephalitis nach Impfungen in den letzten sechs Wochen zu fragen (ESPED 1998).

Auch das ist noch eine zu kurze Zeitspanne, wie ein Fallbericht aus Kanada zeigt: Dort wurde durch den Nachweis des Masernimpfvirus im Hirngewebe eine Impfenzephalitis diagnostisch gesichert – die Komplikation trat über acht Monate nach der Impfung auf (Bitnun 1999). Bei autistischen Kindern findet man ebenfalls noch Monate oder Jahre nach der Masern- oder MMR-Impfung Impfvirusbestandteile im Hirnwasser (Liquor) – Kinder, die sich in den meisten Fällen bis zur Impfung normal entwickelten und danach schwere neurologische und psychiatrische Störungen aufwiesen (Bradstreet 2004).

Geht man von einer Meldefrequenz von 5 bis 10 Prozent der tatsächlichen Fälle aus, so dürfte sich das Risiko einer Impfenzephalitis irgendwo zwischen 1 zu 30 000 und 1 zu 100 000 bewegen. Allerdist (1979) fand in den siebziger Jahren unter 17 650 Masernimpflingen immerhin ein Kind mit Impfenzephalitis. Aus dieser Beobachtung lässt sich gewiss kein Risiko errechnen. Alles in allem aber dürfte die Enzephalitis nach der Masernimpfung im Kleinkindalter nicht wesentlich seltener sein als nach der Masernerkrankung.

Ab dem Alter von zehn Jahren steigt das Risiko einer Masern-Enzephalitis an (Allerdist 1979), sodass ab diesem Zeitpunkt wahrscheinlich die Vorteile der Impfung überwiegen – es sei denn, man

berücksichtigt, dass bei Geimpften die Gehirnentzündungen anderer Ursache häufiger werden (Koskiniemi 1997).
Gerade die Diskussion dieser Statistiken zeigt, auf welch unsicherem Boden Impfempfehlungen getroffen werden und wie schwierig die Entscheidung für oder gegen die Masernimpfung im Einzelfall ist. Es handelt sich um eine Gleichung mit vielen Unbekannten.

SSPE: Die subakute sklerosierende Panenzephalitis (SSPE) ist eine sehr seltene, aber dramatische und regelmäßig tödlich verlaufende Spätfolge von Masern, die praktisch zur Zerstörung des Gehirns führt. Die Häufigkeit wird mit 1 zu 100000 angegeben. Begünstigend wirkt die Kombination von Masern mit bestimmten anderen Viruserkrankungen. Auch die Masernimpfung kann SSPE hervorrufen, jedoch etwa zehn- bis zwanzigmal seltener als eine Masernerkrankung (Jabbour 1972, AT 1990). Anerkannte Fälle von impfbedingter SSPE gibt es in Großbritannien (Fletcher 1996). Nach einer polnischen Studie (Milewska 1997) hatten 80 Prozent von 239 SSPE-Patienten Masern durchgemacht, die meisten davon in den ersten beiden Lebensjahren. 11,6 Prozent waren maserngeimpft – die Hälfte trotz vorausgegangener Masernerkrankung. In meiner Praxis wurde mir der Fall eines Kindes berichtet, das im zweiten Lebensmonat Masern durchmachte, mit zweieinviertel Jahren MMR-geimpft wurde und sechs Tage nach der Impfung erste Symptome einer SSPE bekam. Die Anerkennung auf Impfschaden nach BSeuchG wurde den Eltern vom Landesversorgungsamt verweigert.
Die Häufigkeit der SSPE geht seit der Einführung der Masernimpfung zwar zurück, der Anteil an SSPE als Impffolge steigt jedoch, mit übrigens auch kürzerer Inkubationszeit (Dyken 1989). Es wird vermutet, dass das Impfvirus unter Umständen einen »schlummernden« Masernvirus weckt (»triggert«). Sollte sich das bewahrheiten, müssten alle Kinder vor der Impfung auf Masernantikörper getestet werden, um sie keiner SSPE-Gefahr auszusetzen. Zumindest muss man nach derzeitigen Erkenntnissen davon abraten, Kinder gegen Masern zu impfen, die bereits Masern durchgemacht haben. Dies betrifft vor allem Buben, die bis zur Pubertät zwar Masern, aber keine Mumps hatten: Mangels eines Mumps-Einzel-

impfstoffes könnten sie nur durch die MMR-Impfung geschützt werden.

Chronische Darmentzündungen, Morbus Crohn: Der Morbus Crohn, eine Autoimmunerkrankung des Darms mit chronischen Durchfällen, Bauchschmerzen und Gewichtsabnahme, hat in den letzten Jahrzehnten dramatisch zugenommen (ESPED 1998, Wakefield 1999). In Skandinavien wurde bei Kindern und Jugendlichen eine Zunahme um das bis zu Fünffache zwischen 1990 und 2001 beobachtet (Hildebrand 2003).
Morbus Crohn wird in Zusammenhang mit dem Masernvirus gebracht. Das Säuglingsalter scheint eine »verwundbare Phase« für das Entstehen dieser Krankheit zu sein: Kinder, die im Mutterleib – über eine Masernerkrankung der Mutter – oder in den ersten Lebenswochen Kontakt mit dem Masernvirus haben, unterliegen einem erhöhten Risiko, im späteren Leben an Morbus Crohn zu erkranken (Ekbom 1994). Der immer weiter nach vorn verlegte Impfzeitpunkt für die Lebendimpfung mit Masernviren erhöht anscheinend ebenfalls diese Gefahr (Thompson 1995).
Bei Kindern mit chronischen Darmentzündungen lassen sich häufig Masernimpfviren in Darmgewebe und Blutzellen nachweisen (Kawashima 2000). Der Gastroenterologe A. J. Wakefield (1998) berichtet von zwölf Kindern, die im zeitlichen Zusammenhang mit der MMR-Impfung eine chronisch-entzündliche Darmerkrankung entwickelten; elf von ihnen wurden auch schwer verhaltensauffällig im Sinne eines autistischen Syndroms.

Autismus: Das autistische Syndrom ist eine unheilbare und tief greifende emotionale und geistige Entwicklungsstörung, die sich in den ersten drei Lebensjahren bemerkbar macht. Die Kinder kapseln sich ab und entwickeln zwanghafte und bizarre Verhaltensauffälligkeiten. In den letzten Jahrzehnten breitete sich der Autismus aus ungeklärten Gründen explosionsartig aus. Nach B. Rimland, einem renommierten amerikanischen Autismusexperten, handelt es sich um eine ernst zu nehmende weltweite Epidemie mit einer Zunahme um das Zwei- bis Fünffache seit Mitte der achtziger Jahre (Rimland 1997) – zeitgleich mit der Einführung verschiedener Impfungen, unter anderem der MMR-Impfung. In Kalifornien kam es zwischen 1987 und 2002 zu einem mehr als sechsfachen Anstieg der Autismusfälle (DDS 2003).

Schon Mitte der neunziger Jahre war in Großbritannien bei betroffenen Eltern der Verdacht aufgekommen, dass die MMR-Impfung und der Autismus miteinander zu tun haben könnten. Im Jahr 1998 beschrieb A. J. Wakefield in der Zeitschrift *Lancet* elf Kinder mit Autismus und chronischer Darmentzündung, bei denen ein Zusammenhang mit der MMR-Impfung plausibel erschien (Wakefield 1998). Das Krankheitsbild wurde von dem Autor »autistische Enterocolitis« genannt: Dickdarmentzündung in Kombination mit Autismus:

> »Wir haben bei Kindern eine chronische Enterocolitis entdeckt, die mit neuropsychiatrischen Funktionsstörungen zusammenzuhängen scheint. In den meisten Fällen setzten die Symptome nach einer Masern-Mumps-Röteln-Impfung ein. Weitere Forschung ist nötig, um dieses Syndrom und seine mögliche Beziehung zu dieser Impfung zu überprüfen« (Wakefield 2000).

Nach Wakefields Theorie könnte es durch die MMR-Impfung zu Wechselwirkungen zwischen den Impfviren und dem Immunsystem gekommen sein, wodurch eine chronische autoaggressive Entzündung in Gang gesetzt wird. Als Erklärung für den Zusammenhang zwischen Darmerkrankung und Autismus entwickelt er die Hypothese, dass der entzündete Darm nicht mehr seine Funktion als Schranke für Giftstoffe aus der Nahrung, etwa morphinartige Eiweiße, wahrnehmen kann. Diese Stoffe können dann in den Blutkreislauf übertreten und zu Schäden im zentralen Nervensystem führen (Wakefield 2002).

Als Beleg für die mögliche ursächliche Beziehung zwischen MMR-Impfung und »autistischer Enterocolitis« führte Wakefield mehrere Krankheitsfälle an, bei denen es nach der MMR-Wiederholungsimpfung zu einer krisenartigen weiteren Verschlechterung der neurologischen und psychiatrischen Auffälligkeiten kam.

In Familien autistischer Kinder gibt es tatsächlich signifikant häufiger Autoimmunerkrankungen als in der Normalbevölkerung. Dies lässt vermuten, »dass bei der Entstehung des Autismus eine Funktionsstörung des Immunsystems in Kombination mit Umweltfaktoren eine Rolle spielt« (Comi 1999).

Bei autistischen Kindern lassen sich oft ungewöhnliche Laborbefunde erheben: Bestandteile von Masernimpfviren und atypische Antikörper gegen MMR-Impfstoffe in der Darmwand (Singh 1997, 2003, Uhlmann 2002), extrem hohe Masernantikörper im Blut *(»hyperimmune response«)* und genetisches Material von Masernimpfviren im Gehirnwasser (Sandall 2003, Bradstreet 2004) und in bestimmten Blutzellen (Kawashima 2000). Das Vorkommen der Viruspartikel in den verschiedenen Organen beweist die fortgesetzte Vermehrung des Virus nach der Impfung. Singh, einer der Entdecker dieser Besonderheiten, führte bei einem Kongress amerikanischer Mikrobiologen aus:

> »Im Licht der neuen hier vorgestellten Ergebnisse vermuten wir, dass die MMR-Impfung in etlichen Fällen von Autismus eine Autoimmunreaktion hervorgerufen hat, und zwar durch eine atypische Maserninfektion, die nicht den klassischen Masernausschlag, sondern während der Immunisierung neurologische Symptome hervorruft« (Yazbak 2003).

Aus dem US-amerikanischen Meldesystem VAERS geht ein erhöhtes Autismusrisiko bei Kindern hervor, die gegen Masern geimpft wurden (Geier 2004). Auch japanische Untersucher berichten von einem solchen Zusammenhang (Takahashi 2003). Schon früher wurde das gleichzeitige Durchmachen von Virusinfektionen wie Masern, Mumps, Röteln und Windpocken in der frühen Kindheit als eine mögliche Ursache für das Entstehen von Autismus diskutiert (Deykin 1979). So selten diese Kombination von »Wilderkrankungen« früher war, so häufig ist die Kombination von Lebendviren in Impfstoffen heute und wird vielleicht dadurch erst statistisch als Ursache fassbar. »Zusätzliche Forschungsanstrengungen sind notwendig, um einen Masernimpfstoff mit einem besseren Sicherheitsprofil herzustellen« (Geier 2004).

Mit Wakefields Veröffentlichung stand die Impflobby Kopf. Juristen der großen Impfhersteller versuchten mit massivem Druck, weitere Untersuchungen an betroffenen Kindern zu verhindern (Sandall 2003). Wakefield, mit mehr als siebzig Veröffentlichungen in renommierten medizinischen Zeitschriften ein sehr erfolgreicher Wissenschaftler, wurde massiv unter Druck gesetzt und im Dezember 2001 gezwungen, seine Stelle an der Royal Free Hospital Medical School zu kündigen. Ein Sperrfeuer von Gegenveröffentlichungen setzte ein, die den Zusammenhang zwischen Impfung und Autismus anzweifelten. Grob zusammengezimmerte Statistiken wurden aufgeboten - vor allem von H. Peltola (1998) und B. Taylor (1999). Die erste der beiden Arbeiten wurde von der Pharmafirma Merck gesponsert und weist schwere methodische Fehler auf, da nur Kinder in die Untersuchung einbezogen wurden, die in den ersten drei Wochen nach der MMR-Impfungen durch Nebenwirkungen aufgefallen waren. Die Studie von Taylor wurde vom britischen Gesundheitsministerium finanziert, das großes Interesse an der Fortsetzung der MMR-Impfkampagne hat, und weist ebenso gravierende methodische Mängel auf (Yazbak 2003). Unter anderem blieben bei ihr autistische Kinder unberücksichtigt, die nach dem fünfzehnten Lebensmonat MMR-geimpft worden waren (Sandall 2003). Beide Studien wurden in zahlreichen Leserzuschriften an die Zeitschrift *Lancet* und auch in einer Debatte an der Royal Statistical Society in London gerügt.

Eine ganze Reihe weiterer Studien, die den Zusammenhang zwischen der Masernimpfung (oder MMR-Impfung) und Autismus ablehnen, wurde inzwischen veröffentlicht. Die britische Regierung gab von 1998 bis 2003 mehr Geld für Studien aus, die Wakefield widerlegen sollten, als für die Autismusforschung insgesamt (Yazbak 2003). Die größte Untersuchung wurde in Dänemark anhand der Krankenakten von über 500 000 Kindern durchgeführt (Madsen 2002). Allen Untersuchungen fehlt jedoch die statistische Relevanz, da in keiner von ihnen geimpfte mit ungeimpften Kindern verglichen wurden.

Einigen Wissenschaftlern, die Studien gegen den Zusammenhang von Autismus und MMR-Impfung veröffentlichten, konnte Industrieabhängigkeit und Manipulation wichtiger Daten nachgewiesen werden. Schließlich steht viel Geld auf dem Spiel - und auch das Vertrauen der Bevölkerung in die öffentlichen Impfempfehlungen.

Die Autoren der dänischen Studie beispielsweise unterliegen einem enormen Interessenkonflikt, da

> »... das Staten Serum Institute nicht nur die dänische Version der CDC ist und häufig mit diesen zusammenarbeitet, sondern auch der größte Impfstoffhersteller des Landes ... Wir haben hier eine Situation, in der die Autoren von ›Studien‹ vermutlich Buchstabe für Buchstabe so veröffentlichen, dass sie ihren Job behalten« (Bernard 2004).

Methodische Mängel und Interessenkonflikte in den wichtigsten Studien sind ausführlich bei Yazbak (2003) nachzulesen. D. Weldon konnte in einem Statement vor dem Institute of Medicine bis ins Detail zeigen, wie durch massiven Druck auf die Wissenschaftler und durch geschickte Selektion und Manipulation von Daten die gewünschten Ergebnisse erzielt werden (Weldon 2003).
Nicht einmal für einen Fachmannn ist es möglich zu entscheiden, wer in dieser Diskussion die Tatsachen auf seiner Seite hat und wer bewusst oder unbewusst manipuliert. Je mehr man sich mit der Materie beschäftigt, umso mehr findet sich Anlass für Skepsis und Misstrauen.
Ein Bericht des ebenfalls interessengesteuerten US-amerikanischen Institute of Medicine kommt immerhin zu folgendem Fazit:

> »Das Komitee zieht den Schluss, dass die Beweislage gegen eine kausale Beziehung zwischen der MMR-Impfung und dem Autismus spricht, zumindest was die Gesamtbevölkerung betrifft ... Das Komitee stellt jedoch fest, dass nicht ausgeschlossen werden kann, dass bei einer kleinen Anzahl von Kindern die MMR-Impfung zur Entstehung des autistischen Syndroms beiträgt, denn die epidemiologische Beweisführung ist nicht präzise genug, seltene Nebenwirkungen der MMR-Impfung zu erfassen ...« (IOM 2001).

Bei einem Hearing des Institute of Medicine zur Autismusproblematik im Februar 2004 waren mehrere Forschungsgruppen eingeladen, die sehr ernst zu nehmende Argumente für den Autismus als Impffolge vorbrachten, etwa Dr. Bradstreet: »Wir konnten hinlängliche Anhaltspunkte für die Kausalität zwischen Thiomersal bzw.

der MMR-Impfung und neurologischen Entwicklungsstörungen darlegen« (Bradstreet 2004).
Die Forschung steht bezüglich der Impfnebenwirkung Autismus offensichtlich erst am Anfang. Die Aussage, das Problem wäre vom Tisch – wie es triumphierend in allen deutschsprachigen Blättchen und Broschüren der Pharmaindustrie und Veröffentlichungen der STIKO zu lesen war –, ist völlig unhaltbar. Der derzeitige Stand der Diskussion ist eher der, dass die weltweite Zunahme des Autismus wahrscheinlich nicht allein mit der Einführung der Masernimpfung zusammenhängt, dass aber sehr wohl Autismus und chronische Darmentzündung als echter Impfschaden plausibel sind. Das epidemieartige Auftreten autistischer Erkrankungen könnte letztlich auf einem Zusammenspiel zwischen genetischer Anfälligkeit und Umwelteinflüssen wie Impfmaßnahmen beruhen.
W. Spitzer führt derzeit mit einem internationalen Forschungsteam eine Studie zur Häufigkeit des Autismus in acht Ländern durch, in denen Kinder teils MMR-geimpft, teils nicht geimpft werden. Interessanterweise fand sich kein Geldgeber, der diese Studie finanziell unterstützt. Spitzer, der sich als Impfbefürworter bezeichnet und sich sogar als Aktionär des Impfstoffherstellers GlaxoSmithKline outet, hält einen Zusammenhang zwischen Impfung und Autismus für plausibel und wahrscheinlich. Nach seiner Aussage fehlt allen bisherigen Untersuchungen die Eichung; das heißt, es ist völlig unbekannt, wie häufig der Autismus bei ungeimpften Kindern vorkommt: »Die Befunde aus Laboruntersuchungen zeigen, dass es einen plausiblen Zusammenhang zwischen der MMR-Impfung und Autismus gibt« (Spitzer 2004, siehe auch den Abschnitt »Masern- und MMR-Impfnebenwirkungen«).
Für jede betroffene Familie ist die autistische Erkrankung eines Kindes ein äußerst tragisches Ereignis und ein starkes Argument dafür, dass die Eltern die Impfentscheidung selbst fällen und tragen müssen. Die Empfehlung, die Masernimpfung so früh wie möglich durchzuführen, muss zur Diskussion gestellt werden. Es besteht weiterhin großer Forschungsbedarf. In Großbritannien jedenfalls ist die Skepsis gegenüber der MMR-Impfung sehr groß, was sich trotz massiven Drucks der Gesundheitsbehörden in einer anhaltend niedrigen Impfrate niederschlägt.

Todesfälle: Todesfälle nach der MMR-Impfung werden immer wieder beschrieben und sind nach den US-amerikanischen Kriterien eine gesicherte Nebenwirkung. Sieben Todesfälle in unmittelbarem Zusammenhang mit der MMR-Impfung wurden der britischen Selbsthilfegruppe JABS (Justice, Awareness and Basic Support) gemeldet, unter anderem ein tödlicher Status epilepticus und ein Guillain-Barré-Syndrom – beide Fälle wurden offiziell als Impfschadenereignis anerkannt (JABS 1999). Auch in Finnland wurde ein Todesfall als Impffolge registriert (Patja 2000).
Todesfälle gibt es auch aufgrund schwerer allergischer Reaktionen oder durch ungehemmte Virusausbreitung bei Personen mit angeborener oder erworbener Immunschwäche (CDC 1996).

Die Impfentscheidung

Wie kann bei der großen Unsicherheit die Impfentscheidung aussehen? – Wegen der nach wie vor aktuellen Debatte um den Autismus als Impffolge hat man bei der Masernimpfung in den ersten zwei oder drei Lebensjahren kein gutes Gefühl. Eltern, die ihrem Kind dennoch die Masern ersparen wollen, können aus dem Wissen um diese Problematik folgende Vorsichtsmaßnahmen ergreifen:

- Masernimpfung nicht schon im zweiten Lebensjahr, sondern erst im Kindergartenalter,
- keine MMR-Impfung, sondern nur Masern-Einzelimpfung,
- bei Masernkontakt Inkubationsimpfung innerhalb von 72 Stunden.

Eltern, die es für vorteilhaft halten, wenn ihr Kind die Masern durchmacht, können folgendermaßen vorgehen:

- bei Masernerkrankung keine Fiebersenkung; Behandlung mit Vitamin A und homöopathischen Einzelmitteln,
- Masernimpfung im Grundschulalter, mit spätestens zehn Jahren, wenn das Kind bis dahin keine Masern hatte. Eine Antikörperbestimmung nach der ersten Impfung hilft bei der Entscheidung,

ob eine zweite Impfung notwendig ist. Von schützenden Antikörpern wird ausgegangen, wenn die IgG-Konzentration im Blut mehr als 200 bis 300 mIU/ml beträgt.

Die Antikörperbestimmung ist allerdings kein ganz präzises Instrument, den Schutz vor Masern nachzuweisen: Bis zu 10 Prozent derer, die nach der Impfung schützende Antikörper im Blut haben, können dennoch an Masern erkranken – je nach Intensität des Kontakts mit einem Erkrankten. Offensichtlich sind die Impfantikörper im Blut von individuell sehr unterschiedlicher Qualität.
In den letzten Jahren sind die Masern selten geworden, und die Wahrscheinlichkeit einer Infektion für die Ungeimpften ist stark gesunken. Die Frage, ob es unter diesen Umständen zu verantworten ist, ein Kind bei einer »Masernparty« absichtlich zu infizieren, muss sich jeder selbst beantworten. Angesichts des Restrisikos der Erkrankung rate ich davon ab.
Das Argument, nicht geimpfte Kinder würden die Allgemeinheit gefährden oder von der Impfung der anderen profitieren, greift gerade bei den Masern nicht. Im Gegenteil: Aus epidemiologischer Sicht ist es günstig, wenn das Wildvirus weiter im Umlauf ist, da die Geimpften durch den Kontakt mit ihm einen zuverlässigeren und lang anhaltenden Schutz bekommen. Nicht ganz abwegig ist aus dem Grund die Überlegung, gerade die Geimpften auf »Masernpartys« zu schicken.

Zusammenfassung

- Masern sind eine hoch fieberhafte Erkrankung, die bei Kindern in den allermeisten Fällen komplikationslos abheilt.
- Der Verzicht auf Fiebersenkung und die Behandlung mit Vitamin A dürften seltene Komplikationen wie Enzephalitis oder Todesfälle noch unwahrscheinlicher machen.
- Es gibt Hinweise darauf, dass die Masern zu vermehrter Widerstandskraft gegen Infekte, Allergien und Krebs führen.

- Erwachsene, Säuglinge und chronisch kranke Kinder haben ein erhöhtes Risiko für schwere Masernverläufe und Komplikationen.
- Die Masernimpfung hat in vielen Ländern zu einem deutlichen Rückgang der Masern geführt. Wegen der hohen Sterblichkeit in Entwicklungsländern sind dort Impfprogramme zu begrüßen; noch wünschenswerter allerdings wäre eine Ernährungslage, die Kinder vor Komplikationen von Infektionskrankheiten besser schützt.
- Impfversagen und unsicherer Langzeitschutz setzen Risikogruppen wie Erwachsene und Babys geimpfter Mütter vermehrt einer Maserngefahr aus und machen langfristig gefährliche Epidemien möglich. Die Massenimpfung gegen Masern erfüllt nicht die Kriterien der Nachhaltigkeit.
- Die Masernimpfung kann in seltenen Fällen schwere allergische und neurologische Nebenwirkungen hervorrufen. Auch der Zusammenhang zwischen Masernimpfung und Autismus ist nach wie vor in der Diskussion.
- Als Kombinationsimpfstoff steht nur noch der MMR (Masern-Mumps-Röteln-Impfstoff) zur Verfügung. Zumindest im Kleinkindalter ist diese Kombination problematischer als der Einzelimpfstoff.
- Um die Masern mit hoher Wahrscheinlichkeit zu verhindern, genügt die zweimalige Impfung im Kleinkindalter, etwa vor dem Eintritt in den Kindergarten. Bei Kontakt mit Masern müsste innerhalb von 72 Stunden geimpft werden.
- Wollen Eltern ihrem Kind die Chance einer Masernerkrankung mit anschließender lebenslanger Immunität geben, können sie bis ins Grundschulalter warten. Spätestens für zehnjährige Kinder empfehle ich die Impfung, da die Masernkomplikationen mit dem zweiten Lebensjahrzehnt zunehmen.
- Für einen weitgehenden Impfschutz sind zwei Impfungen notwendig (Abstand mindestens vier Wochen). Alternativ könnte der Erfolg der ersten Impfung mindestens vier Wo-

chen später durch eine Antikörperbestimmung überprüft werden. Ein IgG von mehr als 200 bis 300 mIU/ml zeigt einen sehr wahrscheinlichen Schutz an.

Referenzen

Aaby, P., Garly, M. L., Bale, C., Martins, C., et al.: Survival of previously measles-vaccinated and measles-unvaccinated children in an emergency situation: an unplanned study. Pediatr Infect Dis J 2003, 22(9): 798–805

Achtzehn, H.-J.: Impfschäden aus homöopathischer Sicht. Homöopathische Einblicke 1998, 33: 19–24

Albonico, H., et al.: Febrile infectious childhood diseases in the history of cancer patients and matched controls. Med Hypotheses, 1998, 51(4): 315–320

Allerdist, H.: Neurological complications following measles vaccination. Dev Biol Stand 1979, 43: 259–264

Askling, J.: Increase in Crohn's Disease Incidence in Urban Swedish Children Reported. Lancet 1999, 354: 1179

AT (Arznei-telegramm): Risiken der Masern-Mumps-Impfung. AT 1990, 2: 22

AT (Arznei-telegramm): Zur Verträglichkeit der Masernimpfung. AT 1996, 2: 22

Barr, R., et al.: Vaccines – Fact Sheet. Society for the autistically handicapped. 1999, www.rmplc.co.uk/eduweb/sites/autism/index.html

Barr, R.: The MMR and MR vaccine cases. 2000, www.alexharris.co.uk/mmr2.htm

Bernard, S.: Collusion seen after release of flawed vaccine-autism report. Presseerklärung von SafeMinds, 19. 5. 2004, www.safeminds.org/pressroom/press_releases/040525-PR13-Denmark2.pdf

Bitnun, A., Shannon, P., Durward, A., Rota, P. A., Bellini, W. J., Graham, C., et al.: Measles inclusion-body encephalitis caused by the vaccine strain of measles virus. Clin Infect Dis 1999, 29(4): 855–861

Bradstreet, J. J., El Dahr, J. M. D., O'Leary, J. J., Sheils, O., et al.: Detection of Measles Virus Genomic RNA in Cerebrospinal Fluid in Children with Regressive Autism by TaqMan RT-PCR: A Report of Three Cases. Accepted by J Am Phys Surg 2004, www.iom.edu/includes/DBFile.asp?id=18578

Buono, M. B. del, Vaschetti, P., Iannicelli, J., Silber, R.: Age-related loss of maternal antibodies against measles in children. La Plata Argent Microbiol 2003, 35(2): 102–105

CDC (Centers for Disease Control): MMWR Morbidity and Mortality Weekly Report. USA, 6.6.1986

CDC (Centers for Disease Control): Vaccine side effects, adverse reactions, contraindications, and precautions. Recommendations of the Advisory Committee on Immunization Practices. MMWR Morb Mortal Wkly Rep 1996, 45(RR-12): 1–35.

CDC (Centers for Disease Control): Measles eradication: recommendations from a meeting cosponsored by the World Health Organization, the Pan American Health Organization, and CDC. MMWR Morb Mortal Wkly Rep, 1997, 46(RR-11): 1–20

CDC (Centers for Disease Control): Measles, Mumps, and Rubella – Vaccine Use and Strategies for Elimination of Measles, Rubella, and Congenital Rubella Syndrome and Control of Mumps: Recommendations of the Advisory Committee on Immunization Practices (ACIP). MMWR 1998, 47(RR-8), 1–57

Chakravati, V.S., et al.: Measles induced remission of psoriasis. Annals of Tropical Paediatrics. 1986, 6: 293–294

Cherkeziia, S.E., Gorshunova, L.P., Mikhailova, G.R.: Effect of a live measles vaccine on the chromosome apparatus of mouse bone marrow cells. Tsitol Genet 1979, 13(5): 408–410

Christopher, J.L., Lopez, A.D. (Hg.): The global burden of disease: a comprehensive assessment of mortality and disability from diseases, injuries, and risk factors in 1990 and projected to 2020 – summary. Geneva, Switzerland: World Health Organization, 1996: 17–26

Cohn, M.L., Robinson, E.D., Faerber, M., Thomas, D., Geyer, S., Peters, S., et al.: Measles vaccine failures: lack of sustained measles-specific immunoglobulin G responses in revaccinated adolescents and young adults. Pediatr Infect Dis J 1994, 13(1): 34–38

Comi, A.M., Zimmerman, A.W., Frye, V.H., Law, P.A., Peeden, J.N.: Familial clustering of autoimmune disorders and evaluation of medical risk factors in autism. J Child Neurol 1999, 14(6): 388–394

Conybeare, E.T.: Month Bull Health 1956, 15: 40. Zitiert bei Ehrengut, W.: Measles Encephalitis: Age disposition and vaccination. Archiv ges Virusforsch 1965, XVI(1–5): 311–313

Creange, A., Gray, F., Cesaro, P., et al.: Pooled plasma derivatives and Creutzfeldt-Jakob disease. Lancet 1996, 347: 482

Cutts, T.C., Markowitz, L.E.: Success and Failures in Measles Control. J Infect Dis 1994, 170 suppl: 32–41

Damien, B., Huiss, S., et al.: Estimated susceptibility to asymptomatic secondary immune response against measles in late convalescent and vaccinated persons. J Med Virol 1998, 56(1): 85–90

DDS (Californian Department of Developmental Service): Autism. 2003, www.dds.ca.gov/autism/autism_main.cfm

Dealler, S.: BSE and Blood Transfusion or use of pooled plasma derivates. 2000, http://sparc.airtime.co.uk/bse/bloodtr.htm

De Long, R.: A possible cause of acquired immune deficiency syndrome and other diseases. Medical Hypothesis 1984, 13: 395–397

DeStefano, F., Gu, D., Kramarz, P., Truman, B.I., et al.: Childhood vaccinations and risk of asthma. Pediatr Infect Dis J 2002, 21(6): 498–504

Deykin, E.Y., MacMahon, B.: Viral exposure and autism. Am J Epidemiol 1979, 109(6): 628–638

Dilraj, A., Cutts, F.T., Fernandez de Castro, J., Wheeler, J.G., Brown, D., Roth, C., et al.: Response to different measles vaccine strains given by aerosol and subcutaneous routes to schoolchildren: a randomised trial. Lancet 2000, 355: 798–803

D'Souza, R.M., D'Souza, R.: Vitamin A for treating measles in children. Cochrane Library Issue 2, 2003, Oxford

Dyken, P.R., et al.: Changing character of subacute sclerosing panencephalitis in the United States. Pediatric Neurology 1989, 5: 339–341

EB (Epidemiologisches Bulletin), Epid Bull 1998, 11

EB (Epidemiologisches Bulletin): Maser-Sentinel 1999. Epid Bull, www.yellow-fever.rki.de/GESUND/MASERN_S/M_HOME.HTM

EB (Epidemiologisches Bulletin): Zur Eliminierung der Masern und der kongenitalen Röteln. Epid Bull 2000, 7: 54–57

EB (Epidemiologisches Bulletin): Münchner Kinder- und Hausärzte zum Thema Impfen. Epid Bull 2003, 1: 1–5

EB (Epidemiologisches Bulletin): Aktuelle Statistik meldepflichtiger Infektionskrankheiten. Epid Bull 2004, 2: 21, www.rki.de/INFEKT/EPIBULL/2004/02_04.PDF

Ehrengut, W.: Measles Encephalitis: Age disposition and vaccination. Archiv ges Virusforsch 1965, XVI(1–5): 311–313

Ekbom, A., Wakefield, A.J., Zack, M., et al.: Perinatal measles infection and subsequent Crohn's disease. Lancet 1994, 344(8921): 508–510

ESPED (Erhebungseinheit für seltene pädiatrische Erkrankungen in Deutschland) – Jahresbericht 1998. www.public.rz.uni-duesseldorf.de/~esped/jabe1998.htm

Farrington, P., et al.: A new method for active surveillance of adverse events from diphtheria/pertussis and measles/mumps/rubella vaccines. Lancet 1995, 345: 567–569

FDA Workshop to Review Warnings, Use Instructions and Precautionary Information (on vaccines). Rockland, Maryland, 18.9.1992: 27

Fescharek, R., Quast, U., Maass, G., Merkle, W., Schwarz, S.: Measles-mumps vaccination in the FRG: An empirical analysis after 14 years of use. II. Tolerability and analysis of spontaneously reported side effects. Vaccine 1990, 8: 446–456

Fletcher, J.: Safe or Sorry? Health visitor, 1996, Vol. 69, No. 5: 200

Fletcher, J.: Fair warning. Health visitor, 1995, Vol. 68, No. 2: 82

Fujinaga, T.: A prefecture-wide survey of mumps meningitis associated with measles, mumps and rubella vaccine. Paed Inf Dis J 1991, 10(3): 204–209

Gans, H.A., et al.: Deficiency of the humoral immune response to measles vaccine in infants immunized at age 6 months. JAMA 1998, 280: 527–532

Gbe (Gesundbeitsberichterstattung des Bundes) 2002. www.gbe-bund.de

Geier, M.R., Geier, D.A.: Pediatric MMR vaccination safety. International Pediatrics 2003, 18: 203–208

Geier, D.A., Geier, M.R.: A comparative evaluation of the effects of MMR immunization and mercury doses from thimerosal-containing childhood vaccines on the population prevalence of autism. Med Sci Monit 2004, 10(3): PI33–39

Gold, E.: Current progress in measles eradication in the United States. Infect Med 1997, 14(4): 297–300

Gritz, K.: MMR-Impfung: Vorurteile – Fakten. Kinderarzt 1999, 30: 10–11

Grose, C., et al.: Guillain-Barré syndrome following administration of live measles vaccine. Am J Med. 1976, 60(3): 441–443

Halsey, N.A.: Increased mortality after high titer measles vaccine: too much of a good thing. Paed Infect Dis J 1993, 12(6): 462–465

Haney, D.Q.: Wave of infant measles stems from vaccinations. Albuquerque Journal, 23. 11. 1992: B3

Hildebrand, H., Finkel, Y., Grahnquist, L., et al.: Changing pattern of paediatric inflammatory bowel disease in northern Stockholm 1990–2001. Gut 2003, 52: 1432–1434

Howe, C.J., Stratton, K.R.: Adverse Events Associated with Childhood Vaccines – Evidence Bearing on Causality. National Academy Press Washington, D.C., 1993: 316

HRSA (Health Resources and Services Administration): Vaccine Injury Table March 24, 1997. www.hrsa.dhhs.gov/bhpr/vicp/table.htm

Imani, F., Kehoe, K.E.: Infection of human B lymphocytes with MMR vaccine induces IgE class switching. Clin Immunol 2001, 100(3): 355–361

IOM (Institute of Medicine): Adverse events associated with childhood vaccines: Evidence bearing causality. National Academy Press, Washington, D.C., 1994

IOM (Institute of Medicine): Immunization Safety Review – Measles-Mumps-Rubella Vaccine and Autism. National Academies Press Publications, Washington, D.C., 2001, http://books.nap.edu/html/mmr/report.pdf

Ishikawa, T., Ogino, C., Chang, S.: Lennox-Gastaut syndrome after a further attenuated live measles vaccination. Brain Dev 1999, 21(8): 563–565

Jabbour, J.T., et al.: Epidemiology of subacute sclerosing panencephalitis (SSPE). J Am Med Ass 1972, 220: 959–962

JABS group GB: Why does the MMR vaccine need to be suspended? 1999, www.argonet.co.uk/users/jabs/mmrsuspend.htm

Jacobson, R.M., Poland, G.A.: The genetic base for measles vaccine failure. Acta Paediatr Suppl 2004, 93(445): 43–46

Javier, R.T., et al.: Two avirulent herpes simplex viruses generate lethal recombination in vivo. Science 1986, 234: 746–747

Jonville-Béra, A. P., et al.: Thrombozytopenic purpura after measles, mumps and rubella vaccination: A retrospective survey by the French regional pharmacovigilance centres and pasteur-merieux serums et vaccins. Pediatr Infect Dis J 1996, 15(1): 44–48

Joyce, K. A., et al.: Transverse myelitis after measles, mumps, and rubella vaccine. BMJ 1995, 311(7002): 422

Kamat, M., Pyati, S., Pildes, R. S., et al.: Measles antibody titers in early infancy. Arch Pediatr Adolesc Med, 1994, 148(7): 694–698

Kawashima, H., et al.: Polymerase chain reaction detection of the hemagglutinin gene from an attenuated measles vaccine strain in the peripheral mononuclear cells of children with autoimmune hepatitis. Arch Virol 1996, 141(5): 877–884

Kawashima, H., Mori, T., Kashiwagi, Y., et al.: Detection and sequencing of measles virus from peripheral mononuclear cells from patients with inflammatory bowel disease and autism. Dig Dis Sci 2000, 45(4): 723–729

Kesselring, J.: Zur Pathogenese der Multiplen Sklerose. Schweiz Med Wochenschr 1990, 120: 1083–1090

Klein, P.: Masern. In: Gruber, R., Heimann, R., Jenni, P., et al.: Impfen, Routine oder Individualisation. Eine Standortbestimmung zur Impfproblematik aus hausärztlicher Sicht. Bern 1999: 32. Zu beziehen über: Postfach CH-3000 Bern 9

Knuf, M., Kampmann, C., Habermehl, P.: Impfungen bei allergischen Kindern. Kinder- und Jugendmedizin 2004, 2: 5–10

Koskiniemi, M., Korppi, M., Mustonen, K., Rantala, H., Muttilainen, M., Herrgard, E., et al.: Epidemiology of encephalitis in children. A prospective multicentre study. Eur J Pediatr 1997, 156(7): 541–545

Kummer, K. H.: Masernverlauf in einer Kinderarztpraxis. Der Merkurstab 1992, 3: 180–189

Kummer, K. H.: 1001mal Masern – prospektive Untersuchung von 886 und retrospektive von 115 Verläufen in der Praxis. Der Merkurstab 1999, 6: 369–375

Levy, D.: The future of measles in highly immunized populations. Am J Epid 1984, 120: 39–47

Lewis, S. A., Britton, J. R.: Measles infection, measles vaccination and the effect of birth order in the aetiology of hay fever. Clin Exp Allergy 1998, 28(12): 1493–1500

Madsen, K. M., Hviid, A., Vestergaard, M., Schendel, D., et al.: A population-based study of measles, mumps, and rubella vaccination and autism. NEJM 2002, 347(19): 1477–1482

Maldonado, Y. A., Lawrence, E. C., De Hovitz, R., Hartzell, H., Albrecht, P.: Early loss of passive measles antibody in infants of mothers with vaccine-induced immunity. Pediatrics 1995, 96: 447–450

Marshall, G. S., et al.: Diffuse retinopathy following measles, mumps, and rubella vaccination. Pediatrics 1985, 76(6): 989–991

Martinón-Torres, F., Magariños, M.M., Picón, M., Fernández-Seara, M.J., Rodríguez-Nuñéz, A., Martinón-Sánchez, J.M.: Encefalopatia aguda autolimitada en relación con el componente antisarampionoso de la vacuna triple virica (Self-limited acute encephalopathy related to measles component of viral triple vaccine). J Rev Neurol 1999, 28(9): 881–882

Milewska, D., et al.: Computerized analysis of the database of SSPE patients treated at the 1st Neurological Clinic of the Institute of Psychiatry and Neurology in Warsaw in 1978–1995. Neurol Neurochirurg Pol 1997, 31(3): 475–491

Miller, C.: Live measles vaccine: a 21 year follow up. BMJ (Clin Res Ed) 1987, 295(6589): 22–24, http://webpages.netlink.co.nz/~ias/measles.htm

Miller, C., Miller, E., Rowe, B., Bowie, C., Judd, M., Walker, D.: Surveillance of symptoms following MMR vaccine in children. The Practitioner 1989, 233: 69–73.

Miller, E., Waight, P., Farrington, C.P., et al.: Idiopathic thrombocytopenic purpura and MMR vaccine. Arch Dis Child 2001, 84(3): 227–229

Mitchell, L.A., Tingle, A.J., Decarie, D., Lajeunesse, C.: Serologic responses to measles, mumps, and rubella (MMR) vaccine in healthy infants: failure to respond to measles and mumps components may influence decisions on timing of the second dose of MMR. Can J Public Health 1998, 89(5): 325–328

MMWR (Morbidity and Mortality Weekly Report): Combination vaccines for childhood diseases. MMWR 1999/48(RR05): 1–15

MMWR (Morbidity and Mortality Weekly Report): Update: Global Measles Control and Mortality Reduction – Worldwide. MMWR 1991–2001, 2003

MMWR (Morbidity and Mortality Weekly Report): Measles Outbreak Associated with an Imported Case in an Infant – Alabama. 2002, MMWR 2004, 53(2): 30–33

Morris, K., Rylance, G.: Guillain-Barré-Syndrome after measles, mumps and rubella vaccine (letter). Lancet 1994, 343: 60

Mossong, J., Nokes, D.J., Edmunds, W.J., Cox, M.J., Ratnam, S., Muller, C.P.: Modeling the impact of subclinical measles transmission in vaccinated populations with waning immunity. Am J Epidemiol 1999, 150(11): 1238–1249

Nader, P., Warren, R.: Reported neurologic disorders following live measles vaccine and neurologic disorders. Pediatrics 1968, 41: 997–1001

Nightingale, M.: Measles vaccine. 1999, Epoch 81/82, www.whale.to/Vaccines/measles_1.html

NVAC (The National Vaccine Advisory Committee): The measles epidemic. The problems, barriers, and recommendations. JAMA 1991, 266(11): 1547–1552

Odent, M.: Long term effects on early vaccinations. Primal Health Review 1996, 2(1): 6

Olesen, A.B., Juul, S., Thestrup-Pedersen, K.: Atopic dermatitis is increased following vaccination for measles, mumps and rubella or measles infection. Acta Derm Venereol 2003, 83(6): 445–450

Papania, M., et al.: Reduced Passive Immunity Increases Infants' Measles Susceptibility. Pediatrics 1999, 105: 59

Patja, A., Davidkin, I., Kurki, T., et al.: Serious adverse events after measles-mumps-rubella vaccination during a fourteen-year prospective follow-up. Pediatr Infect Dis J 2000, 19(12): 1127–1134

Patja, A., Makinen-Kiljunen, S., Davidkin, I., et al.: Allergic reactions to measles-mumps-rubella vaccination. Pediatrics 2001, 107(2): E27

Paunio, M., et al.: Explosive school-based measles outbreak: intense exposure may have resulted in high risk, even among revaccinees. Am J Epidemiol 1998, 148(11): 1103–1110

Paunio, M., et al.: Measles history and atopic diseases. JAMA 2000a, 283: 343–346

Paunio, M., Hedman, K., Davidkin, I., Valle, M.: Secondary measles vaccine failures identified by measurement of IgG avidity: high occurrence among teenagers vaccinated at a young age. Epidemiol Infect 2000b, 124(2): 263–271

Peltola, H., et al.: No evidence for measles, mumps, and rubella vaccine-associated inflammatory bowel disease or autism in a 14-year prospective study. Lancet 1998, 351(9112): 1327–1328

Plesner, A.M., Hansen, F.J., Taudorf, K., Nielsen, L.H., Larsen, C.B., Pedersen, E.: Gait disturbance interpreted as cerebellar ataxia after MMR vaccination at 15 months of age: a follow-up study. Acta Paediatr 2000, 89(1): 58–63

Quast, U., et al.: Impfreaktionen. Hippokrates (2. Aufl.), Stuttgart 1997

Rabe, S.: Impfung gegen Masern. Impf-Info 2004, www.impf-info.de

Rimland, B.: The Autism Increase – Research Needed on the Vaccine Connection. Aussage beim Hearing des US-Repräsentantenhauses Autism – Present Challenges, Future Needs – Why the Increased Rates? 6.4.2000, www.house.gov/reform/hearings/healthcare/00.06.04/rimland.htm

RKI (Robert-Koch-Institut): Die Anstrengungen zur Bekämpfung der Masern müssen verstärkt werden. Pressemitteilung des Robert-Koch-Instituts, 12.11.1997

RKI (Robert-Koch-Institut): RKI-Ratgeber Infektionskrankheiten – Merkblätter für Ärzte. Masern. 2002, www.rki.de/INFEKT/INF_A-Z/RAT_MBL/MASERN.PDF

Rönne, T.: Measles virus infection without rash in childhood is related to disease in adult life. Lancet 1985, 1(8419): 1–4

Rooth, I.B.: Supression of plasmodium falciparum infections during measles or influenza. Am J Trop Med Hyg, 1992, 47(5): 675–681

Samoilovich, E.O., Kapustik, L.A., Feldman, E.V., Ermolovich, M.A., et al.: Immunologicheskaia effektivnost' assotsiirovannoi vaktsiny Trimovaks, prednaznachennoi dlia profilaktiki kori, parotita i krasnukhi (The immunological efficacy of the combined vaccine Trimovax intended for the prevention of measles, mumps and rubella). Zh Mikrobiol Epidemiol Immunobiol 1998, 4: 36–40

Sandall, R.: MMR rip? Times Online 14. 12. 2003, www.timesonline.co.uk/article/0,,10009-941849_1,00.html

Schaad, U. B.: Pädiatrische Infektiologie. Hans Marseille (2. Aufl.), München 1997

Severyn, K. M., R. Ph., Ph. D.: Ohio Parents for Vaccine Safety. Bericht in Dayton Daily News, 3. 6. 1995

SFTAH (Society For The Autistically Handicapped): Vaccines. FACT SHEET Juni 1997, www.autismuk.com/index1sub4.htm

Shaheen, S. O., et al.: Measles and atopy in Guinea-Bissau. Lancet 1996, 347: 1792–1796

Shohat, T., Green, M. S., Nakar, O., Ballin, A., et al.: Gender differences in the reactogenicity of measles-mumps-rubella vaccine. Isr Med Assoc J 2000, 2(3): 192–195

Singh, J., et al.: Measles vaccine efficacy in India: a review. J Commun Dis 1997, 29(1): 47–56

Singh, V. K., Jensen, R. L.: Elevated levels of measles antibodies in children with autism. Pediatr Neurol 2003, 28(4): 292–294

Sitzmann, F. C., et al.: Impfungen – Aktuelle Empfehlungen. Hans Marseille, München 1998

Sood, D. K., Kumar, S., Singh, S., Sokhey, J.: Adverse reactions after measles vaccination in India. Natl Med J India 1995, 8(5): 208–210

Spiegel, Der: Hysterie im Sandkasten. 2000, 34: 175–177

Spitzer, W.: The real scandal of the MMR debate. Daily Mail, 18. 12. 2001, www.vaccinationnews.com/DailyNews/March2002/RealScandalMMR.htm

Stevenson, V. L., et al.: Optic neuritis following measles/rubella vaccination in two 13-year-old children. Br J Ophthalmol, 1996, 80(12): 1110–1111

STIKO: Impfempfehlungen der Ständigen Impfkommission am Robert-Koch-Institut, Stand März 1997; Deutsches Ärzteblatt 1997, 94 (26) suppl: 4–19

St. Sauver, I. L., Jacobson, R. M., Vierkant, R. A., Jacobsen, S. J., Green, E. M., Schaid, D. J., Poland, G. A.: Correlations between measles, mumps and rubella serum antibody levels in Olmsted county school children. Vaccine 2001, 19: 1363–1368

Takahashi, H., Suzumura, S., Shirakizawa, F., Wada, N., et al.: An epidemiological study on Japanese autism concerning routine childhood immunization history. Jpn J Infect Dis 2003, 56(3): 114–117

Taylor, B., et al.: Autism and measles, mumps, and rubella vaccine: no epidemiological evidence for a causal association. Lancet 1999, 353(9169): 2026–2029

Thompson, N. P., et al.: Is measles vaccination a risk factor for inflammatory bowel disease? Lancet 1995, 345: 1971–1974

Tische, A., Gerike, E.: Verlaufsbeobachtung der humoralen Immunantwort über fünf Jahre nach Erst- und Wiederimpfung gegen Masern, Mumps, Röteln. Kinderärztl Prax, Abstracts zur 7. Jahrestagung der DGPI, 1999: 443

Traoré, L., et al.: Strategies to control vitamin A deficiency. Sante, 1998, 8(2): 158–162

Tsang, S. X., et al., Centers for Disease Control and Prevention, Atlanta, Georgia, USA: Evidence of avian leukosis virus subgroup E and endogenous avian virus in measles and mumps vaccines derived from chicken cells: investigation of transmission to vaccine recipients. J Virol 1999, 73(7): 5843–5851

Uhlmann, V., Marin, C. M., Sheils, O., Pilkington, L., et al.: Potential viral pathogenic mechanism for new variant inflammatory bowel disease. J Clin Pathol 2002, 55: 0–6

VIA (Vaccine Information and Awareness): Measles and Antibody Titre Levels. Vaccine Weekly, Januar 1996

Wairagkar, N. S., et al.: Isolation of measles virus below 4 months of age during an outbreak in Pune, India. Lancet 1998, 351(9101): 495

Wakefield, A. J., et al.: Ileal-lymphoid-nodular hyperplasia, non-specific colitis, and pervasive developmental disorder in children. Lancet, 1998, 351(9103): 637–641

Wakefield, A. J.: Inflammatory bowel disease, measles virus and measles vaccination, 1999. www.netlink.co.nz/~ias/crohns.htm

Wakefield, A. J., Anthony, A., Murch, S. H., Thomson, M., et al.: Enterocolitis in children with developmental disorders. Am J Gastroenterol 2000, 95(9): 2285–2295

Wakefield, A. J., Puleston, J. M., Morgomery, S. M., Anthony, A., et al.: Review article: The concept of entero-colonic encephalopathy, autism and opioid receptor ligands. Aliment Pharmacol Ther 2002, 16: 663–674

Weibel, R. E., Caserta, V., Benor, D. E., et al.: Acute encephalopathy followed by permanent brain injury or death associated with further attenuated measles vaccines: a review of claims submitted to the National Vaccine Injury Compensation Program. Pediatrics 1998, 101(3, 1): 383–387

Weldon, D.: Letter to Julie Gerberding, Director of the CDC, 31. 10. 2003, http://thinktwice.com/fraud.htm

Weldon, D.: Statement vor dem Institute of Medicine am 9. 2. 2004. www.nationalautismassociation.org/pdf/Weldon.pdf

Whittle, H. C., Aaby, P., et al.: Effect of subclinical infection on maintaining immunity against measles in vaccinated children in West Afrika. Lancet 1999, 353: 98–101

WHO: Expanded Programme on Immunization. Measles control in the WHO African Region. Weekly Epidemiol Rec 1996a, 26: 201–203

WHO, UNICEF. State of the world's vaccines and immunization. Genf 1996b: 1–161

WHO: Global alliance for vaccines and immunization. Fact Sheet 2001, 169, www.who.int/inf-fs/en/fact169.html

Windorfer, A.: Masern, Mumps und Röteln bei Jugendlichen. Kinderärztl Prax 1999, Sonderheft Impfen 2: 26

Witsenburg, B. C., et al.: Masernsterblichkeit und Therapie. Der Merkurstab 1992, 3: 177–178

Yazbak, F. E.: Regressive autism and MMR vaccination. www.redflagsweekly.com/yazbak/2003_nov01_1.html

Mumps

Die Mumpserkrankung

Mumps ist eine Virusinfektion, die hauptsächlich die Speicheldrüsen, vor allem die Ohrspeicheldrüse befällt. Nach der Inkubationszeit von zwei bis drei Wochen beginnt die Erkrankung im typischen Fall mit Fieber, Kopfschmerz, Appetitlosigkeit und Krankheitsgefühl. Bald kommt es zu Schmerzen und einer Schwellung vor den Ohren, gelegentlich durch Befall der Unterkieferspeicheldrüse auch unter dem Kinn. Die Beschwerden dauern drei bis sieben Tage. Eine schulmedizinische Behandlung gibt es nicht.

Mumps wird über infektiösen Speichel übertragen, ist jedoch weniger ansteckend als Masern oder Windpocken. Vor der Impfära trat Mumps daher in dünn besiedelten Ländern wie Finnland oder den USA eher im höheren Lebensalter auf, zum Beispiel während des Militärdienstes. In Deutschland waren früher 90 Prozent der Bevölkerung bis zum fünfzehnten Lebensjahr »durchseucht«, das heißt, sie hatten bis dahin eine Mumpsinfektion durchgemacht und dadurch schützende Antikörper erworben. Der Erkrankungsgipfel lag vor der Impfära im vierten bis sechsten Lebensjahr.

Bei etwa 20 Prozent der Infizierten verläuft die Krankheit unbemerkt (»stille Feiung«). Etwa 40 bis 50 Prozent entwickeln lediglich leichte grippale Symptome. Nur 30 bis 40 Prozent erkranken mit der klassischen Speicheldrüsenentzündung (CDC 2000). Die Häufigkeit von Mumpserkrankungen in Deutschland ist wegen der fehlenden Meldepflicht unbekannt, vor Einführung der Impfung waren es etwa 200 000 Fälle jährlich.

Die Diagnose kann in den ersten Tagen der Erkrankung durch Anti-

körper im Blut gesichert werden. Bereits sechs Tage vor Beginn der Speicheldrüsenschwellung lässt sich das Virus im Urin oder in einem Abstrich der Mundschleimhaut nachweisen.
Ein Infizierter ist für andere ansteckend vom Tag vor Beginn der Krankheit bis höchstens drei Tage nach Abschwellen der Speicheldrüsen. Das Durchmachen von Mumps hinterlässt lebenslange Immunität. Säuglinge, deren Mütter Mumps hatten, sind bis über den achten Lebensmonat hinaus durch übertragene mütterliche Antikörper geschützt.
Mumps ist in den allermeisten Fällen eine völlig harmlose Kinderkrankheit, die von allein ausheilt. Komplikationen sind bei Kindern sehr selten. Dennoch verbietet das Infektionsschutzgesetz Kontaktpersonen, die weder Mumps hatten noch eine Impfung nachweisen können, bis achtzehn Tage nach Kontakt den Besuch von Gemeinschaftseinrichtungen. Ein Besuch ist nur statthaft, wenn Mumpsantikörper attestiert werden oder innerhalb von fünf Tagen nach Kontakt eine Impfung durchgeführt wird.

Komplikationen des Mumps

Betroffen von schweren Verläufen und Komplikationen sind vor allem Erwachsene im Alter von über zwanzig Jahren (Phillips 1992, CDC 1989). Eine milde Gehirnhautentzündung (Meningitis) tritt am zweiten bis fünften Krankheitstag in ein bis zwei von hundert, nach US-amerikanischen Quellen in bis zu sechs von hundert Fällen auf (Zimmermann 1995, CDC 1998). Hinweisende Symptome sind hohes Fieber, Kopfschmerzen und meist Nackensteife und Erbrechen. Es kann auch zu einer Meningitis ohne Speicheldrüsenschwellung kommen. Die Meningitis heilt spontan ab. Überzeichnet sind die Zahlen, die vom Robert-Koch-Institut verbreitet werden, mit einer angeblichen Meningitishäufigkeit von 10 Prozent (RKI 1999). Ute Quast (1997) übertreibt sogar noch mehr und spricht von 20 Prozent. Diese unsachlichen Angaben beziehen sich wahrscheinlich auf die Tatsache, dass nahezu jeder zweite Mumpskranke eine erhöhte Zahl von Zellen im Rückenmarkswasser (Liquor) aufweist, dabei jedoch ohne weitere Beschwerden bleibt (Ocklitz 1976).

In Einzelfällen geht die Meningitis auf das Hirngewebe über (Enzephalitis). Die Statistiken hierzu aus der Zeit vor der Impfära sind unzuverlässig, da Mumps nicht meldepflichtig war, die Erkrankungsfälle nicht nach dem Alter der Erkrankten aufgeschlüsselt wurden und andere Erreger von Enzephalitis meist nicht ausgeschlossen wurden. Weniger als zwei von 100 000 Infizierten sollen sich eine Enzephalitis zuziehen, wobei die Wahrscheinlichkeit bei Kindern deutlich geringer, bei Erwachsenen eher höher ist (Gerth 1969, CDC 2000). Die Mumps-Enzephalitis führt bei wenigen der Erkrankten zu Hirnschäden, im äußersten Fall auch zum Tode. Dies ist allerdings so selten, dass hierzu keine statistischen Daten vorliegen.

Weitere typische Komplikationen sind die Entzündung der Bauchspeicheldrüse und die Hodenentzündung. Letztere betrifft 20 bis 30 Prozent der männlichen Erkrankten nach der Pubertät. Bei Kindern ist die Hodenentzündung äußerst selten und höchstens einseitig (Manson 1990, Zarzycka-Chrol 1995). Jeder dritte entzündete Hoden schrumpft (»Hodenatrophie«), eine beidseitige Entzündung mit nachfolgender Sterilität ist äußerst selten (CDC 1989). In den neunziger Jahren war ein deutlicher Anstieg von Hodenentzündungen bei Erwachsenen zu registrieren. Dies muss als Folge der Mumpsimpfung gewertet werden, die den Erkrankungszeitpunkt für Ungeimpfte und Impfversager – also die, die nicht auf die Impfung ansprachen – ins Erwachsenenalter verschiebt (Siemer 1997).

Bei erwachsenen Frauen kommt es durch Mumps gelegentlich zu einer Eileiterentzündung, die jedoch folgenlos ausheilt. Mumps in der Frühschwangerschaft erhöht die Gefahr eines Abgangs, führt aber nicht zu Missbildungen des Embryos.

Der Beitrag von Mumps zur Entstehung des Diabetes ist nicht restlos geklärt. Der Zusammenhang wird aber bei genetisch vorbelasteten Menschen als möglich angesehen (Sultz 1975).

Schwerwiegendste Folge von Mumps ist ein bleibender, meist einseitiger Hörverlust durch Entzündung eines Hörnervs. Hierzu kommt es bei 0,5 bis 5 von 100 000 Mumpsfällen (Vuori 1962, CDC 1989).

Positive Aspekte des Mumps

Das Durchmachen von Mumps verringert für Frauen deutlich das Risiko, im späteren Leben an Eierstockkrebs zu erkranken (West 1966, Newhouse 1977). Auch andere Krebsarten außer Brustkrebs sind nach einer Mumpserkrankung seltener (Albonico 1998).
Mumps in der Kindheit senkt die Wahrscheinlichkeit, im späteren Leben an multipler Sklerose zu erkranken (Kesselring 1990).

Die Mumpsimpfung

Seit den siebziger Jahren werden Mumps-Lebendimpfstoffe angewandt. Sie enthalten abgeschwächte, aber vermehrungsfähige Mumpsviren, die auf Hühnerembryozellen gezüchtet wurden. Weitere Bestandteile sind Gelatine, Humanalbumin und Spuren des Antibiotikums Neomycin. In 38 Prozent aller Länder der Welt wird die Mumpsimpfung empfohlen.
Seit 2003 sind Mumpsimpfstoffe in Europa nur noch in Kombination mit dem Masern- und Rötelnimpfstoff (MMR) auf dem Markt. Dies mag wirtschaftliche Gründe haben, doch ist der Verdacht nicht ganz von der Hand zu weisen, dass durch das Ausmustern von Einzelimpfstoffen dem individuellen Impfvorgehen ein Riegel vorgeschoben werden soll. Ein Problem bei der Mumpsimpfung vor der Pubertät entsteht nun durch die Masernkomponente, von deren Verimpfung abgeraten werden muss, wenn die Masernerkrankung bereits durchgemacht wurde (siehe »SSPE« im Masernkapitel).
Wegen noch vorhandener mütterlicher Mumpsantikörper ist die Mumpsimpfung im ersten Lebensjahr oft nicht wirksam. Frühester Zeitpunkt ist daher der erste Geburtstag. Für einen ausreichenden Schutz muss zweimal geimpft werden, mit einem Mindestabstand von vier Wochen.
Die Mumpsimpfung darf nicht durchgeführt werden während einer Schwangerschaft, bei Krankheiten des Immunsystems oder bei der Therapie mit immunschwächenden Medikamenten (Chemotherapie, Cortison). Der Impferfolg ist infrage gestellt in den drei Monaten

nach Behandlung mit menschlichem Immunglobulin oder Blutprodukten.

Die Wirksamkeit der Mumpsimpfung

Der Mumpsimpfstoff hat eine nur mäßig gute Wirksamkeit, unter anderem wegen seiner großen Temperaturempfindlichkeit. Der früher verwendete Virusstamm »Urabe« war weniger abgeschwächt und hinterließ deshalb einen besseren Schutz als die heute verwendeten Virusstämme, führte jedoch auch zu mehr Nebenwirkungen (Nokes 1991).
In den USA geht man, nach einmaliger Impfung, von einer Schutzquote zwischen 61 und 91 Prozent aus (Hersh 1991, Cheek 1995), bei einer Epidemie in Belgien wurde sie mit 64 Prozent angegeben (Vandermeulen 2004). Mumpserkrankungen bei nur einmal Geimpften sind häufig. J.E. Cheek (1995) und B.S. Hersh (1991) beschreiben massive Mumpsausbrüche bei zu über 95 Prozent geimpften Schulpopulationen; Cheek folgert daraus: »Auch eine nachgewiesene Impfdokumentation dürfte kein verlässlicher Indikator für den Schutz einer Person gegen Mumps sein.« Während einer Mumpsepidemie unter geimpften Kindergartenkindern konnte gezeigt werden, dass nicht nur Impfversager ein Grund für die schlechte Wirkung sind, sondern dass auch bei zunächst Geschützten die Wirkung der Impfung mit der Zeit nachlässt, ein so genanntes sekundäres Impfversagen (Vandermeulen 2004).
Um die Wirkung der Impfung zu verbessern, wurde daher Mitte der neunziger Jahre ebenso wie bei Masern und Röteln eine zweite Impfung eingeführt. Der Impfschutz soll sich dadurch über mindestens 25 Jahre erstrecken (CDC 2000). Vermutlich ist er jedoch kürzer und schlechter als nach einer Mumpserkrankung im Kindesalter, was sich schon an den relativ niedrigen Antikörpertitern und an dem fehlenden Nestschutz für Kinder geimpfter Mütter erahnen lässt. Bei einer Mumpsepidemie in New York 1998 waren 62 Prozent der Patienten zweimal geimpft (Whitman 1999).
In den USA gingen die gemeldeten Mumpserkrankungen nach Einführung der Mumpsimpfung von jährlich 212 000 (1968) auf 12 848

(1987), nach Einführung der Zweitimpfung auf 274 (2001) zurück. Dies entspricht der so genannten Honeymoon-Phase, die nach einigen Jahren von immer wiederkehrenden Epidemien unter ungeschützten Erwachsenen abgelöst werden wird.
Meldungen über Mumpserkrankungen mit Viren, die gegen den Impfstoff resistent geworden sind, nähren in den letzten Jahren die Vermutung, dass Epidemien auch in voll »durchgeimpften« Bevölkerungen wieder aktuell werden könnten (Nojd 2001).
Ungewiss wird die Qualität des Impfschutzes spätestens dann, wenn die echte Mumpserkrankung noch seltener wird und die Geimpften sich durch gelegentlichen Viruskontakt nicht mehr auffrischen (»boostern«) können. Eine ähnliche Entwicklung wie bei Masern ist zu erwarten, mit einer allmählichen, aber stetigen Zunahme von Ungeschützten und gelegentlichen massiven Epidemien, vor allem im Jugendlichen- und Erwachsenenalter. Von einer Ausrottung der Erkrankung sind wir in Deutschland mit Impfquoten von 80 Prozent weit entfernt.
Infolge der Mumpsimpfung sind zwar die Erkrankungsfälle unter Kindern rückläufig, doch treten vermehrt Erkrankungsfälle bei Jugendlichen und Erwachsenen auf (CDC 2000). Die Anzahl der Mumpskomplikationen ist trotz der Massenimpfung in etwa gleich geblieben (Gugelmann 1995). Die Mumpsimpfung bringt also die Ungeimpften eher in Gefahr. Sie sollten daher vor Eintritt der Pubertät geimpft werden – vorzugsweise nach Antikörperuntersuchung, da ja schon eine Mumpserkrankung unbemerkt abgelaufen sein könnte. Der Impferfolg kann durch eine Blutuntersuchung frühestens vier Wochen nach der Impfung überprüft werden. Das lässt zwar keine sichere Aussage über die Dauer des Impfschutzes zu, aber auf diese Weise können Impfversager identifiziert werden.

Nebenwirkungen des Mumpsimpfstoffs

Das Mumpsimpfvirus kann man aus dem Speichel von Geimpften anzüchten (Quast 1997). Ebenso wie das Röteln- und Masernimpfvirus kann es auf Kontaktpersonen mit Erkrankungen des Immunsystems übertragen werden (Sawada 1993). Die Mumpsimpfung verbietet sich daher während einer Schwangerschaft und sollte möglichst auch in der Stillzeit vermieden werden (Scheibner 1993).

Fieber und Krampfanfälle: Bei bis zu 2 Prozent der Impflinge kommt es neun bis zwölf Tage nach der Impfung zu Krankheitsgefühl mit Fieber und gelegentlich zur Schwellung von Lymphknoten (Quast 1997). Begleitend können Krampfanfälle auftreten, wobei wegen der häufigen Kombination mit der Masernimpfung keine klare Trennung der Ursache möglich ist.

Allergische Reaktionen: Ebenso wie nach der Masernimpfung kann es auch durch die Mumps- oder MMR-Impfung zu allergischen Reaktionen auf einen der Inhaltsstoffe kommen, vor allem auf Gelatine, auf Hühnereiweiß oder das Antibiotikum Neomycin. Der MMR-Impfstoff erhöht das Risiko für eine atopische Dermatitis (Neurodermitis) bis zum vierzehnten Lebensjahr um nahezu das Doppelte (Olesen 2003).

Hodenschwellungen: In den zwei Wochen nach der Mumpsimpfung kann in seltensten Fällen eine meist einseitige schmerzhafte Rötung und Schwellung des Hodens auftreten – nach U. Quast (1997) bei einer von 1 Million Impfungen. Folgeschäden wurden bisher nicht berichtet.

Speicheldrüsenentzündung: Ebenso, wie nach der Masernimpfung Impfmasern auftreten können, kann auch die Mumpsimpfung eine Mumpserkrankung hervorrufen. Mumpsimpfstoffe sind nach dem Register der WHO der häufigste medikamentöse Auslöser von Entzündungen der Ohrspeicheldrüsen – sie treten bei jedem zwanzigsten Impfling innerhalb von zwei Wochen nach der Maßnahme auf (AT 1994, 11). Mehrere Fälle von impfbedingter Entzündung der Bauchspeicheldrüse werden in der Literatur beschrieben (Adler 1991, Cebria 1994), die Häufigkeit liegt nach Quast (1997) bei 1 zu 2,5 Millionen Impfungen.

Innenohrschwerhörigkeit: Das *Arznei-telegramm* berichtet über Zwillinge, von denen nach der zeitgleichen Impfung gegen FSME und Masern-Mumps einer auf beiden Ohren und der andere auf einem Ohr ertaubte (AT 1994). Weitere Fälle von bleibenden Hörstörungen wurden veröffentlicht (Kaga 1998, Stewart 1993).

Meningitis, Enzephalitis: 1992 wurden zwei MMR-Impfstoffe vom Markt genommen, da sich nach der Impfung mit dem in ihnen enthaltenen Mumps-Impfvirusstamm »Urabe« außerordentlich häufig Gehirnhautentzündungen ereigneten, nach japanischen Studien bei einem von 142 Impflingen (Fujinaga 1991). Die Nebenwirkung war schon länger bekannt, jedoch wurde der Virusstamm zunächst weiter verwendet, da er bessere Immunität hervorrief als der Impfstoff mit dem verträglicheren »Jeryll-Lynn«-Impfvirus. Dies liegt darin begründet, dass ein weniger abgeschwächtes Impfvirus sowohl mehr Wirkung als auch mehr Nebenwirkungen auf das Immunsystem hat als ein mehr abgeschwächtes Virus (Ehrengut 1990).
D.J. Nokes (1991) beschreibt anhand der Mumpsimpfung den grundsätzlichen Konflikt zwischen den Interessen des Einzelnen, mit nebenwirkungsarmen Stoffen geimpft zu werden, und den Interessen der Gesellschaft, möglichst effektiv und umfassend zu impfen. Er folgert: »... es muss nicht immer im Interesse der Gesellschaft sein, den Impfstoff mit der geringsten Komplikationsrate zu verwenden.«
Der derzeit benutzte Mumps-Impfvirusstamm »Jeryll-Lynn« ist sicherer, dennoch kann es in seltenen Fällen zu einer Impfenzephalitis oder -meningitis kommen (HRSA 1997). Eine gutartige Meningitis tritt nach Quast in einer Häufigkeit von 1 zu 1 Million auf. Bekannt sind Fälle von vorübergehenden Gangstörungen (Ataxien), die auf einen Befall des Kleinhirns hinweisen. Dauerschäden wurden bisher nicht bekannt.

Diabetes: Schon seit den achtziger Jahren wird vermutet, dass die Mumpsimpfung ebenso wie die Mumpserkrankung die insulinpflichtige Form der Zuckerkrankheit, Diabetes mellitus Typ 1, »provozieren«, das heißt bei vorbestehender Anlage zum Ausbruch bringen kann (Otten 1984). Mit Beginn der MMR-Impfung in Großbritannien fand sich eine Zunahme des Diabetes mellitus um mehr als 10 Prozent pro Jahr (Barr 1998). Auch eine finnische Studie hält den Zusammenhang für wahrscheinlich (Hyoti 1993). Aus den USA gibt es ebenfalls Meldungen über einen zeitlichen Zusammenhang zwischen der MMR-Impfung und Diabetes mellitus (CDC 1991). Classen fand einen Anstieg von kindlichem Diabetes zwei bis vier Jahre nach der Masern-Mumps-Röteln-Impfung (Classen 2003). In Deutschland sind mehrere Fälle von Diabetes nach Mumpsimpfung als Impfschaden anerkannt (Ehrengut 1986).

Zusammenfassung

- Mumps ist eine bei Kindern fast immer völlig harmlose Krankheit, die spontan abheilt und in der Mehrzahl der Fälle sogar völlig unbemerkt verläuft.
- Durch die Impfung verschiebt sich die Erkrankung ins Erwachsenenalter und kann da vermehrt zu Komplikationen wie Hodenentzündung oder Erkrankungen des zentralen Nervensystems führen.
- Kinder sollten Mumps in jungen Jahren durchmachen und damit eine lebenslange Immunität erwerben.
- Spätestens zum Zeitpunkt der Pubertät ist, vor allem bei Jungen, eine Mumpsimpfung (MMR) zu erwägen. Eine vorherige Antikörpertestung im Blut empfiehlt sich, da Mumps oft unbemerkt verläuft.
- Ein Dilemma entsteht durch die Tatsache, dass es keine Mumps-Einzelimpfstoffe mehr gibt: Der Mumpsimpfstoff steht nur noch in Kombination mit dem Masern- und Rötelnimpfstoff (MMR) zur Verfügung. Es ist daher zu überlegen, ob man nicht gleich diesen Impfstoff verwendet, wenn ein Kind im Grundschulalter maserngeimpft werden soll und bis zu diesem Zeitpunkt keine Mumpsantikörper im Blut hat.
- Die Impfung steht im Verdacht, Diabetes zu erzeugen, und ist nicht ausreichend auf Langzeitfolgen untersucht.

Adler, J.B., et al.: Pancreatitis caused by measles, mumps, and rubella vaccine. Pancreas 1991, 6(4): 489–490

Albonico, H.U., et al.: Febrile infectious childhood diseases in the history of cancer patients and matched controls. Med Hypotheses, 1998, 51(4): 315–320

AT (Arznei-telegramm): Taubheit nach FSME-Immun- und Masern-Mumps-Impfung. AT 1994, 7: 65

AT (Arznei-telegramm) 1994, 11: 109

Barr, R., Limp, K.: Fact Sheet Measles. 1998, www.atschool.eduweb.co.uk/autism/autism10.html

CDC (Centers for Disease Control): Recommendations of the Immunization Practices Advisory Committee: Mumps Prevention. MMWR 1989, 38(22): 388–392, 397–400

CDC (Centers for Disease Control): The Vaccine Adverse Events Reporting System (VAERS): A single post-marketing surveillance system for vaccines in the United States. Poster präsentiert bei der 7th Internationale Conference on Pharmocoepidemiology, Basel, Switzerland, August 26–29, 1991. Autoren: Mullen, J.R., Chen, R.T., Swint, E., Hayes, S.W., Rastogi, S., Knapp, G., 1991, 16: 389, zitiert bei Barr (1998)

CDC (Centers for Disease Control): Measles, Mumps, and Rubella – Vaccine Use and Strategies for Elimination of Measles, Rubella, and Congenital Rubella Syndrome and Control of Mumps: Recommendations of the Advisory Committee on Immunization Practices (ACIP). MMWR 1998, 47(RR-8), 1–57

CDC (Centers for Disease Control): Mumps. 2000. www.cdc.gov/nip/publications/pink/mumps.pdf

Cebria, L., et al.: Acute pancreatitis caused by parotiditis vaccine. Pancreas 1994, 9(3): 390–391

Cheek, J.E., et al.: Mumps outbreak in a highly vaccinated school population. Evidence for large-scale vaccination failure. Arch Pediatr Adolesc Med 1995, 149: 774–778

Classen, J.B., Classen, D.C.: Clustering of cases of type 1 diabetes mellitus occurring 2–4 years after vaccination is consistent with clustering after infections and progression to type 1 diabetes mellitus in autoantibody positive individuals. J Pediatr Endocrinol Metab 2003, 16(4): 495–508

Ehrengut, W.: Mumpsschutzimpfung. In: Gsell, O., et al.: Klinische Virologie. Urban & Schwarzenberg, München 1986: 447–453

Ehrengut, W.: Attenuierung und Antigenität der Mumpsvakzine. Päd Prax 1990, 40: 379–381

Fujinaga, T., Motegi, Y., Tamura, H., et al.: A prefecture-wide survey of mumps meningitis associated with measles, mumps and rubella vaccine. Pediatr Infect Dis J 1991, 10(3): 204–209

Gerth, H.J.: Mumps. In: Krumbach/Kikuth (Hg.): Die Infektionskrankheiten

des Menschen und ihre Erreger, Bd. II., Thieme (2. Aufl.), Stuttgart 1969: 1421–1433
Gugelmann, R.: Why we need to continue to immunize against mumps. Soz Praventivmed 1995, 40(2): 124–127
Hersh, B.S., et al.: Mumps outbreak in a highly vaccinated population. J Pediatr 1991, 119(2): 187–193
HRSA (Health Resources and Services Administration): Vaccine Injury Table. March 24, 1997, www.hrsa.dhhs.gov/bhpr/vicp/table.htm
Hyoti, H., et al.: Decline of mumps antibodies in type 1 diabetic children and a plateau in the rising incidence of typ 1 diabetes after introduction of MMR vaccine in Finland. Diabetologia 1993, 36(12): 1303–1308
Kaga, K., Ichimura, K., Ihara, M.: Unilateral total loss of auditory and vestibular function as a complication of mumps vaccination. Int J Pediatr Otorhinolaryngol 1998, 43(1): 73–75
Kesselring, J.: Zur Pathogenese der Multiplen Sklerose. Schweiz Med Wochenschr 1990, 120: 1083–1090
Manson, A.L.: Mumps orchitis. Urology 1990, 36(4): 355–358
Newhouse, M., et al.: A case control study of carcinoma of the ovary. Br J Prev Soc Med 1977, 31: 148–153
Nojd, J., Tecle, T., Samuelsson, A., Orvell, C.: Mumps virus neutralizing antibodies do not protect against reinfection with a heterologous mumps virus genotype. Vaccine 2001, 8, 19(13–14): 1727–1731
Nokes, D.J., Anderson, R.M.: Vaccine safety versus vaccine efficacy in mass immunization programmes. Lancet 1991, 338(8778): 1309–1312
Ocklitz, H.W.: Die Mumps-Meningitis – eine Mumpskomplikation? Kinderärztl Prax 1976, 44: 145
Olesen, A.B., Juul, S., Thestrup-Pedersen, K.: Atopic dermatitis is increased following vaccination for measles, mumps and rubella or measles infection. Acta Derm Venereol 2003, 83(6): 445–450
Otten, A., et al.: Mumps, mumps vaccination, islet cell antibodies and the first manifestation of diabetes mellitus type I. Behring Inst Mitt 1984(75): 83–88
Phillips, C.F.: Mumps: epidemic parotitis. In: Behrmann, R.E. (Hg.): Nelson textbook of pediatrics. 14th ed., W.B. Saunders, Philadelphia 1992: 808–810
Quast, U., et al.: Impfreaktionen. Hippokrates (2. Aufl.), Stuttgart 1997
RKI (Robert-Koch-Institut): Nützlichkeit und Notwendigkeit von Impfungen. Sechs häufige Argumente, die Impfgegner in der Praxis benutzen – und wie sie widerlegt werden können; von Ullrich Kunde, 1999, http://yellow-fever.rki.de/GESUND/IMPFEN/SONST/SON_F4.HTM
Sawada, H., et al.: Transmission of Urabe mumps vaccine between siblings [letter]. Lancet, 1993, 342(8867): 371
Scheibner, V.: Lethal Injections – Why Immunizations Don't Work and the Damage They Cause. William Campbell-Douglass 1993: 39
Siemer, S.W., Uder, M., Scholz, M., Steffens, J., Jeanelle, J.P., Humke, U.:

Erhöhte Inzidenz von Mumpsorchitis bei Jugendlichen und Erwachsenen – Folge einer niedrigen Impfrate? Urologe A 1997, 36(5): 456–459
Stewart, B. J., et al.: Reports of sensorineural deafness after measles, mumps, and rubella immunization. Arch Dis Child, 1993, 69(1): 153–154
Sultz, H. A., Hart, B. A., Zielezny, M., Schlesinger, E. R.: Is mumps virus an etiologic factor in juvenile diabetes mellitus? J Pediatr 1975, 86: 654
Vandermeulen, C., Roelants, M., Vermoere, M., Roseeuw, K., et al.: Outbreak of mumps in a vaccinated child population: a question of vaccine failure? Vaccine 2004, 22: 2713–2716
Vuori, M., et al.: Perspective deafness in connection with mumps. A study of 298 servicemen suffering from mumps. Acta otolar 1962, 55: 231–236
West, R.: Epidemiologic study of malignancies of the ovaries. Cancer 1966, 19: 1001–1007
Whitman, C.: Mumps outbreak in a highly vaccinated population. The New York City Department of Health, NY Vac Scene 1999, 1(1)
Zarzycka-Chrol, E., Smukalska, E., Sawilska-Tanska, M.: Complications of Mumps in children in light of personal observations. Pediatr Pol 1995, 70(10): 841–845
Zimmermann, H., Matter, H. C., Kiener, T.: Mumps-Epidemiologie in der Schweiz: Ergebnisse der Sentinella-Überwachung 1986–1993. Sentinella-Arbeitsgemeinschaft, Soz Präventivmed 1995, 40(2): 80–92

Röteln

Die Rötelnerkrankung

Röteln sind bei Kindern völlig harmlos und verlaufen in Form eines grippalen Infekts mit Lymphknotenschwellungen und einem fleckigen Hautausschlag, der im typischen Fall zur Blickdiagnose führen kann. Die Krankheit verläuft jedoch häufig untypisch und wird daher in mehr als der Hälfte der Fälle auch von erfahrenen Ärzten nicht erkannt.

Komplikationen ereignen sich sehr selten, bei Kindern so gut wie nie. Bei Jugendlichen oder Erwachsenen führen die Röteln gelegentlich zu Gelenkbeschwerden oder Gelenkentzündungen, sehr selten zu meist milde verlaufenden neurologischen Komplikationen wie Nervenentzündungen oder Enzephalitis. Die Häufigkeit liegt unter 1 zu 20000 (Sitzmann 1998). Gelegentlich treten im Verlauf

der Erkrankung Hautblutungen durch Verlust an Blutplättchen auf (Thrombozytopenie).
Das Hauptproblem der Röteln ist die Rötelnembryopathie, eine Fruchtschädigung bei Erkrankung der Mutter in den ersten vier Schwangerschaftsmonaten. Sie führt häufig zur Fehlgeburt oder zu schweren Missbildungen und Behinderungen des Kindes. Das Risiko ist in den ersten sechs Schwangerschaftswochen mit über 60 Prozent extrem hoch und sinkt bis zur siebzehnten Woche auf 10 Prozent. Der Befall des Kindes kann durch Laboruntersuchung des Fruchtwassers oder des Kindsblutes gesichert werden. Erkrankt die Schwangere erst nach dem vierten Monat, sind mit einem Risiko von 3 bis 5 Prozent einzelne Defekte wie Hörschäden, Herzfehler, Anfallsleiden oder Diabetes zu erwarten.
Eine Rötelnerkrankung in der Schwangerschaft ist die klassische medizinische Indikation für eine Schwangerschaftsunterbrechung. Bei einer Erhebung an dänischen Frauen aus den späten achtziger Jahren infizierte sich jeder fünfte Embryo, wenn die Mutter in der Schwangerschaft an Röteln erkrankte. Bei Erkrankung in den ersten zwölf Schwangerschaftswochen kam es bei sieben von vierzehn infizierten Föten zu schweren Missbildungen, bei Infektion in späteren Schwangerschaftswochen wurde keines der 97 infizierten Kinder geschädigt (DMB 1987).

Die Röteln werden häufig »still« durchgemacht; das heißt, es treten keine Krankheitssymptome auf, aber es werden Antikörper gebildet, die vor erneuter Ansteckung und vor einer Rötelnembryopathie schützen. Auch »still« Erkrankte können das Virus auf andere übertragen.
Die Röteln sind ansteckend von sieben Tage vor bis sieben Tage nach Beginn des Ausschlags. Eine Inkubationsimpfung wie bei Masern oder Mumps ist nicht wirksam. Wegen der geringen Ansteckungsrate dürfen Kontaktpersonen Gemeinschaftseinrichtungen weiter besuchen.
Vor Beginn der Impfprogramme waren etwa 90 Prozent der Heranwachsenden mit Röteln »durchseucht« und hatten, aufgefrischt durch vielfachen Kontakt mit Rötelnkranken, eine lebenslange Immunität. In Ländern der Dritten Welt gab es in der Vergangenheit

kaum Rötelnembryopathien, da die Kinder in den großen Familien früh und mit hoher Sicherheit die Röteln durchmachten. Die Immunität erwachsener Frauen liegt daher in Ländern ohne Rötelnimpfprogramm deutlich über 90 Prozent (Ehrengut 1984).

In Ländern wie Deutschland, in denen die Rötelnimpfung in größerem Maßstab durchgeführt wird, hat sich die Situation für die Ungeimpften heute deutlich verschlechtert: Durch die Impfung ist die Wahrscheinlichkeit einer Rötelnerkrankung gesunken, und auch die Auffrischung der Immunität durch den Kontakt mit anderen Rötelnkranken unterbleibt. Der Schutz vor Röteln in der Schwangerschaft kommt nicht mehr »von selbst«, sondern erfordert Aktivität: Mit Beginn der Gebärfähigkeit sollte jedes Mädchen die Rötelnantikörper im Blut bestimmen lassen. Diese Laboruntersuchung lohnt sich vor einer eventuellen Impfung, da noch relativ viele ungeimpfte Mädchen die Röteln durchmachen, wenn auch leider in abnehmender Häufigkeit.

Durch eine körperliche Untersuchung können die Röteln nicht sicher diagnostiziert werden, da das Krankheitsbild oft nicht eindeutig ist und durch andere Viren imitiert werden kann. Die Diagnose einer frischen Rötelnerkrankung kann durch Blutuntersuchung auf Antikörper oder – schneller, aber teurer – durch den Virusnachweis aus einem Rachenabstrich gesichert werden.

Die Röteln gehören zu den Erkrankungen, durch die im späteren Leben offenbar das Risiko von Krebs und multipler Sklerose verringert wird (Newhouse 1977, Kesselring 1990, Albonico 1998). Bereits das Verschieben der Röteln in die Zeit nach der Pubertät verwischt diesen Schutz (McGowan 1979).

Die Rötelnimpfung

In den siebziger Jahren wurde in Deutschland die Rötelnimpfung eingeführt. Der Impfstoff besteht aus abgeschwächten Lebendviren, die auf Zellkulturen von abgetriebenen menschlichen Föten gezüchtet sind. Enthalten sind weiter Gelatine und Antibiotika, meist Neomycin.

Die STIKO empfiehlt die zweimalige Rötelnimpfung zu Beginn des zweiten Lebensjahres: die erste Impfung mit 11 bis 14 Monaten, die zweite mit 15 bis 23 Monaten. Ziel dieses Vorgehens ist es, die Röteln in Deutschland auszurotten (EB 1998). Nach der STIKO-Empfehlung soll der Rötelnimpfstoff immer in Kombination mit dem Masern- und Mumpsimpfstoff verabreicht werden. Dies ist nicht unproblematisch, da unabsehbare Wechselwirkungen zwischen den Impfviren eintreten können (siehe das Kapitel über Masern). Die Marktrücknahme des Mumps-Einzelimpfstoffes und des Masern-Mumps-Impfstoffes (MM) macht es schwieriger, die individuelle Impfentscheidung mit Einzelimpfstoffen aufrechtzuerhalten, es sei denn, man verzichtet auf die Mumpsimpfung – diese ist in Europa nur noch im Dreifachimpfstoff MMR (Masern-Mumps-Röteln) auf dem Markt. Das immer weiter gehende Verschwinden von Einzelimpfstoffen soll allem Anschein nach eine Befolgung der öffentlichen Impfempfehlungen erzwingen.

Ziel des Rötelnimpfprogramms ist letztlich die Verhinderung von Rötelnembryopathien, also der Schutz gebärfähiger Frauen vor einer Rötelninfektion in der Schwangerschaft. Es soll nicht in erster Linie der Impfling selbst, sondern sozusagen die nächste Generation vor einer Erkrankung und Behinderung geschützt werden. Dieser Impfpolitik wohnt jedoch eine große Gefahr inne: Werden nicht schnell sehr hohe Impfraten von über 90 Prozent erreicht, mit völligem Verschwinden der Erkrankung, dann werden die Röteln aus dem Kindesalter heraus vermehrt ins Erwachsenenalter verschoben, mit einer entsprechenden Zunahme der Rötelnembryopathie (WHO 1989). In Deutschland liegt die Impfquote bei Schulanfängern selbst in Großstädten wie München noch deutlich unter 90 Prozent, für die Auffrischung unter 30 Prozent, weil viele Eltern und auch Ärzte die Rötelnimpfung für Kleinkinder nicht befürworten (EB 2003).

Bereits bei der Diskussion über die Einführung der Impfung gab es gewichtige Gegenstimmen und ein Minderheitsvotum in der STIKO, das vor einem Verschieben der Röteln gerade in das problematische Erwachsenenalter warnte. Die Argumentationslinie war, dass eine Impfung für alle unnötig sei, da doch mehr als 85 Prozent der Frauen bis zur ersten Schwangerschaft Röteln durchgemacht hatten – man müsse nur bei allen die Antikörper untersuchen und

lediglich die Ungeschützten impfen (Ehrengut 1974). Auf diese Weise könne man der Mehrheit der Frauen die zwar seltenen, aber nicht genau bekannten und abschätzbaren Impfrisiken ersparen. Eine abgelaufene Rötelnerkrankung und eine erfolgreiche Impfung können durch eine Blutuntersuchung kontrolliert werden – ein Röteln-HAH von 1 zu 32 oder mehr zeigt Immunität an. Die Impfung sollte während einer Regelblutung verabreicht werden, weil dadurch das »Hineinimpfen« in eine Frühschwangerschaft mit möglichen Fruchtschäden verhindert wird. Mit einem solchen Vorgehen wurde im Schweizer Kanton Uri bei 96,5 Prozent der 18- bis 23-jährigen Frauen ein wirkungsvoller Schutz vor Röteln in der Schwangerschaft erzielt (Albonico 1991).
Ökonomische Überlegungen behielten jedoch die Oberhand, denn diese Praxis ist kostspieliger als die einfache generelle »Durchimpfung«. Nachdem sich inzwischen die Zweitimpfung als notwendig erwiesen hat, hat sich der Spieß wieder umgedreht, und die Kosten des Impfprogramms sind deutlich gestiegen.

Nach einer einmaligen Impfung im Kindesalter liegt die Schutzquote im jungen Erwachsenenalter unter 90 Prozent (Miller 1997), was bei mindestens jeder zehnten geimpften Frau eine Rötelnerkrankung gerade während der Schwangerschaft möglich macht. Eine zweite Impfung ist daher im Abstand von mindestens vier Wochen empfohlen; spätestens im Alter von zwölf bis vierzehn Jahren sollten laut STIKO alle Mädchen zweimal geimpft sein (Sitzmann 1998). Bei den gegenwärtigen Impfquoten von 80 bis 90 Prozent für die erste und 30 Prozent für die zweite Dosis (EB 2003) und einer natürlichen »Durchseuchung« von 25 Prozent der Ungeimpften haben derzeit weniger als 90 Prozent der gebärfähigen Frauen einen Schutz vor Röteln (zum Beispiel Parasher 2001) – weniger als vor der Einführung der Rötelnimpfung für alle Kinder.
Die STIKO setzt alles daran, die »Durchimpfungsrate« im Kindesalter zu erhöhen, und verliert dabei die für die Impfung einzig wichtige Gruppe der pubertierenden Mädchen aus den Augen. Ungeimpfte Mädchen und Impfversagerinnen erkranken nämlich wegen der geringeren Ansteckungswahrscheinlichkeit oft erst im gebärfähigen Alter. Immer wieder wird in der Literatur von Rötelnembryopathien

bei Schwangeren berichtet, die vor Beginn der Schwangerschaft Impfantikörper gegen Röteln aufwiesen (zum Beispiel Bott 1982).
Die Anzahl der Rötelnembryopathien in Deutschland ist trotz der Impfung seit den frühen neunziger Jahren konstant und liegt zwischen einem und sieben gemeldeten Fällen pro Jahr (EB 2003), wobei sicherlich nur die schweren Fälle erfasst werden. Die meisten Frauen lassen die möglicherweise geschädigte Frucht abtreiben, sodass Rötelnembryopathien in der Praxis selten gesehen werden. Dies führt in der Statistik zu einem scheinbaren Erfolg der Rötelnimpfprogramme.
Nichtimmune Schwangere, die Kontakt zu Röteln hatten, können weder durch eine nachträgliche Impfung noch durch Immunglobuline zuverlässig vor einem Krankheitsausbruch geschützt werden (CDC 2003). Die STIKO empfiehlt die Rötelnimpfung bis zum dritten Tag nach der Inkubation, seit 2001 sogar für alle Kontaktpersonen einer Schwangeren.
Bei weiter gehender »Durchimpfung« der Bevölkerung wird es, wie auch bei Masern oder Mumps, zu jenem so genannten Honeymoon-Phänomen kommen – das heißt zunächst zu einer Abnahme von Krankheitsfällen, bevor die Röteln dann in regelmäßigen Schüben ausbrechen, und zwar in Teilen der Bevölkerung, die entweder ungeimpft oder durch die Impfung ungeschützt bleiben. In Finnland und in den USA, wo die Rötelnimpfung zu den Pflichtimpfungen gehört, gibt es derzeit sehr wenig Rötelnembryopathien. In den USA nehmen die Röteln bei Erwachsenen jedoch seit Jahren zu und machten bei den 15- bis 39-Jährigen, also der Hauptrisikogruppe, zuletzt 87 Prozent der Erkrankungsfälle aus (CDC 2003). In Griechenland kam es 1993, achtzehn Jahre nach Einführung der Rötelnimpfung für einjährige Kinder, zur größten »Epidemie« an Rötelnembryopathie seit dem Zweiten Weltkrieg (Panagiotopoulos 1999).

Nebenwirkungen des Rötelnimpfstoffs

Das Rötelnvirus kann bei Impflingen im Rachenspülwasser nachgewiesen, bis zu neunzig Tage nach der Impfung ausgeschieden und auf die Umgebung übertragen werden (CDC 1999). In der Schwangerschaft ist die Impfung daher kontraindiziert; auch in der Stillperiode sollte sie vermieden werden: Bei zwei Dritteln von in der Stillperiode geimpften Frauen kann das Virus in der Muttermilch nachgewiesen werden (Stevenson 1996).

Fieber, Krampfanfälle und Lymphknotenschwellungen: Gelegentlich treten in den vierzehn Tagen nach der Impfung Fieber und Krankheitsgefühl auf. Bei einem von sieben rötelngeimpften Kindern kommt es zur Schwellung der Nackenlymphknoten. Krampfanfälle werden vor allem nach dem Kombinationsimpfstoff mit Masern und Mumps beobachtet.

Neurodermitis: Einer dänischen Untersuchung an fast 10 000 Kindern zufolge erhöht der Kombinationsimpfstoff MMR das Risiko um fast das Doppelte, bis zum Alter von vierzehn Jahren an Neurodermitis zu erkranken (Olesen 2003).

Neurologische Komplikationen und Enzephalitis: Es gibt einzelne Berichte über neurologische Folgeschäden wie Guillain-Barré-Syndrom, transverse Myelitis oder Enzephalitis, wobei der Rötelnimpfstoff meist in Kombination mit dem Masern- und Mumpsimpfstoff eingesetzt wurde und daher die genaue Ursachenklärung nicht möglich ist (siehe das Kapitel über Masern).
Ebenso wie im Masern- und Mumps- ist im Rötelnimpfstoff Humanalbumin enthalten, durch das theoretisch die mit dem Rinderwahnsinn verwandte tödliche Creutzfeldt-Jakob-Erkrankung übertragen werden kann. Das Risiko hierfür ist jedoch nicht bezifferbar.

Arthritis: Nahezu jeder zweite rötelngeimpfte Jugendliche oder Erwachsene klagt in den zwei Wochen nach der Impfung über vorübergehende Schmerzen und Steifigkeit in den Gelenken. Zu einer akuten Arthritis mit Rötung und Schwellung des Gelenks kommt es bei etwa 1 Prozent der geimpften Kinder und 10 Prozent der Erwachsenen.
Die Rötelnimpfung kann auch zu einer chronischen Gelenkentzündung, also einer echten rheumatischen Erkrankung führen. Zahlreiche Fälle beschreiben L. A. Mitchell (1993) und R. E. Weibel (1996).

Der Zusammenhang wird selbst von den rigoros impffreundlichen Centers for Disease Control (CDC) der USA als sehr wahrscheinlich angesehen (MMWR 1996). Nach neueren Berechnungen liegt das Risiko für eine chronische Arthritis in den zwei Wochen nach der Rötelnimpfung dreißig- bis fünfzigmal höher als nach der Tetanusimpfung (Geier 2002). Eine chronische Arthritis, die innerhalb von einer bis sechs Wochen nach der Rötelnimpfung auftritt, wird in den USA als Impfschaden anerkannt (HRSA 1997).

Thrombozytopenie: Ebenso wie nach der Rötelnerkrankung kann auch zwei bis drei Wochen nach der Röteln- oder MMR-Impfung ein Blutplättchenmangel mit Blutungsneigung auftreten. Symptome sind Nasen-, Haut-, Zahnfleisch- und selten Darm- oder Nierenblutungen. Die Häufigkeit ist mit 1 zu 30 000 etwa zehnmal geringer als nach der Rötelnerkrankung (Quast 1997).

Zusammenfassung

- Die Röteln sind eine harmlose Kinderkrankheit, die auch ohne Behandlung folgenlos abheilt.
- Treten die Röteln während der Schwangerschaft auf, drohen Fehlgeburt oder Missbildungen beim Kind.
- Durch die Rötelnimpfung werden die Röteln vermehrt ins Erwachsenenalter verschoben – mit dem Risiko einer Zunahme von Embryopathien.
- Die Rötelnimpfung kann möglicherweise chronische Erkrankungen wie Arthritis hervorrufen.
- Kinder sollten die Chance bekommen, Röteln durchzumachen und dadurch einen lebenslangen Schutz zu erwerben.
- Zum Zeitpunkt der Pubertät sollten Mädchen auf Rötelnantikörper getestet werden; besteht keine Immunität, ist die zweimalige Impfung zu empfehlen – möglichst während der Regelblutung, damit sicher keine Schwangerschaft vorliegt.

Albonico, H., Klein, P., Grob, C., Pewsner, D.: Die Impfkampagne gegen Masern, Mumps und Röteln – ein Zwangsszenario ins Ungewisse. Der Merkurstab 1991, 5: 333–342

Albonico, H. U., et al.: Febrile infectious childhood diseases in the history of cancer patients and matched controls. Med Hypotheses, 1998, 51(4): 315–320

Bott, L. M.: Congenital rubella after successful vaccination. Med Journal of Australia, 1982, 1: 514–515

Bottiger, M.: Immunity to rubella before and after vaccination against measles, mumps and rubella (MMR) at 12 years of age of the first generation offered MMR vaccination in Sweden at 18 months. Vaccine 1995, 13(18): 1759–1762

CDC (Centers for Disease Control): Measles, Mumps, and Rubella – Vaccine Use and Strategies for Elimination of Measles, Rubella, and Congenital Rubella Syndrome and Control of Mumps: Recommendations of the Advisory Committee on Immunization Practices (ACIP). MMWR 1998, 47(RR-8), 1–57

CDC (Centers for Disease Control): Measles, Mumps and Rubella Vaccines Legal Eagle Eye Newsletter for the nursing Profession. 1999, 4(7), www.nursinglaw.com/newpage149.htm

CDC (Centers for Disease Control): Epidemiology and Prevention of Vaccine-Preventable Diseases. 2003, Pink Book Online 7th ed., www.cdc.gov/nip/publications/pink/rubella.pdf

DMB (Danish Medical Bulletin): Rubella risk for pregnant women. Waves 1987, 11(4): 21

EB (Epidemiologisches Bulletin): Virusdiagnostische Verlaufsbeobachtung eines Kindes mit Rötelnembryopathie. Epid Bull 1998, 23: 3

EB (Epidemiologisches Bulletin): Impfpräventable Krankheiten: Masern, Mumps und Röteln. Epid Bull 2003, 42: 336–340

Ehrengut, W.: Fünf Jahre Rötelnschutzimpfung. Dtsch Ärztebl 1974, 51: 3675–3677

Ehrengut, W., Ag Rhaly, A., Forster, A., Koumare, B., Diallo, D.: Die Unterschiede in der Rötelndurchseuchung in Mali und Hamburg und ihre Konsequenzen. Klin Pädiatr 1984, 196(6): 378–381

Geier, D. A., Geier, M. D.: A one year follow-up of chronic arthritis following rubella and hepatitis B vaccination based upon analysis of the Vaccine Adverse Events Reporting System (VAERS) database. Clin Exp Rheumatol 2002, 20(6): 767–771

HRSA (Health Resources and Services Administration): Vaccine Injury Table March 24, 1997, www.hrsa.dhhs.gov/bhpr/vicp/table.htm

Kesselring, J.: Zur Pathogenese der Multiplen Sklerose. Schweiz Med Wochenschr 1990, 120: 1083–1090

Markuzzi, A., Schlipkoter, U., Weitkunat, R., Meyer, G.: Masern-, Mumps-

und Rötelnimpfstatus bei Münchner Schulanfängern. Soz Präventivmed 1997, 42(3): 133–143
Matter, L., Bally, F., Germann, D., Schopfer, K.: The incidence of rubella virus infections in Switzerland after the introduction of the MMR mass vaccination programme. Eur J Epidemiol 1995, 11(3): 305–310
McGowan, L., et al.: The women at risks for developing ovarial cancer. Gynecol Oncol 1979, 7: 325–344
Miller, E., Waight, P., Gay, N., Ramsay, M., Vurdien, J., Morgan-Capner, P., et al.: The epidemiology of rubella in England and Wales before and after the 1994 measles and rubella vaccination campaign: fourth joint report from the PHLS and the National Congenital Rubella Surveillance Programme. Commun Dis Rep CDR Rev 1997, 7(2): R26–32
Mitchell, L. A., et al.: Chronic rubella vaccine associated arthropathy. Arch Intern Med 1993, 153(19): 2268–2274
MMWR: Vaccine side effects, adverse reactions, contraindications, and precautions. Recommendations of the Advisory Committee on Immunization Practices (ACIP). MMWR Morb Mortal Wkly Rep, 1996, 45(RR-12): 1–35
Newhouse, M., et al.: A case control study of carcinoma of the ovary. Br J Prev Soc Med 1977, 31: 148–153
Olesen, A. B., Juul, S., Thestrup-Pedersen, K.: Atopic dermatitis is increased following vaccination for measles, mumps and rubella or measles infection. Acta Derm Venereol 2003, 83(6): 445–550
Panagiotopoulos, T., Antoniadou, I., Valassi-Adam, E.: Increase in congenital rubella occurrence after immunization in Greece: retrospective survey and systematic review. BMJ 1999, 319(7223): 1462–1467
Parasher, K., Bartsch, M., Gstettenbauer, M., Entezami, M., Versmold, H., Stück, B.: Generelles Hepatitis B Screening in der Schwangerschaft. Dtsch Ärztebl 2001, 6: A 329–333
Quast, U., et al.: Impfreaktionen. Stuttgart, Hippokrates (2. Aufl.) 1997
Schneeweiß, B.: Pressegespräch »Kinderimpfungen – Investition in die Zukunft«, 91. Jahrestagung der Deutschen Gesellschaft für Kinderheilkunde 8. 9. 1995. Jatros Pädiatrie 1995, 11: 10
Sitzmann, F. C., et al.: Impfungen – Aktuelle Empfehlungen. Hans Marseille, München 1998
Weibel, R. E., et al.: Chronic arthropathy and musculoskeletal symptoms associated with rubella vaccines. A review of 124 claims submitted to the National Vaccine Injury Compensation Program. Arthritis Rheum 1996, 39(9): 1529–1534
WHO Kopenhagen: Expanded programme on immunization – report of the meeting national programme managers. 1989

Windpocken

Die Windpockenerkrankung

Die Windpocken (Varizellen) sind eine harmlose Kinderkrankheit, die in über 99,99 Prozent der Fälle komplikationslos ausheilt. Fast alle Kinder werden natürlicherweise irgendwann angesteckt und haben nach der Erkrankung eine lebenslange Immunität. Selbst viele Kinder, bei denen bis zum Alter von zehn Jahren keine Windpocken bemerkt wurden, sind in der Regel immun, haben also irgendwann eine sehr milde Variante der Krankheit durchgemacht (Boulianne 2001).

Die Windpockenviren werden jedoch während der Erkrankung nicht vollständig eliminiert, sondern verbleiben zum Teil lebenslang in Zellen des Nerven- oder Immunsystems. Später können sie dann als Gürtelrose (Herpes zoster) zu erneuten Beschwerden führen. Begünstigend hierfür sind Verletzungen, Vergiftungen, Infektionskrankheiten, Krebserkrankungen, Immunschwächekrankheiten und hohes Alter.

Die Infektion einer ungeschützten Schwangeren zwischen der 13. und 20. Schwangerschaftswoche führt in etwa 2 Prozent der Fälle beim Fötus zum kongenitalen Varizellensyndrom mit Hirnschäden, Missbildungen und Augenschäden oder zum Fruchttod. Zwischen der 21. Woche und der Woche vor der Geburt besteht für das Kind keine Gefahr, wohl aber ein Komplikationsrisiko für die Schwangere.

Ein erneute Bedrohung für das Kind bringt das Ende der Schwangerschaft mit sich: Erkrankt die Mutter vier Tage vor bis zwei Tage nach der Entbindung an Windpocken, dann wurde auch das Kind über die Nabelschnur mit großen Virusmengen infiziert und macht wenige Tage nach der Geburt eine schwere Windpockenerkrankung durch. Die Sterblichkeit liegt bei 10 bis 20 Prozent. Durch die Behandlung mit dem virushemmenden Medikament Aciclovir und die Gabe von Windpocken-Immunglobulin kann das Risiko für das Neugeborene deutlich verringert werden.

Mehr als 95 Prozent aller gebärfähigen Frauen haben die Windpocken durchgemacht und sind vor einer Infektion geschützt.

Kann sich eine Schwangere nicht an eine Windpockenerkrankung erinnern, so ist bei der ersten Schwangerschaftsvorsorge die Überprüfung der Windpockenantikörper zu empfehlen. Sind diese negativ, so kann das Infektionsrisiko durch Gabe von Windpocken-Immunglobulin innerhalb von 96 Stunden nach der Ansteckung deutlich verringert werden, sollte die Schwangere Kontakt mit Windpocken bekommen.

Häufigste Komplikation der Windpocken ist die bakterielle Infektion des Bläschenausschlags. Die Windpocken-Enzephalitis (Gehirnentzündung) ist sehr selten und verläuft meist gutartig (Preblud 1986). Bei Kindern tritt sie bei 1,7 von 100 000 Windpockenfällen auf, bei Erwachsenen bei 15 von 100 000 (Schwarz 2000). Symptome sind vor allem vorübergehende Gleichgewichtsstörungen durch Befall des Kleinhirns. Bei einer Erhebung im Jahr 1997 wurden in Deutschland 45 Fälle von Windpocken-Enzephalitis bei Kindern – meist Schulkindern – ermittelt. Bei nur zwei von ihnen blieben leichte Restschäden mit Muskelschwächen am Arm bzw. Auge (Kries 2000).
Gelegentlich bringen die Windpocken eine Mittelohrentzündung, eine Hepatitis, eine Herzmuskelentzündung oder eine Arthritis mit sich, bei Erwachsenen bisweilen eine Lungenentzündung. Selten kommt es zu »hämorrhagischen Windpocken« mit Hautblutungen, die jedoch meist gutartig verlaufen. Insgesamt haben Erwachsene eine wesentlich höhere Neigung zu Windpockenkomplikationen als Kinder.
Zuverlässige Zahlen zu ernsthaften Komplikationen und Todesfällen bei Windpocken fehlen, da die Krankheit nicht meldepflichtig ist. Die Sterblichkeit an Windpocken soll bei bis dahin gesunden Kindern im Alter von fünf bis vierzehn Jahren unter 0,9 von 100 000 liegen (Rawson 2001). Sie scheint jedoch wesentlich niedriger zu sein, da in Deutschland im Jahre 1997 bei einer bundesweiten Erhebung an Kinderkrankenhäusern kein Todesfall aufgetreten war und nicht einmal eines von 100 000 erkrankten Kindern ins Krankenhaus eingewiesen wurde (Ziebold 2001). Insgesamt dürfte das Sterblichkeitsrisiko für Kinder nicht über dem Risiko liegen, dem ein gesundes Kind im gleichen Zeitraum durch einen tödlichen

Unfall außer Haus ausgesetzt ist (nach Henter 2000 etwa 0,06 zu 100 000).

Bei Erwachsenen wird die Sterblichkeit deutlich höher angegeben. Nach der Todesursachenstatistik werden in Deutschland etwa sechs Fälle pro Jahr verzeichnet (AT 2004). Mehr als drei Viertel dieser Todesfälle sind durch Herpes zoster bedingt, meist bei sehr kranken oder altersschwachen Personen (Gil 2004). In den USA werden jährlich etwa hundert Todesfälle nach Windpocken gemeldet. Bei den meisten veröffentlichten Fällen wurde mit entzündungshemmenden oder fiebersenkenden Medikamenten wie Prednison, Azetaminophen oder Diphenhydramin behandelt (CDC 1998). Vermutlich schwächen diese Fieber unterdrückenden und entzündungshemmenden Maßnahmen die Widerstandskräfte des Organismus.

Immungeschwächte Personen, zum Beispiel Patienten während einer Chemo- oder Kortisontherapie, können gefährliche Blutgerinnungsstörungen mit Haut- und Schleimhautblutungen (»Purpura fulminans«) entwickeln. Die Sterblichkeit dieser Komplikation beträgt bei Leukämiepatienten bis zu 30 Prozent. Eine sehr seltene Komplikation ist das Reye-Syndrom, eine schwere und häufig tödliche Systemerkrankung mit Krampfanfällen und Koma. Es wird bei Kindern durch die Gabe von Azetylsalicylsäure (ASS, Aspirin) während der Windpockenerkrankung hervorgerufen.

Die schulmedizinische Behandlung der harmlos verlaufenden Windpocken mit dem Medikament Aciclovir ist wegen dessen Nebenwirkungen risikoreich und birgt die Gefahr der Resistenzentwicklung gegen das bei Enzephalitis und Windpockenkomplikationen wichtige Medikament. Zudem wären die Kosten bei der Behandlung aller Varizellenerkrankungen immens – für die USA wurden sie auf mindestens 128 Millionen Dollar pro Jahr geschätzt (Preblud 1986). Zu berücksichtigen ist auch, dass Aciclovir zu einer Substanzklasse zählt, die ins Erbgut eingreift und Chromosomenveränderungen hervorrufen kann.

Die Windpocken gehören neben Röteln, Mumps und Masern zu den Kinderkrankheiten, die das Diabetes- und das Krebsrisiko im späteren Leben signifikant verringern (Wrensch 1997, Albonico 1998, ESPED 1998).

In Deutschland sind die beiden Lebendimpfstoffe Varilrix (SmithKlineBeecham) und Varivax (Aventis Pasteur MSD) für Kinder ab dem zweiten Lebensjahr zugelassen. Bei Kindern ist die einmalige Anwendung ausreichend, bei Jugendlichen ab dreizehn Jahren und Erwachsenen muss nach frühestens sechs Wochen eine zweite Gabe erfolgen.
Seit Sommer 2004 ist die Windpockenimpfung für alle Kinder ab dem zweiten Lebensjahr empfohlen, möglichst zeitgleich mit der MMR-Impfung. Bis dahin war die Impfung im Kindesalter lediglich für bestimmte Risikogruppen angeraten, vor allem für Kinder mit Krebserkrankung vor oder nach einer Chemotherapie sowie für Geschwister und Eltern solcher Kinder.
Darüber hinaus sollen sich laut STIKO folgende Personen impfen lassen, falls sie noch keine Windpocken hatten: Beschäftigte im Gesundheitsbereich und in Kindergärten, Jugendliche im Alter von zwölf bis fünfzehn Jahren, Frauen mit Kinderwunsch, Patienten mit schwerer Neurodermitis, Leukämie, vor immunsuppressiver Behandlung oder vor Organtransplantation; außerdem Kontaktpersonen mit den genannten Patienten (EB 2003).
Eine vorherige Antikörpertestung ist in jedem Fall sinnvoll: Von denen, die sich nicht an eine Windpockenerkrankung erinnern, haben mehr als zwei Drittel schützende Antikörper. Bei erwachsenen Frauen muss vor der Impfung eine Schwangerschaft ausgeschlossen werden, da eine Schädigung des Fötus möglich ist.

Hauptanwendungsbereich des Impfstoffes war zunächst der Schutz von immungeschwächten Patienten, vor allem von krebskranken Kindern in einer Therapiepause. Hiervon wird inzwischen Abstand genommen, da viele Kinder mit geschädigtem Immunsystem durch die Impfung erkranken und teils sogar stationär behandelt werden müssen (Tsolia 1990). Dies trifft auch auf aidskranke Kinder zu, deren Impfung in den USA nur noch unter bestimmten Voraussetzungen empfohlen ist (CDC 1999).
S. Katz, Vorsitzender der Impfkommission an der National Academy of Sciences, machte schon 1985 darauf aufmerksam, dass

die Pharmaindustrie die in die Impfstoffentwicklung investierten 5 Millionen Dollar durch die Impfung krebskranker Kinder nicht hereinholen und deshalb auf eine allgemeine Impfempfehlung hinarbeiten würde (Wessel 1985).

Im Jahr 1995 war es dann so weit: In den USA wurde die Windpockenimpfung für alle Kinder zwischen dem zwölften und achtzehnten Lebensmonat empfohlen. Die Argumentationsbasis der Impfkampagne war die Reduzierung sozialer und medizinischer Kosten, die in so genannten Kosten-Nutzen-Analysen geschätzt wurden (Lieu 1994). Solche Analysen sind ein wichtiges Instrument in den Händen der Pharmaindustrie, um den Gesundheitsbehörden Impfungen gegen immer harmlosere Krankheiten zu »verkaufen«.

Zwei Jahre nach der Zulassung und Empfehlung des Windpockenimpfstoffs errechnete eine erneute Kosten-Nutzen-Analyse lediglich noch eine Reduzierung sozialer Kosten durch weniger Arbeitsausfall. Eine Kostendämpfung im Gesundheitswesen war nicht eingetreten (Strassels 1997).

Auch für Deutschland wurden Kosten-Nutzen-Analysen erstellt, die »aus rein ökonomischen Gesichtspunkten« als optimalen Impfzeitpunkt die Adoleszenz angaben, aus praktischen Erwägungen jedoch die Impfung schon im Säuglingsalter empfahlen (Beutels 1996, Banz 2003). Das *Arznei-telegramm* (AT 2004) hat jedoch vorgerechnet, dass bei den Kosten-Nutzen-Rechnungen mit falschen Daten operiert wurde – beispielsweise wurde von achtzehn Todesfällen und 33 000 Komplikationen jährlich ausgegangen, was der Realität bei weitem nicht entspricht. Insbesondere die Veröffentlichung von Banz wurde vom Impfstoffhersteller GlaxoSmithKline gesponsert.

Die Windpockenimpfung ist die erste Massenimpfung, bei der rein wirtschaftliche Gesichtspunkte das Sagen haben. Es geht letztlich um durchschnittlich eineinhalb bis zwei Krankenpflegetage, die als Folgekosten vermieden werden sollen – ein Geschenk an die Arbeitgeber und Krankenkassen auf Kosten der Kinder, in die ein genetisch verändertes Lebendvirus mit unbekannten Nebenwirkungen eingebracht wird. Und ein Geschenk an die Impfindustrie, die sich ein weiteres profitables Geschäft gesichert hat.

Ein spanisches Forscherteam meint angesichts der begrenzten Ressourcen im Gesundheitsbereich:

> »Ausgedehnte Windpocken-Impfprogramme dürften zwar einen Einfluss auf die Krankheitsfolgen und die damit verbundenen Kosten haben, doch müssen die jeweiligen nationalen Gesundheitsbehörden entscheiden, ob die Ressourcen des Gesundheitswesens in diese oder andere Präventionsprogramme fließen sollen« (Gil 2004).

Die allgemeine Impfempfehlung in Deutschland wurde durch Warnungen vor den Windpocken als »todbringender« Krankheit vorbereitet. Hauptargument für die Impfempfehlung ist die angebliche Verminderung der Herpes-zoster-Fälle im hohen Alter. Gerade dies ist jedoch nach gegenwärtigem Wissen eine völlige Fehleinschätzung: Durch immer wiederkehrenden Kontakt mit dem Windpockenvirus sinkt die Wahrscheinlichkeit für eine Zostererkrankung im Alter. Werden die Windpocken weggeimpft, ist mit einer Zunahme der Zosterfälle unter alten Menschen zu rechnen, mit hohen Behandlungskosten und großer Komplikationsrate (Thomas 2002). Bisher konnte tatsächlich in den USA kein Rückgang der Sterblichkeit an Windpocken oder Herpes zoster durch die seit 1995 empfohlene Impfung belegt werden.
Eltern und Kinderärzte sind skeptisch – wie auch schon bei der Einführung der Windpockenimpfung in den USA, die zunächst von mehr als 50 Prozent der dortigen Pädiater abgelehnt wurde (Newman 1998). In Kanada wurde der Firma Merck verboten, für ihren Windpockenimpfstoff mit dem Argument zu werben, er rette Leben: »Es gibt keinen Beweis dafür, dass diese Behauptung von Merck-Frosst Canada zum Medikament Varivax wahr ist« (CBC 1999).
Kombinationsimpfstoffe mit Masern-, Mumps-, Röteln- und Windpockenanteil (MMRV) sind bereits in der klinischen Erprobung. Bei ersten Anwendungsstudien fanden sich jedoch vermehrt fieberhafte Impfreaktionen und eine schlechte Entwicklung von Windpockenantikörpern im Vergleich zum Einzelimpfstoff (Nolan 2002). Eine Zulassung ist noch nicht in Sicht. Generell ist die Kombination von Lebendimpfstoffen problematisch, da völlig unüberschaubare Wechselwirkungen auftreten können (siehe das Kapitel über Masern).

Die Wirksamkeit des Windpockenimpfstoffs

Der Windpockenimpfstoff hat eine Wirkdauer, die auf sechs bis zehn Jahre geschätzt wird. Im ersten Jahr ist die Wirksamkeit mit 97 Prozent gut, sinkt aber schon nach einem Jahr auf 84 Prozent (Vazquez 2004). Bereits nach drei Jahren ist das Erkrankungsrisiko doppelt so hoch wie bei frisch Geimpften (Galil 2002). Bei Erwachsenen und Kindern unter fünfzehn Monaten sind überhaupt nur Schutzquoten von maximal 70 Prozent erzielbar (Gershon 1992, Vazquez 2004).

In Kindergärten kann die Wirksamkeit sogar auf völlig inakzeptable 40 Prozent absinken, wahrscheinlich wegen des intensiven Kontakts mit Windpockenviren, wenn sich dort ein frisch erkranktes Kind aufhält (Seward 2001). So kam es in den USA zu einem Krankheitsausbruch in einer Kindertagesstätte, bei dem 25 von 88 Kindern erkrankten. Drei Viertel der erkrankten Kinder waren geimpft, auch das Kind, das die Windpocken eingeschleppt hatte. Die Folgerung der Berichterstatter lautete:

> »Obwohl Impfempfehlungen sich nicht auf einen einzigen Krankheitsausbruch stützen können, müssen die Ergebnisse dieser Untersuchung die Sorge wecken, dass die gegenwärtige Impfstrategie nicht alle Kinder adäquat schützt ... Durchbruchsinfektionen bei geimpften, gesunden Menschen können ebenso ansteckend sein wie Windpocken bei Ungeimpften« (Galil 2002).

3 bis 7 Prozent der Impflinge entwickeln in den Wochen nach der Impfung »Impfwindpocken«, die auch auf andere übertragen werden können (Moon 1998). Innerhalb von sieben Jahren nach der Impfung erkranken nach einer japanischen Untersuchung 34 Prozent der Impflinge an Windpocken (Takayama 1997). Die Schlussfolgerung der Autoren, der Impfstoff sei nicht genügend wirksam, ist nicht die ganze Wahrheit: Nur ein Teil dieser Erkrankungen ist nämlich auf eine Ansteckung zurückzuführen. Bei jedem zehnten Impfling kommt es innerhalb von vier Jahren nach der Impfung zu einer »Reaktivierung« des Impfvirus – das bedeutet, dass das Virus im Körper überlebt, sich bei allmählich absinkenden Antikör-

pern erneut vermehrt und eine Windpockenerkrankung hervorruft (Krause 2000). In seinen Spätfolgen ist ein solcher Vorgang nicht abzuschätzen, da das Impfvirus in seinen genetischen Eigenschaften von normalen Windpockenviren abweicht.
Alle bisherigen Wirksamkeitsstudien leiden unter der Tatsache, dass die Impflinge bislang die Gelegenheit hatten, ihren Schutz immer wieder durch Kontakt mit Windpockenkranken aufzufrischen (Krause 2000). Entfällt diese Auffrischung bei stärkerer »Durchimpfung« der Bevölkerung, so sind eine schlechtere Schutzwirkung und eine wesentlich kürzere Wirkdauer der Impfung zu erwarten. Ob dies durch wiederholte Impfungen aufgefangen werden kann, ist ungewiss.

Durch die allgemeine Impfempfehlung wird die harmlose Kinderkrankheit Windpocken ins Erwachsenenalter verschoben, in dem Komplikationen und auch Todesfälle zwanzigmal häufiger sind als bei Kindern. In den USA wird konsequenterweise inzwischen von Kindern, die in die Middle School eintreten, ein Impfzeugnis oder die ärztliche Bescheinigung von Windpockenantikörpern verlangt (CDC 1998). So wird aus einer ungefährlichen Kinderkrankheit ein seuchenpolizeiliches Problem mit Einschränkung der Persönlichkeitsrechte.
Die Impfung erzeugt niedrigere Antikörperspiegel als die natürliche Erkrankung. Geimpfte Frauen übertragen daher während der Schwangerschaft kaum Windpockenantikörper auf ihre Kinder, sodass bei deren Ansteckung im ersten Lebensjahr besonders heftige Krankheitsverläufe zu erwarten sind. Auch nach natürlichen Windpocken ist der Nestschutz nicht perfekt, man sieht jedoch bei diesen Säuglingen eher abgeschwächte Krankheitsverläufe.
Bisher liegt in Ländern, in denen nicht routinemäßig geimpft wird, die natürliche Durchseuchung und damit auch die Schutzquote von Erwachsenen bei über 95 Prozent. Da vor allem die Erwachsenen von Windpockenkomplikationen bedroht sind, müsste mit der Impfung ein mindestens ebenso guter Schutz aufgebaut werden – das heißt extrem hohe Impfquoten bei sehr gutem, möglichst lebenslangem Schutz durch die Impfung. Beide Ziele sind nicht realistisch. Durch die Massenimpfung gegen Windpocken droht daher

die Gefahr, dass Erwachsene und auch Schwangere vermehrt an Windpocken erkranken – mit einer entsprechenden Zunahme von Komplikationen.
Eltern, die ihr Kind nicht impfen lassen wollen, sollten sich überlegen, ob sie es angesichts der zu erwarteten »Ausdünnung« der Windpocken nicht gezielt infizieren lassen (»Windpockenparty«), um ihm die Erkrankung oder Impfung als Erwachsener zu ersparen.

Nebenwirkungen des Windpockenimpfstoffs

Von März 1995 bis Juli 1998, nach etwa zehn Millionen verkauften Impfdosen, gingen beim US-amerikanischen Meldesystem VAERS 6574 Berichte über Nebenwirkungen ein, 4 Prozent davon ernste Komplikationen wie Enzephalitis, Ataxie, transverse Myelitis, Erythema multiforme, Stevens-Johnson-Syndrom, Pneumonie, Thrombozytopenie, Krampfanfälle, Neuropathien und Gürtelrose (CDC 1998). Des Weiteren wurden dreißig schwere allergische Reaktionen und vierzehn Todesfälle gemeldet (Wise 2000), unter anderem starb ein neunjähriges Kind zwanzig Monate nach der Impfung an einer Windpockeninfektion.
Eine ursächliche Beziehung ist durch die Meldungen sicher nicht bewiesen, doch wurde in allen Berichten der Windpockenimpfstoff als Ursache verdächtigt. Die American Medical Association zieht daraus den Schluss, dass bezüglich der Langzeitnebenwirkungen, der Wirksamkeit und der möglichen epidemiologischen Konsequenzen einer Windpocken-Massenimpfung noch große Unsicherheit herrscht und mehr Forschung notwendig ist (AMA 1997).
Die Windpockenimpfung kann, wie alle anderen Impfungen auch, Reaktionen an der Impfstelle und Allgemeinreaktionen wie Krankheitsgefühl oder Fieber hervorrufen. Der Vierfachimpfstoff MMR-Windpocken führt in den zwei Wochen nach der Impfung wesentlich häufiger zu Fieber als der MMR-Impfstoff ohne die Windpockenkomponente (Nolan 2002).
3 bis 10 Prozent der Varizellenimpflinge entwickeln Impfwindpocken, die auch auf die Umgebung übertragen werden können

(Arbeter 1986). Dadurch erwächst, ebenso wie bei der natürlichen Erkrankung, eine Gefahr für hochschwangere Frauen und immungeschwächte Personen (NYVIC 1999). Mehrere Infektionen von Schwangeren mit Impfviren wurden bereits dokumentiert, in einem Fall brach die Mutter die Schwangerschaft ab (Long 1997, Huang 1999). Auch Impfungen in einer noch nicht bekannten Schwangerschaft nehmen mit Ausweitung der Impfempfehlungen zu und können Schäden am Embryo verursachen (Apuzzio 2002).

Laut zwei Publikationen bekamen 0,1 Prozent gesunde (Mangano 1992) und 2,4 Prozent leukämiekranke Kinder (Hardy 1991) kurze Zeit nach der Windpockenimpfung eine Gürtelrose. 2 bis 10 Prozent der Geschwister von geimpften Kindern entwickeln Impfwindpocken (Gershon 1986). Zwei Fälle von Uveitis, einer gefährlichen Autoimmunerkrankung der Regenbogenhaut, nach Windpockenimpfung schildert B. Esmaeli-Gutstein (1999).

Spätfolgen der Windpockenimpfung wie Gürtelrose (Plotkin 1988) oder Auswirkungen auf das Immunsystem sind bisher allein aus Gründen der kurzen Anwendungszeit nicht abschätzbar. Bedenklich stimmt der Bericht über die Mutation eines Impfvirus, das bei einem krebskranken Kind zu einer schweren Hautinfektion führte und auf die üblichen Medikamente wie Aciclovir resistent war (Levin 2003). R. Neustaedter (1996) und T.H. Weller (1983) warnen vor unbekannten Eigenschaften der Windpocken-Impfviren, da im Tierversuch durch Einspritzen windpockeninfizierter Zellen Krebs hervorgerufen werden kann: »Die Möglichkeit eines solchen Zusammenhangs sollte bei der Langzeitüberwachung von Versuchen mit Lebendvirus-Impfstoffen geprüft werden« (Weller 1983, Gelb 1984).

Zusammenfassung

- Windpocken sind eine bei Kindern fast durchwegs harmlose Erkrankung. Jedes Kind sollte sie möglichst im Kindergarten- oder Grundschulalter durchmachen.

- Erwachsene neigen zu schwereren Verläufen und Komplikationen.
- Problematisch sind die Windpocken bei immungeschwächten oder krebskranken Patienten, bei alten Menschen und in der Schwangerschaft (in den ersten zwanzig Schwangerschaftswochen und fünf Tage vor bis zwei Tage nach der Geburt).
- Die Impfung ist eine Lebendimpfung mit schlechter Wirksamkeit und bisher nicht absehbaren Risiken und Nebenwirkungen.
- Sie ist nur für bestimmte Risikogruppen zu empfehlen, und dies nur nach Antikörpertestung.
- Erwachsene ohne Windpocken in der Vorgeschichte sollten ihre Antikörper bestimmen lassen und bei deren Fehlen die Impfung erwägen.

Referenzen

Albonico, H.U., et al.: Febrile infectious childhood diseases in the history of cancer patients and matched controls. Med Hypotheses 1998, 51(4): 315–320

AMA Council on Scientific Affairs. Immunization of health care workers with varicella vaccine. J Okla State Med Assoc 1997, 90(7): 376–382

Apuzzio, J., Ganesh, V., Iffy, L., Al-Khan, A.: Varicella vaccination during early pregnancy: a cause of in utero miliary fetal tissue calcifications and hydrops? Infect Dis Obstet Gynecol 2002, 10(3): 159–160

Arbeter, A.M., et al.: Varicella vaccine studies in healthy children and adults. Pediatrics 1986, 78(suppl): 748–756

AT (Arznei-telegramm): Alle Kinder gegen Windpocken impfen? AT 2004, 35(8): 80–81

Banz, K., Wagenpfeil, S., Neiss, A., Goertz, A., Staginnus, U., Vollmar, J., Wutzler, P.: The cost-effectiveness of routine childhood varicella vaccination in Germany. Vaccine, 2003 Mar 7, 21(11–12): 1256–1267

Beutels, P., et al.: Costs and benefits of routine varicella vaccination in German children. J Infect Dis, 1996, 174 Suppl 3: 335–341

Boulianne, N., Duval, B., De Serres, G., Deceuninck, G., Masse, R., Couillard, M.: Most ten-year-old children with negative or unknown histories of chickenpox are immune. Pediatr Infect Dis J 2001, 20(11): 1087–1088

CBC News Canada, 2.4.1999
CDC (Centers for Disease Control): Morbidity and Mortality Weekly Report. May 15, 1998, 47(18)
CDC (Centers for Disease Control): Prevention of Varicella Updated Recommendations of the Advisory Committee on Immunization Practices. Morbidity Mortality Weekly Report. 1999, 48(RR06): 1–5
EB (Epidemiologisches Bulletin): Impfempfehlungen der Ständigen Impfkommission am Robert-Koch-Institut. Epid Bull 2003, 32: 246–260
Esmaeli-Gutstein, B., Winkelman, J.Z.: Uveitis associated with varicella virus vaccine. Am J Ophthalmol 1999, 127(6): 733–734
ESPED (Erhebungseinheit für seltene pädiatrische Erkrankungen in Deutschland): Jahresbericht 1998. www.public.rz.uni-duesseldorf.de/~esped/jabe1998.htm
Galil, K., Lee, B., Strine, T., Carraher, C., Baughman, A.L.: Outbreak of varicella at a day-care center despite vaccination. N Engl J Med 2002, 347(24): 1909–1915
Gelb, L., Dohner, D.: Varicella-zoster virus-induced transformation of mammalian cells in vitro. J Invest Dermatol 1984, 83(1 Suppl): 77s–81s
Gershon, A.A.: Live attenuates varicella vaccine use in immunocompromised children and adults. Pediatrics 1986, 78 Suppl: 757–762
Gershon, A.A., LaRussa, P., Hardy, I., Steinberg, S., Silverstein, S.: Varicella vaccine: the American experience. J Infect Dis 1992, 166 Suppl 1: 63–68
Gil, A., San-Martin, M., Carrasco, P., González, A.: Epidemiology of severe varicella-zoster virus infection in Spain. Vaccine 2004, 22(29–30): 3947–3951
Hardy, I., Gershon, A.A., Steinberg, S.P., LaRussa, P.: The incidence of zoster after immunization with live attenuated varicella vaccine. A study in children with leukemia. Varicella Vaccine Collaborative Study Group. N Engl J Med 1991; 325(22): 1545–1550
Henter, A.: Unfälle von Kindern im Alter bis einschl. 14 Jahren im Jahr 2000. www.kindersicherheit.de/Vo-HeimuFreizeitunf2000.pdf
Huang, W., Hussey, M., Michel, F.: Transmission of varicella to a gravida via close contacts immunized with varicella-zoster vaccine. A case report. J Reprod Med 1999, 44(10): 905–907
Krause, P.R., Klinman, P.M.: Varicella vaccination: evidence for frequent reactivation of the vaccine strain in healthy children. Nat Med 2000, 6(4): 451–454
Kries, R.v.: Ist weniger mehr: Varizellen-Impfung für alle Kinder oder Indikationsimpfung? Kinderärztl Prax 2000, 3: 147
Levin, M.J., Dahl, K.M., Weinberg, A., Giller, R., Patel, A., Krause, P.R.: Development of resistance to acyclovir during chronic infection with the Oka vaccine strain of varicella-zoster virus, in an immunosuppressed child. J Infect Dis 2003, 188(7): 954–959

Lieu, T.A., et al.: Cost-effectiveness of a routine varicella vaccination program for US children. JAMA 1994, 271(5): 375–381

Long, S.S.: Toddler-to-mother transmission of varicella-vaccine virus: how bad is that? J Pediatrics 1997, 131: 10–12

Mangano, M.F., White, C.J.: Varicella vaccine reflux. Pediatrics 1992, 89: 353–354

Moon, M.A., et al.: After Varicella Vaccination, You Can Be Contagious. Pediatric News 1998, 32(10): 30

Neustaedter, R.: The Vaccine Guide – making an informed choice. North Atlantic Books, Berkeley, CA, 1996

Newman, R.D., Taylor, J.A.: Reactions of pediatricians to the recommendation for universal varicella vaccination. Arch Pediatr Adolesc Med 1998, 152(8): 792–796

Nolan, T., McIntyre, P., Roberton, D., Descamps, D.: Reactogenicity and immunogenicity of a live attenuated tetravalent measles-mumps-rubella-varicella (MMRV) vaccine. Vaccine 2002, 21(3–4): 281–289

NYVIC (Natural Immunity Information Network), New York: What You Should Consider Before Taking the Chicken Pox Vaccine (VARIVAX). 1999, http://nyvic.org/nyvic/health/disease/chkn_pox.htm

Plotkin, S.: Hell's fire and varicella-vaccine safety. New Engl J Med 1988, 318: 573–575

Preblud, S.R.: Varicella complications and costs. Pediatrics 1986, 78 Suppl: 728–735

Rawson, H., Crampin, A., Noah, N.: Deaths from chickenpox in England and Wales 1995-7: analysis of routine mortality data. BMJ 2001, 323: 1091–1093

Reuman, P.D., Sawyer, M.H., Kuter, B.J., Matthews, H.: Safety and immunogenicity of concurrent administration of measles-mumps-rubella-varicella vaccine and PedvaxHib vaccines in healthy children twelve to eighteen months old. The MMRV Study Group. Pediatr Infect Dis J 1997, 16(7): 662–667

Schwarz, T.: Indikation zur Varizellenimpfung. Vortrag beim 6. Münchner Impftag am 25. 10. 2000

Seward, J.F.: Update on varicella and varicella vaccine, United States. In: 41st Interscience Conference on Antimicrobial Agents and Chemotherapy, Chicago, IL, December 16–19, 2001, Washington, D.C: American Society for Microbiology: 2001.

Strassels, S.A., Sullivan, S.D.: Clinical and economic considerations of vaccination against varicella. Pharmacotherapy 1997, 17(1): 133–139

Takayama, N., Minamitani, M., Takayama, M.: High incidence of breakthrough varicella observed in healthy Japanese children immunized with live attenuated varicella vaccine (Oka strain). Acta Paediatr Jpn 1997, 39(6): 663–668

Thomas, S.L., Wheeler, J.G., Hall, A.J.: Contacts with varicella or with children and protection against herpes zoster in adults: a case-control study. Lancet 2002, 360(9334): 678–682

Tsolia, M., Gershon, A., Steinberg, S., Gelb, L.: Live attenuated varicella vaccine: evidence that the virus is attenuated and the importance of skin lesions in transmission of varicella-zoster virus. J Pediatr 1990, 116: 184–189

Vazquez, M., LaRussa, P. S., Gershon, A. A., Niccolai, L. M., et al.: Effectiveness over time of varicella vaccine. JAMA 2004, 291(7): 851–855

Weller, T. H.: Varicella and herpes zoster: Changing concepts of the natural history, control and importance of a not-so-benign virus. New England J Med 1983, 309: 1362–1367

Wessel, D.: Long incubation: A vaccine to prevent chickenpox is near; now, will it be used? Wall Street Journal, 16. 1. 1985: 1

Wise, R. P., Salive, M. E., Braun, M. M., Mootrey, G. T., Sward, J. F., et al.: Postlicensure safety surveillance for varicella vaccine. JAMA 2000, 284(19): 1271–1279

Wrensch, M., Weinberg, A., Wiencke, J., Masters, H., Miike, R., Barger, G., Lee, M.: Does prior infection with varicella-zoster virus influence risk of adult glioma? Am J Epidemiol 1997, 145(7): 594–597

Ziebold, C., von Kries, R., Lang, R., Weigl, J., Schmitt, H. J.: Severe complications of varicella in previously healthy children in Germany: a 1-year survey. Pediatrics 2001, 108/5: E79, Erratum in: Pediatrics 2004, 113(5): 1470

Indikationsimpfungen

FSME

Die FSME-Erkrankung

FSME bedeutet »Frühsommer-Meningoenzephalitis«. Es handelt sich um eine Viruserkrankung, die durch den Biss von Zecken übertragen wird und das Gehirn befällt. Zecken sind nur von April bis spätestens November aktiv; die meisten Erkrankungen ereignen sich von Ende Mai bis September. Die Erkrankungszahlen schwanken von Jahr zu Jahr, da es nach milden Wintern mehr Zecken gibt als nach Wintern mit strengem Frost. Von Mensch zu Mensch kann die FSME nicht übertragen werden.

Zecken oder »Holzböcke« leben im Unterholz von Wäldern, an Waldrändern, im Gras und an Sträuchern oder Büschen, meist nicht höher als 1,5 Meter über dem Boden. Sie nehmen ihr Opfer über Temperatur, Erschütterung und Geruch wahr, lassen sich von ihrem Aufenthaltsort abstreifen, krabbeln an feuchtwarme Hautstellen wie Kopfhaut, Achselhöhle, Schamgegend oder hinter die Ohren und beginnen dort, mit ihrem Rüssel Blut zu saugen – meist unbemerkt, weil ihr Speichel eine betäubende Substanz enthält. Die höchste Aktivität haben Zecken nachmittags und abends.

Zecken, die das FSME-Virus übertragen, kommen nur in bestimmten Gebieten, so genannten Naturherden, vor, die sich praktisch auch über Jahrzehnte kaum verschieben oder ausweiten. Selbst in aktiven Naturherden ist nur bei jeder hundertsten Zecke das FSME-Virus nachzuweisen (BfR 2003). Im Bergland oberhalb von 1000 Metern Höhe gibt es wegen der niedrigen Durchschnittstemperatur keine Zecken.

Hauptverbreitungsgebiet der FSME in Europa sind Russland, die baltischen Länder, Südostschweden, Ungarn, Slowenien, Tschechien, die Slowakei und Ostösterreich (Burgenland, Kärnten, Niederösterreich). In der Schweiz gibt es Naturherde in den Kantonen

Schaffhausen, Zürich und Bern. Kein FSME-Risiko besteht auf der Iberischen Halbinsel, in Großbritannien, den Beneluxländern und Dänemark. Aus Frankreich, Italien und Griechenland werden nur einzelne Erkrankungsfälle gemeldet. Die FSME-Verbreitung in Europa ist im Internet nachzulesen unter www.rki.de/INFEKT/EPI BULL/2003/FSME0703.PDF.

In Deutschland gibt es FSME-Naturherde mit wenigen Ausnahmen nur im südlichen Baden-Württemberg und in Bayern. In Bayern sind betroffen: der südliche Bayerische Wald, Niederbayern entlang der Donau ab Deggendorf (besonders der Landkreis Passau) sowie entlang der Flüsse Paar, Isar (ab Landshut), Rott, Inn, Vils und Altmühl. Hochrisikogebiet ist der Landkreis Passau. Einzelne Fälle traten in Mittel- und Oberfranken auf.

In Baden-Württemberg gibt es Naturherde im gesamten Schwarzwald (Gebiet zwischen Pforzheim, Offenburg, Freiburg, Villingen, Tübingen, Sindelfingen), in Gebieten entlang der Flüsse Enz, Nagold und Neckar sowie entlang des Oberrheins und oberhalb von Kehl bis zum westlichen Bodensee (Konstanz, Singen, Stockach). Hochrisikogebiete sind hier die Landkreise Calw, Ortenau-Kreis, Emmendingen, Breisgau-Hochschwarzwald, Rottweil, Waldshut, Konstanz und der Stadtkreis Freiburg. Ein Gebiet mit besonders häufigem FSME-Vorkommen ist das Dreisamtal bei Freiburg mit jährlich etwa fünfzehn Erkrankungsfällen unter 21 000 Einwohnern.

Einzelfälle von FSME wurden im hessischen Odenwald, in Rheinland-Pfalz und an der Saale in Thüringen registriert. Karten mit betroffenen Landkreisen veröffentlicht das Robert-Koch-Institut im Internet unter www.rki.de/INFEKT/EPIBULL/2003/20_KARTE_03.PDF.

Immer wieder liest man die Empfehlung, in FSME-Naturherden lange Hosen, Socken, festes Schuhwerk und eventuell Kopfbedeckung zu tragen, möglichst auf den Wegen zu bleiben und nicht durch das Gebüsch zu streifen. An heißen Sommertagen und besonders bei Kindern sind diese Empfehlungen allerdings kaum realistisch. Einen gewissen Schutz vor Zeckenbefall verleihen Repellents wie Autan Active Lotio (zirka vier Stunden Wirkzeit) oder ätherische Öle wie Zedan (alle dreißig bis sechzig Minuten neu auftragen).

Die wichtigste Vorbeugemaßnahme leitet sich daraus ab, dass das Infektionsrisiko umso geringer ist, je kürzer eine Zecke saugt: Jeden Abend sollten potenziell Gefährdete den Körper nach Zecken absuchen, vor allem Oberschenkel und Beine, Oberarme und Achselgegend sowie den Nacken und um die Ohren. Findet sich eine Zecke, soll sie möglichst schonend etwa mit einer Zeckenpinzette, mit den Fingernägeln von Daumen und Zeigefinger oder durch Abschaben mit einem Messer entfernt werden. Quetschen sollte man vermeiden, weil dadurch vermehrt Krankheitserreger in die Blutbahn gepresst werden. Aus dem gleichen Grund soll man kein Öl und keinen Klebstoff zum Abtöten der »Holzböcke« anwenden. Nach Entfernung der Zecke sollte man die Bissstelle desinfizieren. Die Inkubationszeit der FSME beträgt 7 bis 14 Tage, im Extremfall 3 bis 28 Tage. Die Mehrzahl der Infektionen verläuft völlig ohne Krankheitssymptome. Bei 10 bis 30 Prozent kommt es zu einer Art »Sommergrippe« mit Fieber, Glieder-, Kopfschmerzen und Erkältungssymptomen. Etwa 5 Prozent der Infizierten erkranken nach kurzem Intervall an einer eher gutartigen Hirnhautentzündung, weitere 5 Prozent an einer Meningoenzephalitis (Quast 1997). Das ist eine Entzündung von Gehirn und Gehirnhaut, die mit Symptomen wie Schläfrigkeit bis hin zu Bewusstlosigkeit, Krampfanfällen oder Lähmungen einhergeht. In 1 bis 2 Prozent der Fälle führt diese Komplikation zum Tod, bei 3 bis 11 Prozent kommt es zu bleibenden Beschwerden wie Konzentrationsstörungen, Müdigkeit oder chronischen Kopfschmerzen. Selten bleiben, vor allem bei älteren Menschen, Lähmungen zurück (Quast 1997, EB 1999). Eine spezifische Behandlung der FSME gibt es nicht.

Das Risiko einer bleibenden Schädigung durch die FSME-Erkrankung nach einem Zeckenbiss in den Naturherden Süddeutschlands liegt bei etwa 1 zu 80000 (Roggendorf 1989), bei pessimistischer Schätzung bei 1 zu 5000 (Simon 1998). Häufig kommt es selbst nach schweren Verläufen zur völligen Ausheilung (AT 1996). Seit dem 1. Januar 2001 besteht in Deutschland eine Meldepflicht für nachgewiesene FSME-Erkrankungen. Im Jahr 2002 wurden 240 Fälle gemeldet, 2003 waren es 275 Fälle; bei mehr als der Hälfte davon konnten jedoch »Zweifel an der Korrektheit der Diagnose«

nicht ausgeräumt werden. Etwa 30 Prozent der gemeldeten Erkrankungen werden als »schwer« bezeichnet (EB 2003, 2004). In der Schweiz liegt das individuelle FSME-Risiko ähnlich hoch wie in Deutschland (AT 1996).
Kinder haben ein deutlich niedrigeres Erkrankungs- und Komplikationsrisiko als Erwachsene. Nur 12 bis 15 Prozent aller FSME-Fälle betreffen unter Vierzehnjährige, 6 Prozent unter Sechsjährige (Roggendorf 1994). Bei Kindern und Jugendlichen verläuft die Krankheit nahezu ausnahmslos gutartig. Unter 371 slowenischen Kindern im Alter von null bis fünfzehn Jahren mit nachgewiesener FSME kam es zu keinem einzigen schweren Verlauf mit bleibenden Schäden oder Todesfolge (Lesnicar 2003). Auch eine systematische Abfrage von Daten aller Kinderkliniken in Deutschland in den Jahren 1997 und 1998 ergab keinen schweren FSME-Fall. In der deutschen Literatur gibt es nur einen Bericht über FSME-Folgeschäden bei einem zwölfjährigen Buben (AT 2001). Der weitere Fall eines Zehnjährigen, der im Jahr 2003 in der Werbung für den FSME-Impfstoff Encepur eine Rolle spielte, ist vom Verlauf her völlig untypisch und wahrscheinlich nicht auf eine FSME zurückzuführen. Einige wenige Einzelfallberichte von Lähmungen, Epilepsie oder Verhaltensauffälligkeiten nach FSME bei Kindern liegen aus Österreich und Slowenien vor (DAKJ 2004).

Bis vor einigen Jahren war es nach einem Zeckenbiss in einem FSME-Gebiet generell empfohlen, innerhalb von 96 Stunden eine »Passivimpfung« mit FSME-Immunglobulin durchführen zu lassen. Nach Angaben der Herstellerfirma sollte die Schutzquote bei 60 Prozent liegen – sie wird von unabhängiger Quelle jedoch deutlich niedriger geschätzt (AT 1996). Bei Kindern und auch gelegentlich bei Erwachsenen wurden in den achtziger und frühen neunziger Jahren trotz oder wahrscheinlich gerade wegen der Passivimpfung schwere FSME-Verläufe beobachtet. Über dreißig solche Fälle wurden bekannt (AT 1996, EB 1999). Das Immunglobulin ist daher seit 1996 für Kinder unter vierzehn Jahren nicht mehr zugelassen. Auch die Gabe an Erwachsene ist riskant im Vergleich mit dem Risiko einer schweren FSME-Erkrankung.

Die FSME darf nicht verwechselt werden mit der Borreliose. Die Borreliose ist eine bakterielle Infektion, die in ganz Europa verbreitet ist. Einer von 750 bis 1000 Zeckenbissen führt zur Erkrankung, erkennbar an einer sich allmählich, über Tage bis Wochen, ringförmig ausbreitenden Hautrötung (»Erythema migrans«). Unbehandelt kann sie in seltenen Fällen zu Gelenk-, Herzmuskelentzündung und neurologischen Erkrankungen führen. Die Borreliose ist mit Antibiotika heilbar, in fast allen Fällen kommt es jedoch auch ohne Behandlung zur Spontanheilung. Das Risiko der erwähnten Folgeerkrankungen wird nach Expertenmeinung weit überschätzt. In den USA wurde 1998 ein Impfstoff zugelassen, der für Bewohner in Hochrisikogebieten empfohlen war. Er wurde 2002 wieder vom Markt genommen, nachdem mindestens 170 Fälle von rheumatischen Erkrankungen nach der Impfung gemeldet worden waren. Die Erkrankungswahrscheinlichkeit pro Person und Jahr liegt in den USA unter 0,005 Prozent, also 5 von 100 000 (ÄZ 2002).

Die FSME-Impfung

Der FSME-Impfstoff enthält abgetötete FSME-Viren, die auf Hühnerzellen angezüchtet werden und an Aluminiumhydroxid gebunden sind. Außerdem sind Spuren von Antibiotika (Gentamycin, Neomycin) und Formaldehyd enthalten. In Deutschland zugelassene FSME-Impfstoffe sind Encepur Kinder und Encepur Erwachsene von Chiron-Behring sowie FSME-Immun Junior und FSME-Immun Erwachsene von Baxter. Die Impfung muss dreimal innerhalb eines Jahres erfolgen, um 95 Prozent der Geimpften einen Schutz für drei bis fünf Jahre zu bieten. Auch eine »Schnellimmunisierung« mit zwei Injektionen innerhalb von sieben Tagen (FSME-Immun) bzw. drei Impfungen innerhalb von drei Wochen (Encepur) ist möglich, wobei mit einem optimalen Schutz erst vierzehn Tage nach der letzten Impfung zu rechnen ist.

Die Hersteller empfehlen alle drei Jahre eine Auffrischungsimpfung. Die Notwendigkeit dieses geringen Abstandes konnte bisher jedoch nicht überzeugend dargestellt werden. Nach Auffassung der Deutschen Akademie für Kinder- und Jugendmedizin sind Wie-

derholungsimpfungen nach fünf Jahren »oder noch später« auch ausreichend (DAKJ 2004).
Die Impfung ist geeignet für den gezielten Schutz von Risikogruppen, zum Beispiel Gärtnern, Landwirten, Waldarbeitern oder Forstpersonal mit intensivem Aufenthalt in Naturherden. Nach Auffassung der STIKO ergibt sich auch eine Impfindikation bei längerem Aufenthalt (Wohnung, Urlaub) in Naturherden: »In der Beratungspraxis sollten immer Art, Ausmaß und Dauer der Gefährdung sowie auch die Mobilität der Bewohner und Besucher der Risikogebiete berücksichtigt werden.« Die STIKO empfiehlt die FSME-Schutzimpfung nicht nur für Personen, die in Risikogebieten wohnen oder arbeiten, sondern auch für solche, die sich aus anderen Gründen in Risikogebieten aufhalten und dabei gegenüber Zeckenstichen exponiert sind:

> »Bürger, die sich in ihrer Freizeit in Risikogebieten aufhalten und dort verhaltensbedingt das Risiko eines Zeckenstiches tragen, müssen als gefährdet gelten und sollten sich deshalb gegen FSME impfen lassen. Auch Urlauber aus anderen Bundesländern, die sich vorübergehend in den Risikogebieten, z.B. in Baden-Württemberg oder Bayern, aufhalten, können ein entsprechendes Infektionsrisiko tragen und benötigen deshalb ggf. eine Schutzimpfung« (EB 2003).

Die gewundene Erklärung mit »können« und »ggf.« zeigt, dass sich auch die STIKO bei der Bewertung der Impfung unsicher ist, sich aber in alle Richtungen juristisch absichern will. Bisher wurde nie überprüft, ob die Impfung sinnvoll ist: Es gibt keine Langzeitstudie, in der die Komplikationen nach der FSME-Impfung mit Komplikationen durch FSME-Erkrankungen bei Ungeimpften verglichen werden. Der Pforzheimer Neurologe R. Kaiser kommt nach der Durchsicht von 850 Krankenakten aus den Jahren 1991 bis 2000 zu der Schlussfolgerung, die FSME-Impfung habe eher Bedeutung für ältere Menschen als für Kinder (Kaiser 2002). Auch die kinderärztliche »Kommission für Infektionskrankheiten und Impfungen« ist sich unsicher:

»Angesichts der Seltenheit der FSME, des milden Verlaufs im Kindes- und Jugendalter und in neuerer Literatur fast fehlender bleibender Schäden sollten die Impfempfehlungen der STIKO korrekt angewandt werden. Es gibt zurzeit keine Grundlage für die generelle Einführung der Impfung, auch nicht in einzelnen Bundesländern. Vielmehr bleibt die Empfehlung der Impfung eine auf den speziellen Fall beschränkte Maßnahme, die erst nach genauer Analyse des konkreten Infektionsrisikos und individueller Entscheidung durchgeführt wird« (DAKJ 2004).

Die Pharmaunternehmen haben es durch geschickte Pressearbeit verstanden, in ganz Süddeutschland die Angst vor Erkrankungen nach Zeckenbissen zu schüren: »Zeckenbiss – Gewissensbiss« oder »Die Natur ist nicht nur unser Freund«, heißt es in der Werbung für Encepur. Die Ärzte werden mit Propagandamaterial und ungenauen Angaben über die geografischen Verbreitungsgebiete der FSME regelrecht zugeschüttet. Schulen in Bayern und Baden-Württemberg sind in letzter Zeit dazu übergegangen, geplante Aufenthalte in Schullandheimen mit der Empfehlung zur FSME-Impfung zu verbinden, selbst wenn der Aufenthaltsort in keinem Risikogebiet liegt. Weiterhin werden Erwachsene und sogar Kinder auch außerhalb der Naturherde regelrecht »durchgeimpft«.
In Österreich führt die Firma Immuno seit Jahren eine äußerst intensive Impfkampagne durch, sodass die Impfung inzwischen nahezu nationalen Pflichtcharakter hat. Kinder dürfen beispielsweise ohne FSME-Impfung oft nicht in Schullandheime mitfahren, und Impfkritiker werden öffentlich verunglimpft: »Unqualifizierte Äußerungen von Personen, die von der Impfung wenig bis gar nichts verstehen, haben das Image der FSME-Impfung in der Bevölkerung angekratzt« (Wiedermann 1999). Als österreichische Ärzte die Notwendigkeit einer Auffrischungsimpfung alle drei Jahre anzweifelten und der Firma Immuno unterstellten, sie wollte dadurch ihren Profit erhöhen, wurden sie von Immuno für den Fall, dass einer ihrer Patienten an FSME erkrankt, mit haftungsrechtlichen Konsequenzen bedroht (Mayrhofer 1997).

Mit der breiten Anwendung der FSME-Impfung stellte sich bald heraus, dass die bisher verwendeten Impfstoffe häufige und gravierende Nebenwirkungen haben. Die Arzneimittelkommission der Deutschen Ärzteschaft hat deshalb empfohlen, »die Indikation sorgfältig zu stellen und die Patienten ausführlich über Nutzen und Risiko der Impfung aufzuklären« (DÄ 1992). Ähnliche Warnungen gibt es auch in der Schweiz (Goerre 1993).
FSME-Impfstoffe für Kinder wurden wiederholt vom Markt genommen – zuletzt im März 2001 der Impfstoff TicoVac. Ursache war eine erdrückende Zahl von Störwirkungen – unter anderem Fieberkrämpfe und grippeartige Erkrankungen. Weder das Paul-Ehrlich-Institut noch die europäische Zulassungsstelle EMEA hatten auf die Störmeldungen reagiert, es wurde dazu nicht einmal eine Dokumentation erstellt, was das *Arznei-telegramm* zu dem Kommentar veranlasste, hier werde zwischen den Behörden und der Industrie »gekungelt« (AT 2001, 4).
Ebenso überstürzt wie zwei Jahre vorher TicoVac wurde im Februar 2002 der Impfstoff Encepur für Kinder vom Paul-Ehrlich-Institut zugelassen – obwohl in der Erprobungsphase jedes dritte Kind Lokalreaktionen und jedes sechste Kleinkind Fieber entwickelte und auch schwere Nebenwirkungen registriert wurden. Die klinischen Studien hierzu wurden bisher nicht veröffentlicht. Da bei Kindern schwere Verläufe von FSME extrem selten sind, ist ein Impfstoff in dieser Altersklasse eigentlich entbehrlich.
Das Paul-Ehrlich-Institut meint jedoch allein aufgrund der Studie des Impfstoffherstellers, ganz in dessen Sinne und nahezu im Stil einer Werbebroschüre:

> »Auch wenn FSME-Virusinfektionen bei Kindern, insbesondere bei denen unter drei Jahren, in der Regel ohne Folgen ausheilen, gilt auch hier der Grundsatz, dass eine Infektionskrankheit verhindert werden sollte, wenn die Möglichkeit dazu besteht. Voraussetzung dafür ist ein gut verträglicher Impfstoff. Ein solcher steht mit Encepur Kinder zur Verfügung. Bei diesem Impfstoff ist der Nutzen, nämlich möglicherweise schwere Befindlichkeitsstörungen nach einer Infektion mit dem

FSME-Virus zu verhindern, größer einzuschätzen als das mögliche Risiko, nach der Impfung Fieber in einem Bereich von 38 °C bis 39 °C zu entwickeln. Auch wenn FSME-Erkrankungen bei Kindern in Deutschland eine Seltenheit sind, ist es positiv einzuschätzen, dass nun wieder ein Kinderimpfstoff gegen diese Krankheit zur Verfügung steht, da ein FSME-Impfstoff für Kinder insbesondere von Eltern nachgefragt wird, die mit ihren Kindern einen Urlaubsaufenthalt in Österreich planen, was insgesamt als Hochrisikogebiet eingestuft ist« (PEI 2003).

Das hohe Nebenwirkungsrisiko der bisherigen FSME-Impfstoffe wird in der Stellungnahme völlig außer Acht gelassen mit dem Argument: »Der Verweis auf klinische Studien, die mit ähnlichen Impfstoffen durchgeführt wurden, kann nur als indirekter, niemals aber direkter Nachweis der Sicherheit und Wirksamkeit gelten.«

Lokal- und Allgemeinreaktionen: Eine bekannte und häufige Nebenwirkung der FSME-Impfung sind Schmerzen und Schwellungen an der Impfstelle. Bei etwa jedem Zehnten treten innerhalb von zwei Tagen nach der Impfung Allgemeinsymptome wie Fieber, Kopf-, Muskel- und Gelenkschmerzen auf (Quast 1997). Auf den Impfstoff Encepur reagieren 32 Prozent der geimpften Kinder mit Schmerzen und Berührungsempfindlichkeit an der Impfstelle. Fieber tritt in den ersten Lebensjahren bei 15 Prozent, nach dem dritten Lebensjahr bei 5 Prozent auf (AT 2002).
Zu FSME-Impfstoffen gingen bisher bei der Datenbank des *Arzneitelegramms* massenhaft Meldungen zu Nebenwirkungen jeglicher Art ein, darunter viele neurologische und auch lebensbedrohliche Reaktionen. Häufig kommt es zu schweren Kopfschmerzen mit Schwindel, Übelkeit oder Sehstörungen. Ein Todesfall drei Tage nach der Impfung wurde bei der Obduktion auf eine Herzmuskelentzündung zurückgeführt.

Allergische Reaktionen: Durch den Gehalt der FSME-Impfstoffe an Aluminiumhydroxid und Antibiotika kommt es gelegentlich zu allergischen Reaktionen wie Hautausschlag, Asthma oder allergischem Schock. Aluminium steht unter dem dringenden Verdacht, Nervenschäden und Entzündungen von Muskeln und Muskelhaut

(Myofasziitis) zu verursachen. Hühnereiallergiker können auch auf das Hühnerprotein aus den Zellkulturen reagieren und dürfen, wenn überhaupt, dann nur unter sorgfältiger Überwachung und Möglichkeit der Schockbekämpfung geimpft werden.
Kinder sind eher von allergischen Zwischenfällen bedroht. Der Kinderimpfstoff Encepur K ist wegen allergischer Nebenwirkungen vom Markt genommen worden (AT 1998). Auch nach Impfungen mit dem Nachfolgepräparat Encepur Kinder wurden Reaktionen bis hin zum Blutdruckabfall beobachtet (AT 2002); die Firma empfiehlt eine Nachbeobachtungszeit von einer Stunde.

> »Grundsätzlich ist bei allergischen Kindern jedoch eine besonders gründliche Kosten-Nutzen-Analyse zu fordern, vor allem im Hinblick auf das begrenzte Verbreitungsgebiet des FSME-Virus und den in der Regel leichteren Verlauf einer FSME-Virusinfektion im Kindesalter« (Knuf 2004).

Autoimmunerkrankungen: FSME-Impfstoffe wurden in der Vergangenheit verdächtigt, Schübe von Autoimmunerkrankungen auszulösen (AT 1995, 3). Diese Nebenwirkung musste auch im Beipackzettel der »alten« Impfstoffe erwähnt werden. Veröffentlicht wurde beispielsweise ein schwerer Fall von Blutgefäßschaden *(capillary leak syndrome)* mit Ödemen, Niereninsuffizienz und Leberschäden (AT 1992, 5). Auch die bekannten neurologischen Impfkomplikationen sind vermutlich Autoimmunreaktionen, die durch das Impfantigen oder durch Impfzusatzstoffe wie Aluminium ausgelöst werden.

Neurologische Komplikationen: Die inzwischen aus dem Handel gezogenen Impfstoffe FSME-Immun und TicoVac waren durch häufige neurologische Störwirkungen aufgefallen. Gemeldet wurden unter anderem Schwindel, Sehstörungen, Krampfanfälle, Lähmungen bis hin zum Guillain-Barré-Syndrom mit Atemlähmung, Enzephalitis und Psychosen (AT 1991, AT 1995, 5, AT 1995, 8). Auch Hirnhautentzündungen (Meningitis) waren eine relativ häufige Impfkomplikation und trafen etwa einen von tausend Impflingen. In Deutschland wurden außerdem mindestens fünf Fälle von multipler Sklerose« nach einem der früheren FSME-Impfstoffe bekannt; in Österreich wurde ein solcher Fall als Impfnebenwirkung anerkannt und entschädigt (AT 1995, 3). Aus dem Meldesystem der Schweiz gehen ebenfalls erhebliche neurologische Nebenwirkungen der FSME-Impfstoffe hervor, die dort zu einer Anwendungsbeschränkung führten (Goerre 1993).

Auch der auf dem Markt befindliche Impfstoff Encepur für Erwachsene gibt häufig Anlass zu Meldungen neurologischer Nebenwirkungen wie Kopfschmerzen, Seh-, Gefühlsstörungen, Nervenlähmungen, Gangstörungen, Guillain-Barré-Syndrom sowie Krampfanfällen. Gemeldet wurden außerdem mehrere Fälle von Meningitis (AT 1995, 8, AT 1998). Es gibt keinen triftigen Grund zu der Annahme, dass der Kinderimpfstoff eine bessere Verträglichkeit aufweist.

Im Beipackzettel der früheren FSME-Impfstoffe waren neurologische Nebenwirkungen nur in einem Nebensatz erwähnt, bis das Paul-Ehrlich-Institut juristische Konsequenzen androhte (AT 1992, 8). Im Beipackzettel von Encepur ist nun zu lesen:

> »In Einzelfällen Erkrankungen des zentralen und peripheren Nervensystems, aufsteigende Lähmung bis zur Atemlähmung (Guillain-Barré-Syndrom). Nach heutigem Kenntnisstand kann nicht sicher ausgeschlossen werden, dass es bei Vorliegen einer Autoimmunerkrankung (zum Beispiel Multiple Sklerose oder Lupus erythematodes) oder bei einer entsprechenden genetischen Disposition in seltenen Fällen nach der Impfung zu einem Schub der Erkrankung kommen kann.«

Bei FSME-Immun liest sich die entsprechende Passage so:

> »Sehr selten Nervenentzündungen unterschiedlichen Schweregrades ... in seltenen Fällen entzündliche Reaktion des Gehirns. Wie bei jeder Stimulation des Immunsystems ungünstige Beeinflussung einer Autoimmunerkrankung wie zum Beispiel Multiple Sklerose oder Iridozyklitis möglich.«

Die Dunkelziffer der Störwirkungen ist unbekannt. Schon ohne Berücksichtigung dieser Dunkelziffer kommen bleibende neurologische Schädigungen nach einer FSME-Impfung (1 zu 32 000) etwa zweieinhalbmal häufiger vor als nach einem Zeckenbiss in einem FSME-Gebiet (1 zu 78 000; AT 1991).

Zusammenfassung

- FSME kommt nur in bestimmten geografischen Gebieten vor (»Naturherde«). Hochrisikogebiete in Deutschland sind der Schwarzwald und der Landkreis Passau.
- Auch dort führt ein Zeckenbiss nur in den seltensten Fällen zu einer schweren FSME-Erkrankung mit bleibenden Schäden.
- In der »Zeckensaison« empfiehlt sich nach einem Aufenthalt in der Natur das abendliche Absuchen nach Zecken. Werden sie frühzeitig entfernt, verringert sich das Risiko sowohl einer FSME-Erkrankung als auch einer Borreliose.
- Die FSME-Impfung hat in seltenen Fällen allergische und neurologische Nebenwirkungen.
- Verlässliche Risikoberechnungen für die FSME-Impfung und Vergleiche mit dem Zeckenbiss- und Erkrankungsrisiko in FSME-Gebieten fehlen. Für Urlauber in FSME-Gebieten dürfte die Impfung zu riskant sein.
- Die Impfung ist für die Bewohner von Hochrisikogebieten zu erwägen, ebenso für besonders gefährdete Bevölkerungsgruppen (zum Beispiel Gärtner, Förster, Waldarbeiter, Landwirte) in den übrigen Gebieten mit FSME-Vorkommen.
- Bei Kindern unter vierzehn Jahren ist die Impfung überflüssig, da das Risiko einer FSME-Erkrankung mit Folgeschäden bei Kindern nahe bei null und damit sicher unter dem Impfrisiko liegt.

Referenzen

AT (Arznei-telegramm): FSME: Was ist gefährlicher – ein Zeckenbiss oder die Impfung? AT 1991, 6: 50

AT (Arznei-telegramm): FSME und Capillary leak syndrome. AT 1992, 5: 48

AT (Arznei-telegramm): FSME-Impfung. AT 1992, 8: 82

AT (Arznei-telegramm): Taubheit nach FSME-Immun- und Masern-Mumps-Impfung. AT 1994, 7: 65

AT (Arznei-telegramm): Multiple Sklerose nach FSME-Impfung. AT 1995, 3: 32

AT (Arznei-telegramm): FSME-Prophylaxe hinterfragt. AT 1995, 5: 54

AT (Arznei-telegramm): Guillain-Barré-Syndrom als Medikamentenfolge. AT 1995, 8: 88

AT (Arznei-telegramm): Prophylaxeversagen und deletäre Verläufe nach FSME-Immunglobulin. AT 1996, 6: 62

AT (Arznei-telegramm): FSME-Impfstoff Encepur K vom Markt. AT 1998, 5: 51

AT (Arznei-telegramm): FSME-Impfstoff TicoVac – besonders für Kinder schlecht verträglich. AT 2000, 4: 39

AT (Arznei-telegramm): 14 Monate TicoVac – eine Chronik. AT 2001, 4: 41–43

AT (Arznei-telegramm): Jetzt wieder ein FSME-Impfstoff für Kinder: Encepur Kinder. AT 2002, 33: 27

ÄZ (Ärztezeitung): Die einzige Borreliose-Vakzine ist in den USA gescheitert – waren unerwünschte Wirkungen die Ursache? Ärzte-Zeitung Online, 24.5.2002, www.aerztezeitung.de/docs/2002/05/24/095a0201.asp?cat=

BfR (Bundesinstitut für Risikoforschung): Neue Forschungsergebnisse belegen: Zecken möglichst schnell entfernen, weil sonst das FSME-Risiko steigt. 13.3.2003, www.bfr.bund.de/cms/detail.php?id=2011&template=pressedienst_bfr_druck_d

DÄ (Deutsches Ärzteblatt): Impfung gegen Frühsommer-Meningoenzephalitis: Indikationen – Risiken. Dtsch Ärztebl 1992, 89(31/32): A-2640

DAKJ (Deutsche Akademie für Kinder- und Jugendmedizin): Prävention der FSME. Stellungnahme der Kommission für Infektionskrankheiten und Impffragen der DAKJ. Kinderärztl Prax 2004, 4: 259–261

EB (Epidemiologisches Bulletin) 1999: Ratgeber Infektionskrankheiten – Frühsommer-Meningoenzephalitis

EB (Epidemiologisches Bulletin): Risikogebiete der Frühsommer-Meningoenzephalitis (FSME) in Deutschland. Epid Bull 2003, 30: 155–159

EB (Epidemiologisches Bulletin): Aktuelle Statistik meldepflichtiger Infektionserkrankungen. Epid Bull 2004, 2: 22

Goerre, S., Kesselring, J., Hartmann, K., Kuhn, M., Reinhart, W.H.: Neurologische Nebenwirkungen nach Impfung gegen die Frühsommer-

Meningo-Enzephalitis. Fallbericht und Erfahrungen der Schweizerischen Arzneimittel-Nebenwirkungszentrale (SANZ). Schweiz Med Wochenschr 1993, 123(14): 654–657
Helwig, H.: Frühsommer-Meningoencephalitis. In: Handbuch Infektionen bei Kindern und Jugendlichen der DGPI (2. Aufl.), 1997: 280–285
Kaiser, R.: Tick-borne encephalitis (TBE) in Germany and clinical course of the disease. Int J Med Microbiol 2002, 291 Suppl 33: 58–61
Knuf, M., Kampmann, C., Habermehl, P.: Impfungen bei allergischen Kindern. Kinder- und Jugendmedizin 2004, 2: 5–10
Lesnicar, G., Poljak, M., Seme, K., Lesnicar, J.: Pediatric tick-borne encephalitis in 371 cases from an endemic region in Slovenia, 1959 to 2000. Pediatr Infect Dis J 2003, 22(7): 612–617
Mayrhofer, F.: FSME: Immuno setzt Ärzte unter Druck (Brief). Arznei-telegramm 1997, 8: 86
PEI (Paul-Ehrlich-Institut): Indikation für FSME-Impfung bei Kindern. 2003, www.pei.de/professionals/encepur_kinder.pdf
Quast, U., et al.: Impfreaktionen. Hippokrates (2. Aufl.), Stuttgart 1997
Roggendorf, M., Neumann-Haefelin, D., Ackermann, R.: Prophylaxe der Frühsommer-Meningoenzephalitis. Dtsch Ärztebl 1989, 87(24): C.1241
Roggendorf, M., Girgsdies, O. E., Rosenkranz, G.: Epidemiologie und Prophylaxe der Frühsommer-Menigoenzephalitis. Die gelben Hefte 1994, 2: 74–80
Simon, A.: FSME-Virus. 1998, http://imsdd.meb.uni-bonn.de/institute/zenkin/hyg/FSME.html
Wiedermann, G., Kollaritsch, H.: Frühsommermeningoenzephalitis. Zentrum für Reisemedizin der Universität Wien, Februar 1999, www.reisemed.at/fsme.html

Influenza

Die Influenzaerkrankung

Die meisten Menschen machen jährlich zwei bis sechs »banale« Atemwegsinfekte durch. Von diesen harmlosen Infekten zu unterscheiden ist die Influenza oder »echte« Grippe. Sie wird durch das Influenzavirus hervorgerufen, das über Tröpfcheninfektion (Atemluft, Husten, Niesen, Speichelkontakt) übertragen wird. Es gibt die drei Virustypen – A, B und C –, wobei der Typ A der häufigste Verursacher von Epidemien, also so genannten Grippewellen ist.
Die Wandelbarkeit der Influenzaviren ist enorm: Durch eine la-

bile Struktur der Virushülle kommt es ständig zu Mutationen mit neuen Antigeneigenschaften. Dies wird dadurch begünstigt, dass verschiedene Virusstämme auch bei Tieren, vor allem bei Geflügel, Schweinen und Pferden, vorkommen. Besonders das Hausschwein dient als Zwischenwirt, in dem die Viren wie in einem Reagenzglas ihre Eiweißstrukturen untereinander austauschen können. Neue Virusvarianten stammen daher meist aus Ländern, in denen Menschen eng mit Haustieren zusammenleben, besonders aus Asien.
Influenza von Geflügel (»Vogelgrippe«) ist normalerweise für den Menschen nicht ansteckend. Größere Epidemien bei Hühnern oder Enten, wie sie in den letzten Jahren in den Niederlanden oder in Asien vorkamen, bringen aber doch die Gefahr mit sich, dass Viren ohne Abschwächung durch das Hausschwein direkt auf den Menschen überspringen und eine weltweite Grippewelle schwersten Ausmaßes verursachen. Die massenhaften Tötungen von Hühnern bei Vogelgrippeepidemien dokumentieren diese Befürchtung der Epidemiologen.
Das menschliche Immunsystem erkennt auch nach einer durchgemachten Influenza Neumutationen des Virus schlecht, sodass kein dauerhafter Schutz entsteht. Dies bedeutet, dass auch der Influenzaimpfstoff keinen nachhaltigen Schutz gewährt, sondern jährlich den sich verändernden Viren angepasst und neu geimpft werden muss.

Die Influenza geht mit plötzlichem hohem Fieber und Erkältungssymptomen wie Husten, Schnupfen und gerötetem Hals einher. Typisch sind starke Kopf- und Gliederschmerzen. Bei Kindern kann es auch zu Krupphusten, Erbrechen und Durchfall kommen. Das Fieber dauert meist zwei bis fünf Tage, die zurückbleibende Schwäche kann jedoch noch mehrere Tage anhalten. Die meisten Krankheitsfälle ereignen sich in den Monaten Januar bis März.
Von normalen fieberhaften Erkältungskrankheiten kann die echte Grippe durch den schlagartigen Beginn, die Kopf- und Muskelschmerzen und den Virusnachweis aus Rachenspülwasser oder einem Rachenabstrich abgegrenzt werden. Auch ein Schnelltest aus einem Rachen- oder Nasenabstrich kann Auskunft geben.
Mögliche Komplikationen der Influenza sind Lungen-, Ohren-,

Nebenhöhlenentzündung und vor allem bei alten Menschen Kreislaufprobleme mit Kollapsneigung. Sehr selten treten eine Herzmuskel- oder eine Gehirnentzündung (Enzephalitis) auf. Gefürchtet sind plötzliche Todesfälle innerhalb weniger Stunden nach Krankheitsbeginn durch einen toxischen Krankheitsverlauf.
Ein erhöhtes Risiko für schwere Verläufe haben alte Menschen, besonders in Gemeinschaftseinrichtungen wie Altenheimen, und Patienten mit chronischen Leiden wie Mukoviszidose, Herzerkrankungen, Diabetes und Krankheiten des Immunsystems. Mehr als 90 Prozent aller mit Influenza zusammenhängenden Todesfälle ereignen sich bei über 65-Jährigen (CDC 1997).
Die von der Impfindustrie initiierte Arbeitsgemeinschaft Influenza operiert mit völlig überzogenen »Schätzungen« von Todesfällen durch Influenza, um die Impfung populär zu machen. So war in der Saison 2002/03 von 12000 bis 15000 Todesfällen durch Influenza die Rede (AGI 2003), wobei die gesamte »Übersterblichkeit« in den Wintermonaten kurzerhand der Influenza angerechnet wurde – ein äußerst fragwürdiges statistisches Verfahren mit dem durchsichtigen Ziel, die Impffreudigkeit zu erhöhen. Ein labordiagnostischer Nachweis wurde nur in einem Bruchteil der Fälle durchgeführt.
Die Ansteckungswahrscheinlichkeit ist unterschiedlich hoch – im Extremfall kann mehr als jede zweite Kontaktperson erkranken. Die Inkubationszeit liegt zwischen wenigen Stunden und vier Tagen. Das Virus wird bei Erwachsenen bis zu fünf, bei Kindern bis zu acht Tage nach Krankheitsausbruch ausgeschieden. Hohe Ansteckungswahrscheinlichkeit und kurze Inkubationszeit führen dazu, dass die Influenza in regelrechten Krankheitswellen (»Grippewelle«) über die Bevölkerung ganzer Länder (»Epidemie«, alle zwei bis drei Jahre) und sogar Kontinente (»Pandemie«, alle zehn bis fünfzehn Jahre) kommt.

Zur Linderung der Beschwerden werden Tees oder Phytopharmaka eingesetzt, eventuell wird auch eine physikalische oder medikamentöse Fiebersenkung durchgeführt. Die Gabe von Acetylsalicylsäure (ASS, Aspirin) ist bei Kindern gefährlich, weil sie zum Reye-Syndrom, einer oft tödlichen Leber- und Hirnkomplikation, führen kann. Überhaupt ist der Einfluss der Fiebersenkung auf die

Entwicklung von Komplikationen bis heute nicht untersucht. Immerhin ist denkbar, dass diese Beeinträchtigung der natürlichen Abwehrvorgänge den Vormarsch des Influenzavirus in das Lungen- oder Hirngewebe erleichtert.

Angesichts solcher Wissenslücken ist es absurd, dass Millionen von Euro in die Entwicklung von Impfstoffen oder Chemotherapeutika gesteckt werden, die dann mit dem Argument seltener Krankheitskomplikationen teuer vermarktet werden.

Virushemmende Medikamente wie Relenza oder Tamiflu sollen bei Gabe in den ersten 48 Stunden nach Krankheitsausbruch den Verlauf abmildern und die Dauer um ein bis zwei Tage verkürzen. Die Inhalation mit Relenza soll bei Beginn in den ersten beiden Krankheitstagen Grippekomplikationen verringern. Die Belege hierfür sind allerdings dürftig; außerdem kann Relenza akute Atemnot hervorrufen (AT 1999). Das Mittel ist ab dem Alter von dreizehn Jahren zugelassen.

Sehr stark wird derzeit Tamiflu beworben, das in Tablettenform im Handel ist. Es ist ab dem zweiten Lebensjahr zugelassen, und zwar sowohl zur Prophylaxe nach Kontakt mit einem Grippekranken als auch zur Therapie. Es kann sogar zur wochenlangen Vorbeugung verschrieben werden, wenn eine »Diskrepanz zwischen zirkulierenden und im Impfstoff enthaltenen Virusstämmen« besteht (Beipackzettel Tamiflu). Die Firma Roche will offensichtlich mit dieser Indikation in den Impfmarkt einbrechen. Nach Ansicht des *Arzneitelegramms* fehlt jedoch ein Nutzenbeleg für alle Indikationen. Vor allem bei massenhafter Anwendung an (noch) Gesunden gewinnen die möglichen schweren Nebenwirkungen an Bedeutung, etwa Leber- und Nierenschäden oder die potenzielle Auslösung von Tumoren und embryonalen Missbildungen (AT 2002). Bei Anwendung in großem Stil ist auch eine rasche Resistenzbildung der wandlungsfähigen Influenzaviren zu befürchten, so wie es schon bei dem Vorläuferpräparat Amantadin beobachtet wurde.

Antibiotika sind nur bei bakteriellen Komplikationen angezeigt, die sich durch einen erneuten Fieberanstieg nach Entfieberung ankündigen.

Grippeimpfstoffe enthalten abgetötete Influenzaviren und werden jährlich neu zusammengesetzt, um der Wandelbarkeit des Virus nachzukommen und im Antigen dem gerade vorherrschenden Virustyp möglichst genau zu entsprechen. Aktuelle Empfehlungen für die Impfstoffhersteller gibt die WHO meist schon im Frühjahr heraus. Bei der Produktion ist die Genauigkeit dieser Prognose ein ähnlich großes Problem wie die kurze Zeitspanne, innerhalb deren eine große Menge des Präparats verfügbar sein muss.
An moderneren Impfstoffen wird gearbeitet. Dies läuft jedoch wahrscheinlich auf die noch problematischere Impfung mit Lebendviren hinaus. Ein erster Lebendimpfstoff, Flu-Mist, wurde in den USA bereits zugelassen. Er ist wesentlich teurer als der Totimpfstoff und birgt das Risiko der Virusübertragung auf die Umgebung und weiterer bisher nicht genau abschätzbarer Nebenwirkungen, etwa der Erzeugung von Mutanten mit völlig neuen Eigenschaften. In der Schweiz musste ein Lebendimpfstoff vom Markt genommen werden, weil bei den Impflingen vermehrt Lähmungen des Gesichtsnervs aufgetreten waren.
In allen Grippeimpfstoffen finden sich Spuren von Hühnereiweiß aus den Viruskulturen. Vor allem bei hochgradigen Hühnereiallergikern ist die Impfung daher gefährlich.
Begrivac, Grippeimpfstoff Stada und Mutagrip enthalten Formaldehyd, die Impfstoffe Influsplit SSW, Influvac und Grippeimpfstoff Ratiopharm enthalten Quecksilber (Thiomersal). Lediglich der teure Impfstoff Infectovac Flu ist ganz frei von Konservierungsmitteln. Der erst ab 65 Jahren zugelassene Grippeimpfstoff Fluad der Firma Chiron-Behring hat häufiger unerwünschte Nebenwirkungen als die herkömmlichen Impfstoffe, wahrscheinlich wegen des neuen Hilfsstoffes MF59 (AT 2000).
Die Grippeimpfung ist ab dem sechsten Lebensmonat möglich. Bei Kindern bis zum sechsten Lebensjahr ist nach der allerersten Impfung eine Impfauffrischung im Abstand von vier Wochen empfohlen, was aus Zeitgründen für die aktuelle Influenzawelle oft zu spät kommt (CDC 2003).
Abgesehen von den Problemen bezüglich Wirkung und Nebenwir-

kungen wäre die generelle jährliche Impfung der Gesamtbevölkerung Deutschlands extrem teuer – sie würde 1 Milliarde Euro pro Jahr kosten. Der Preis pro Impfstoff beträgt zurzeit (2004) zwischen 10 und 16 Euro. Bisher ist die Grippeimpfung nur für folgenden Personenkreis öffentlich empfohlen, der etwa ein Drittel der Gesamtbevölkerung ausmacht:

- Personen über sechzig Jahre,
- Kinder, Jugendliche und Erwachsene mit erhöhter gesundheitlicher Gefährdung infolge eines Grundleidens, zum Beispiel chronische Lungen-, Herz-Kreislauf-, Leber- und Nierenkrankheiten, Diabetes und anderen Stoffwechselkrankheiten, Immunschwächekrankheiten, HIV-Infektion sowie Bewohner von Alten- und Pflegeheimen,
- Personen mit erhöhtem Erkrankungsrisiko wie medizinisches Personal, Beschäftigte in Einrichtungen mit umfangreichem Publikumsverkehr sowie Menschen, die eine mögliche Infektionsquelle für von ihnen betreute Risikopersonen darstellen. Die Impfung dieser »Multiplikatoren« dient nicht so sehr dem individuellen Schutz, sondern soll als so genannte Riegelungsimpfung die Weiterverbreitung des Virus verhindern. Angesichts der zwar seltenen, aber möglicherweise schweren Nebenwirkungen kollidieren hier die Interessen des Einzelnen deutlich mit epidemiologischen Zielen.

In Deutschland lässt sich nur etwa jeder Dritte mit hohem Krankheitsrisiko impfen (EB 1999). Durch zunehmende Öffentlichkeitsarbeit versuchen die Gesundheitsbehörden und die pharmazeutische Industrie, diesen Anteil zu steigern. Über eine Ausweitung der Impfempfehlung wird laut nachgedacht. Die USA sind Vorreiter: Dort ist die Grippeimpfung für alle Kinder im Alter zwischen 6 und 23 Monaten, für alle über Fünfzigjährige und sogar für Schwangere ab der vierzehnten Schwangerschaftswoche empfohlen *(encouraged)*. Man kann sich daran ausmalen, was demnächst auch bei uns Impfstrategie wird. Im Fall von Grippeepidemien können die deutschen Gesundheitsbehörden bereits jetzt eine allgemeine Impfempfehlung aussprechen.

Wirkungsdauer und Effektivität der Impfung

Je nach Impfantigen bilden 70 bis 90 Prozent der Geimpften Antikörper (Quast 1997). Die tatsächliche Schutzwirkung ist jedoch viel schlechter: Bei älteren Menschen liegt die Schutzrate nur zwischen 52 und 67 Prozent (Palache 1992), bei über 65-Jährigen werden nach Angaben der Centers for Disease Control in den USA sogar nur 30 bis 40 Prozent vor der Erkrankung geschützt. Durch die Impfung kann man Grippewellen also nicht eindämmen. Haupteffekt ist die Verringerung von Komplikationen und Todesfälle um etwa die Hälfte (CDC 2003, Nichol 1998). In einer amerikanischen Studie wird gefordert, in Altersheimen während Epidemien immer auch virushemmende Medikamente einzusetzen (Monto 1994).
Der erzielte Schutz besteht nur für das im Präparat berücksichtigte Virus und damit meist nur für einen Winter. Es dauert etwa zwei Wochen, bis bei der Mehrzahl der Impflinge Antikörper gegen den im Impfstoff berücksichtigten Virustyp nachweisbar sind. Im Grippejahr 2003/04 war der Impfstoff nahezu unwirksam, da das »Fujian«-Grippevirus bei der Zusammensetzung nicht berücksichtigt worden war (MMWR 2004).
Bei Kindern ist die Effektivität der Grippeimpfung sehr schlecht und liegt irgendwo zwischen Placebowirkung und dreifacher Schutzwirkung im Vergleich mit Placebo. Ohrenentzündungen sind bei geimpften und ungeimpften Kindern gleich häufig (Hoberman 2003). B. R. Luce errechnete bei geimpften Kindern durchschnittlich 1,2 Fiebertage pro Jahr weniger als bei Ungeimpften. Verglichen mit den Krankheitskosten müsste der Impfstoff daher weniger als 5 Dollar kosten, um kosteneffektiv zu sein (Luce 2001).

Nebenwirkungen des Influenzaimpfstoffs

Die Grippeimpfung ist mit relativ vielen Nebenwirkungen belastet, die mit dem Alter des Impflings zunehmen und 14 Prozent der 65-Jährigen und 30 Prozent der über 75-Jährigen betreffen (Bernad Vallés 1996, Donalisio 2003). Schwere Impfkomplikationen oder Impfschäden sind zwar selten, mit ihrer Zunahme ist jedoch bei

Erfolg der Grippeimpfkampagnen zu rechnen. Nebenwirkungen treten häufiger nach intramuskulärer Verabreichung auf, weshalb besser nur subkutan geimpft werden sollte (Francioni 1996).
Durch die ständig notwendige Veränderung des Impfstoffs treten unter Umständen auch Nebenwirkungen auf, die man bei früheren Chargen selten oder gar nicht beobachtete. So wurde 1976 wegen einer befürchteten Grippeepidemie in den USA ein Impfstoff an 50 Millionen Menschen verabreicht, durch den mehrere tausend eine schwere Nervenlähmung erlitten: das Guillain-Barré-Syndrom. Das Impfprogramm wurde daraufhin abgebrochen, die Grippeepidemie blieb aus.

Lokal- und Allgemeinsymptome: Oft stellen sich in den Tagen nach der Impfung Schmerzen an der Impfstelle ein, häufig auch Allgemeinreaktionen wie Abgeschlagenheit, Muskel-, Kopfschmerzen und Fieber. Die Wahrscheinlichkeit nimmt mit dem Alter zu und betrifft 14 Prozent der elf- bis fünfzehnjährigen Kinder (Neuzil 2002). Bis zu 5 Prozent der Impflinge reagieren mit dem so genannten »okulorespiratorischen Syndrom«, das durch entzündete Augen, Gesichtsschwellung und Symptome eines Luftwegsinfekts charakterisiert ist (Scheifele 2003).
Innerhalb von zehn Tagen nach der Impfung wird gelegentlich eine Blutgefäßentzündung (Vaskulitis) beobachtet. Sie äußert sich durch Fieber, Krankheitsgefühl und Hautblutungen, vor allem an den Beinen. Schlimmstenfalls entwickeln sich Hautblasen und örtliche Hautdefekte, selten kommt es zu einer chronischen Nierenentzündung oder zu inneren Blutungen (Yanai-Berar 2002). Sehr selten treten Gelenkbeschwerden und Muskelentzündungen auf (Thurairajan 1997).

Allergische Reaktionen und Kreislaufstörungen: Allergische Reaktionen vom milden Nesselfieber bis hin zum allergischen Schock können durch Unverträglichkeit von Impfbestandteilen auftreten. Vor allem Reste von Hühnereiweiß aus den Viruskulturen führen bei Hühnereiallergikern möglicherweise zu heftigen Reaktionen (CDC 2003). Sie können Eiallergien überhaupt auch erst auslösen (Yamane 1988). Im Zweifelsfall ist vor der Impfung eine Allergietestung durchzuführen, und zwar zunächst mit Hühnerei und im Fall einer positiven Testreaktion auch mit dem Impfstoff selbst (Knuf 2004).

Asthma bronchiale: Asthmatiker gehören zu dem Personenkreis, für den die STIKO die Influenzaimpfung besonders empfiehlt. Der Nutzen ist jedoch zweifelhaft. Nach Lage der Studien muss die Impfung bei ihnen sogar besonders zurückhaltend angewandt werden. Achtzehn von 255 erwachsenen Asthmapatienten, die gegen Influenza geimpft wurden, verschlechterten sich in den zwei Wochen nach der Impfung deutlich in ihrer Lungenfunktion (Nguyen-Van-Tam 1998). Ein Übersichtsartikel über wissenschaftliche Studien kam bereits vor Jahren zu dem Schluss, es gebe nicht genug Daten, um Nutzen und Risiken der Grippeimpfung für Asthmatiker einzuschätzen (Cates 2000).
Bei Kindern mit Asthma überwiegen die Nachteile der Impfung deutlich: In zwei Studien mit über 1300 Kindern nahmen die Asthmaanfälle nach der Impfung im Vergleich mit dem Placebo zu, in einer verdoppelte sich sogar das Anfallsrisiko (Bueving 2004, Christy 2004).

Autoimmunreaktionen: Die Tendenz des Grippeimpfstoffes, Autoimmunerkrankungen hervorzurufen, wird durch eine Studie belegt, der zufolge nach der Grippeimpfung gehäuft Antikörper gegen körpereigene Lymphozyten gefunden wurden (Stepanova 2000).
Der Hilfsstoff MF59 im Grippeimpfstoff Fluad wird in Zusammenhang mit der Autoimmunerkrankung Lupus erythematodes gebracht (Satoh 2003).

Neurologische Komplikationen: Die Grippeimpfung kann bei genetisch vorbelasteten Menschen eine Autoimmunreaktion gegen Nervengewebe hervorrufen, die zu einer Entmarkung der Nervenstränge führt. Dies kann eine Funktionsstörung einzelner Nerven oder Nervengruppen, aber auch schwere neurologische Erkrankungen wie ADEM (akute demyelinisierende Enzephalomyelitis) hervorrufen (Nakamura 2003).
Beschrieben sind Nervenentzündungen und entsprechende Be-

schwerden wie Schmerzen oder Gefühlsstörungen, vor allem im Kopf- und Armbereich (Felix 1976, Schumm 1976, Ehrengut 1977, Furlow 1977, Hennessen 1978). Durch Entzündung des Sehnervs können Sehstörungen, durch Augenmuskellähmungen Schielen oder Doppelbilder auftreten (Hennessen 1978). W. Ehrengut (1977) geht von Nervenschäden bei einem von 700000 bis 1,3 Millionen Impflingen aus.

Der Zusammenhang zwischen der Grippeimpfung und dem Guillain-Barré-Syndrom, einer schweren aufsteigenden Lähmungserkrankung, ist gesichert (Bryan 1977). Zwischen 1991 und 1999 wurden in den USA 382 Fälle bekannt, die am häufigsten um den zwölften Tag nach der Impfung auftraten (Geier 2003). T. Lasky (1998) errechnet eine Risikoverdopplung bei Geimpften gegenüber Nichtgeimpften; pro Impfdosis wird das Risiko zwar nur auf 1 zu 1000000 geschätzt, bei einer generellen Impfempfehlung ergäbe sich jedoch ein Lebenszeitrisiko von etwa 1 zu 13000. Die Sterblichkeit des Guillain-Barré-Syndroms liegt bei Erwachsenen bei 6 Prozent und steigt mit dem Alter an (Hurwitz 1981).

Bei der Grippeimpfkampagne 1976 in den USA kam es zu einer extrem hohen Rate von Guillain-Barré-Syndromen und auch zu anderen schweren neurologischen Impfreaktionen (Hennessen 1978, Safranek 1991, Kimman 1992); so wurden in jenem Jahr fünf Impfenzephalopathien mit bleibenden Hirnschäden gemeldet.

Dokumentiert sind auch komplexere neurologische Schäden wie Inkontinenz, Potenzstörungen, Schwindel und Gangstörungen bis hin zur Querschnittssymptomatik (Wells 1971, Ehrengut 1977, Hennessen 1978, Poser 1982, Bakshi 1996). Gelegentlich kommt es zu psychischen Beschwerden mit Initiativverlust, Denkstörungen, Halluzinationen oder Depressionen (Woods 1964, Stöhr 1976). Eine Beziehung zwischen der Grippeimpfung und der multiplen Sklerose konnte bisher nicht nachgewiesen werden.

Zusammenfassung

- Influenza ist eine unangenehme, bei ansonsten Gesunden jedoch fast immer harmlose Erkrankung.
- Bedrohliche Komplikationen kommen fast nur bei über 65-Jährigen oder chronisch Kranken vor – allein bei dieser Risikogruppe muss man über die Grippeimpfung nachdenken. Gerade bei alten Menschen und auch bei Kindern ist die Wirksamkeit allerdings besonders schlecht.
- Die Impfung schützt nicht vor der Grippeerkrankung an sich, sondern verringert lediglich das Komplikationsrisiko. Vor normalen fieberhaften Erkältungen bietet die Impfung keinen Schutz.
- Vorzuziehen sind Impfstoffe wie Infectovac Flu, die kein Quecksilber und kein MF59 enthalten.
- In subkutaner Verabreichung ist die Grippeimpfung besser verträglich als intramuskulär.
- Hühnereiallergiker sollten nicht geimpft werden.
- Impfkomplikationen sind zwar selten, aber möglicherweise schwerwiegend.

Referenzen

AGI (Arbeitsgemeinschaft Influenza): Saisonabschlussbericht der Arbeitsgemeinschaft Influenza 2002/2003. http://influenza.rki.de/agi/SaisonBerichtArchiv/2002.pdf

AT (Arznei-telegramm): Neue Konzepte gegen Virusgrippe: Vielversprechend? AT 1999, 10: 98–100

AT (Arznei-telegramm): Influenza-(»Grippe«-)Impfstoff Fluad. AT 2000, 9: 75

AT (Arznei-telegramm): Prophylaxe und Therapie der Virusgrippe mit Oseltamivir (Tamiflu)? AT 2002, 33(10): 98–99

Bakshi, R., Mazziotta, J.C.: Acute transverse myelitis after influenza vaccination: magnetic resonance imaging findings. J Neuroimaging 1996, 6(4): 248–250

Bernad Vallés, M., Núñez Mateos, J.C., Castillo Soria, O., et al.: Reacciones adversas con diferentes tipos de vacuna antigripal. Med Clin (Barc) 1996, 106(1): 11–14

Bryan, J., Noble, G.R.: Guillain-Barré Syndrome after administration of killed vaccines. Genf, Ref: IABS Symposium on Influenza Immunization, 1.–4.6.1977

Bueving, H.J., Bernsen, R.M., de Jongste, J.C., van Suijlekom-Smit, L.W., et al.: Influenza vaccination in children with asthma: randomized double-blind placebo-controlled trial. Am J Respir Crit Care Med 2004, 169(4): 488–493

Cates C.J., Jefferson T.O., Bara A.I., Rowe B.H.: Vaccines for preventing influenza in people with asthma (Cochrane Review). Cochrane Database Syst Rev 2000, 4: CD000364

CDC (Centers for Disease Control): Prevention and Control of Influenza – ACIP Recommendations. 2003, 52(RR08): 1–36

Christy, C., Aligne, C.A., Auinger, P., Pulcino, T., Weitzman, M.: Effectiveness of influenza vaccine for the prevention of asthma exacerbations. Arch Dis Child 2004, 89(8): 734–735

Donalisio, M.R., Ramalheira, R.M., Cordeiro, R.: Eventos adversos após vacinação contra influenza em idosos, Distrito de Campinas. SP, 2000, Rev Soc Bras Med Trop 2003, 36(4): 467–471

EB (Epidemiologisches Bulletin) 1999, 18: 131

Ehrengut, W., Allerdist, H.: Über neurologische Komplikationen nach der Influenzaschutzimpfung. Münch med Wschr 1977, 119: 705–710

Felix, J.K., Schwartz, R.H., Myers, G.J.: Isolated Hypoglossal Nerve Paralysis Following Influenza Vaccination. Amer J Dis Child 1976, 130(1): 82–83

Francioni, C., Rosi, P., Fioravanti, A., Megale, F., Pipitone, N., Marcolongo, R.: La vaccinazione antiinfluenzale in soggetti affetti da artrite reumatoide: risposta clinica ed anticorpale. Recenti Prog Med 1996, 87(4): 145–149

Furlow, T.W.: Neuropathy after Influenza Vaccination. Lancet 1977, 1(8005): 253–254

Geier, M.R., Geier, D.A., Zahalsky, A.C.: Influenza vaccination and Guillain-Barré syndrome. Clin Immunol 2003, 107(2): 116–121

Hennessen, W., Jacob, H., Quast, U.: Neurologische Affektionen nach Influenza-Impfung. Der Nervenarzt 1978; 49: 90–96

Hoberman, A., Greenberg, D.P., Paradise, J.L., Rockette, H.E.: Effectiveness of inactivated influenza vaccine in preventing acute otitis media in young children: a randomized controlled trial. JAMA 2003, 290(12): 1608–1616

Hurwitz, E.S., Schonberger, L.B., Nelson, D.B., Holman, R.C.: Guillain-Barré syndrome and the 1978–1979 influenza vaccine. N Engl J Med 1981, 304: 1557–1561

Kimman, T.G.: Risks connected with the use of conventional and genetically engineered vaccines. Vet Quarterly, 1992, 14(3): 110–118

Knuf, M., Kampmann, C., Habermehl, P.: Impfungen bei allergischen Kindern. Kinder- und Jugendmedizin 2004, 2: 5–10

Lasky, T., Terracciano, G.J., Magder, L., Koski, C.L., Ballesteros, M., Nash, D., Clark, S., et al.: The Guillain-Barré-syndrome and the 1992–1993 and 1993–1994 influenza vaccines. N Engl J Med 1998, 339(25): 1797–1802

Luce, B.R., Zangwill, K.M., Palmer, C.S., Mendelman, P.M., et al.: Cost-effectiveness analysis of an intranasal influenza vaccine for the prevention of influenza in healthy children. Pediatrics 2001, 108(2): E24

MMWR (Morbidity and Mortality Weekly Report): Preliminary Assessment of the Effectiveness of the 2003-04 Inactivated Influenza Vaccine: Colorado, December 2003. MMWR 2004, 53(1): 8–11, www.cdc.gov/mmwr/preview/mmwrhtml/mm5301a3.htm

Monto, A.S.: Using antiviral agents to control outbreaks of influenza A infection. Geriatrics 1994, 49(12): 30–34

Murthy, J.M.: Acute disseminated encephalomyelitis. Neurol India 2002, 50: 238–243

Nakamura, N., Nokura, K., Zettsu, T., Koga, H., et al.: Neurologic complications associated with influenza vaccination: two adult cases. Intern Med. 2003, 42(2): 191–194

Neuzil, K.M., Edwards, K.M.: Influenza vaccines in children. Semin Pediatr Infect Dis 2002, 13(3): 174–181

Nichol, K.L., Wuorenma, J., von Sternberg, T.: Benefits of influenza vaccination for low-, intermediate-, and high-risk senior citizens. Arch Intern Med 1998, 158(16): 1769–1776

Nguyen-Van-Tam, J.S., Ahmed, A.H., et al.: Randomized Placebo-controlled Crossover Trial on Effect of Inactivated Influenza Vaccine on Pulmonary Function in Asthma. Lancet 1998, 351(9099): 326–331

Quast, U., et al.: Impfreaktionen. Hippokrates (2. Aufl.), Stuttgart 1997

Palache, A.M.: Influenza subunit vaccine – ten years experience. Eur J Clin Res 1992, 3: 117–138

Poser, C.M.: Neurological complications of swine influenza vaccination. Acta Neurol Scand 1982, 66(4): 413–431

Safranek, T.J., Lawrence, D.N., Kurland, L.T., Culver, D.H., Wiederholt, W.C., Hayner, N.S., et al.: Reassessment of the association between Guillain-Barré syndrome and receipt of swine influenza vaccine in 1976–1977: results of a two-state study. Expert Neurology Group. Am J Epidemiol 1991, 133(9): 940–951

Satoh, M., Kuroda, Y., Yoshida, H., Behney, K.M.: Induction of lupus autoantibodies by adjuvants. J Autoimmun 2003, 21(1): 1–9

Scheifele, D.W., Duval, B., Russell, M.L., Warrington, R., et al.: Ocular and respiratory symptoms attributable to inactivated split influenza vaccine: evidence from a controlled trial involving adults. Clin Infect Dis 2003, 36(7): 850–857

Schumm, F.: Neurologische Komplikationen nach Grippe-Impfung. Fragen aus der Praxis. Dtsch med Wschr 1976; 101(18): 720–721

Stepanova, L.A., Linde, A., Naikhin, A.N., Bichurina, M.A., Paramonova, M.S.: Spetsificheskii immunnyi otvet na vaktsinatsiiu inaktivirovannoi grippoznoi vaktsinoi v zavisimosti ot prevaktsinal'nogo statusa i vozrasta vaktsiniruemykh (Specific immune response to vaccination with an inactivated flue vaccine depending on prevaccine status and age of the person vaccinated). Vopr Virusol 2000, 45(2): 26–29

Stöhr, M., Mayer, K.: Neurologische Erkrankungen nach Grippeschutzimpfung. Med Welt 1976, 27: 912–914

Thurairajan, G., Hope-Ross, M.W., Situnayake, R.D., Murray, P.I.: Polyarthropathy, orbital myositis and posterior scleritis: an unusual adverse reaction to influenza vaccine. Br J Rheumatol 1997, 36(1): 120–123

Wells, C.E.C.: A neurological note on vaccination against influenza. Br Med J 1971, 3(777): 55–56

Woods, C.A., Ellison, G.W.: Encephalopathy following Influenza Immunization. J Pediat 1964, 65(5): 745–748

Yamane, N., Uemura, H.: Serological examination of IgE- and IgG-specific antibodies to egg protein during influenza virus immunization. Epidemiol Infect 1988, 100(2): 291–299

Yanai-Berar, N., Ben-Itzhak, O., Gree, J., Nakhoul, F.: Influenza vaccination induced leukocytoclastic vasculitis and pauci-immune crescentic glomerulonephritis. Clin Nephrol 2002, 58(3): 220–223

Pneumokokken

Pneumokokkenerkrankungen

Pneumokokken (oder exakter: Streptococcus pneumoniae) sind ein weit verbreiteter Keim und bei jedem zweiten Menschen ein harmloser Bestandteil der normalen Mundflora. Durch eine Kapsel, die sie vor Abwehrzellen schützt, sind Pneumokokken jedoch potenziell krank machend. Sie können eitrige Entzündungen von Mittelohr, Nasennebenhöhlen, Lungen oder Gehirnhäuten und auch Sepsis (»Blutvergiftung«) hervorrufen.

Vor allem Kinder in den ersten zwei Lebensjahren sind – wegen der noch nicht ausgereiften Abwehr – für Pneumokokkenerkrankungen anfällig, ebenso alte Menschen. Gefährdet sind außerdem Personen mit bestimmten Grunderkrankungen, vor allem chronischen Herz-Kreislauf-, Lungen- und Nierenerkrankungen, Diabetes, Sichelzellanämie und Immunschwäche (zum Beispiel bei Aids,

Down-Syndrom, Krebs oder Unterernährung). Ein besonders hohes Risiko haben Patienten, denen die Milz entfernt werden musste. Bei ihnen wird das Blut nicht mehr von eingedrungenen Bakterien »gereinigt«.
Da eine Pneumokokkenerkrankung fast ausschließlich durch eine individuelle Abwehrschwäche ermöglicht wird, gibt es keine Epidemien. Es besteht daher auch kein Grund für eine prophylaktische antibiotische Behandlung gesunder Kontaktpersonen. Bei Patienten ohne Milz ist eine solche Prophylaxe allerdings über mehrere Jahre empfohlen.
Bei Erwachsenen ist mehr als jeder dritte schwer verlaufende Atemwegsinfekt durch Pneumokokken hervorgerufen oder kompliziert (Focht 1999). Eine von zwanzig Pneumokokken-Lungenentzündungen verläuft tödlich. Insbesondere unter den alten Menschen kommt es in Deutschland jährlich zu schätzungsweise 10 000 Todesfällen, bei denen Pneumokokken mitverursachend sind (Schmitt 1999).
Bei Kindern sind etwa ein Drittel aller bakteriellen Mittelohrentzündungen und die Mehrzahl aller bakteriellen Lungenentzündungen durch Pneumokokken verursacht (Bluestone 1988). Weltweit sterben jährlich, begünstigt durch Aids und Unterernährung, etwa drei Millionen Kinder an Pneumokokkeninfektionen (Grimwood 1997). Vor allem die Pneumokokken-Meningitis ist eine sehr schwere Erkrankung und bei Kindern – nach der Meningokokken-Meningitis – die zweithäufigste bakterielle Gehirnhautentzündung. In Deutschland wurden im Jahr 2002 bei Kindern 114 Fälle von Meningitis und 130 Fälle anderer Erkrankungen durch Pneumokokken gemeldet (ESPED 2002). Sechs der betroffenen Kinder starben, bei etwa zwanzig weiteren blieben durch die Meningitis neurologische Schäden zurück.

Pneumokokkenerkrankungen können antibiotisch behandelt werden. Die Erreger reagierten bis vor wenigen Jahren ausnahmslos sehr empfindlich auf einfaches Penicillin. Wegen der häufigen und unkritischen Verschreibung und Einnahme von Antibiotika bei harmlosen Virusinfekten gibt es in den letzten Jahren gerade bei den Pneumokokken weltweit eine dramatische Resistenzentwick-

lung. Dies führte zu einer verstärkten Suche nach wirksamen Impfstoffen.
Resistente Keime kommen vor allem bei Kindern vor, die bereits mit Antibiotika behandelt wurden – bis zu 20 Prozent der bei ihnen gefundenen Keime sind gegen verschiedene Antibiotika resistent (Nasrin 1999). Nach einer längeren Antibiotikapause nehmen die resistenten Pneumokokkenstämme wieder ab (Ekdahl 1999). In Deutschland ist die Situation im Vergleich mit anderen Ländern wie Spanien oder USA vergleichsweise günstig, sodass die Erfolgsrate der Antibiotikatherapie immer noch hoch ist (AT 2003a).
Einige Untersuchungen unterstützen übrigens, ungeachtet der Ursache, ein abwartendes Behandlungskonzept bei Mittelohrentzündungen: Über 80 Prozent der daran erkrankten Kinder werden auch ohne die Gabe von Antibiotika gesund (Del Mar 1999).

Der Pneumokokkenimpfstoff

Es gibt zwei Impfstoffe gegen Pneumokokken, die ab dem Alter von zwei Jahren wirksam und zugelassen sind: Pneumovax 23 und Pneumopur. Beide enthalten Antigene der 23 häufigsten Pneumokokkentypen. Da es jedoch etwa 90 verschiedene Typen dieses Erregers gibt, ist die Wirksamkeit der Impfstoffe nur mäßig gut, ihr Nutzen ist zweifelhaft (AT 2003a). Schon die früher gebräuchlichen Präparate mit weniger Antigenen versagten gerade bei Risikopersonen (Fine 1994). Auch die heutigen Impfstoffe brachten in Doppelblindstudien keine Verminderung von Krankenhausaufnahmen, Lungenentzündungen oder Todesfällen bei 50- bis 85-Jährigen (Örtkvist 1998, Honkanen 1999, Jackson 2003). Bei HIV-Patienten scheint sich nach der Impfung die Gefahr von Lungenentzündungen sogar zu vergrößern, vermutlich aufgrund einer Schädigung von B-Lymphozyten durch Inhaltsstoffe des Impfstoffes (French 2000).
Die Pneumokokkenimpfung war in Deutschland zunächst nur für Menschen mit erhöhtem Infektionsrisiko empfohlen – etwa nach Entfernung der Milz, bei angeborener oder erworbener Immunschwäche, bei Diabetes und chronischen Herz- oder Lungenerkran-

kungen. 1998 wurde die Impfempfehlung auf alle über sechzigjährigen Personen ausgedehnt. Bei allen genannten Risikogruppen fehlen indes Wirksamkeitsstudien, sodass die Impfempfehlungen wissenschaftlich gesehen auf schwachen Füßen stehen (AT 2003b).

Seit 2001 ist für Kinder in den ersten beiden Lebensjahren der Pneumokokkenimpfstoff Prevenar auf dem Markt. Bei ihm ist ähnlich wie bei den Hib-Impfstoffen das Impfantigen an ein Trägereiweiß gebunden (»konjugiert«) und ruft durch diesen Kunstgriff schon im Säuglings- und Kleinkindalter Antikörper hervor. Neben dem Impfantigen ist auch Aluminiumphosphat enthalten.

Der Impfstoff wurde in den USA gegen die dort vorherrschenden Pneumokokkentypen entwickelt. Bisher wurden Wirksamkeitsstudien nur in den USA und Finnland durchgeführt. In den USA lassen sich 89 Prozent der schwereren Pneumokokkeninfektionen durch die Impfung verhindern (Black 2000). In Europa liegt eine andere Verteilung von Pneumokokkenstämmen vor, sodass die Wirksamkeit deutlich geringer ist. In Finnland beispielsweise konnte die Häufigkeit von Mittelohrentzündungen durch die Impfung kaum gesenkt werden (Eskola 2001). Deutsche Untersuchungen fehlen, sowohl was Erkrankungen als auch den Schutz von Risikogruppen betrifft.

Ein weiteres Problem ist das so genannte Serotype Replacement. Das bedeutet, dass Pneumokokkenstämme, gegen die geimpft wird, durch andere Stämme abgelöst werden. Hierdurch verpuffen Impfprogramme unter Umständen schon nach kurzer Zeit (Lipsitch 1999, Mbelle 1999, AT 2001, Peltola 2003). Bereits während des Verlaufs der finnischen Studie nahmen die Infektionen durch impfresistente Pneumokokken um ein Drittel zu (Eskola 2001). In einer US-amerikanischen Untersuchung waren Mittelohrentzündungen bei geimpften Kleinkindern sogar häufiger. Hierfür waren vor allem Pneumokokkenstämme verantwortlich, die nicht im Impfstoff berücksichtigt waren (Veenhoven 2000).

Auch andere Bakterien können an die Stelle der »weggeimpften« Pneumokokken treten – ein Phänomen, das wir schon von der Hib-Impfung her kennen: Eine entstandene »Leere« wird innerhalb kurzer Zeit wieder aufgefüllt (Makela 1981, Sloyer 1981).

Trotz der dünnen Faktenlage und der ungenügenden Erforschung der Nebenwirkungen wurde 2001 die Zulassung für Prevenar erteilt, und zwar für die viermalige Verabreichung an Kinder im Alter von zwei, vier, sechs und zwölf bis vierzehn Monaten. Bei einer allgemeinen Impfempfehlung in Deutschland kämen enorme finanzielle Belastungen auf das Gesundheitssystem zu, da der Preis für die notwendigen vier Impfdosen derzeit (2004) etwa 340 Euro beträgt und sich die Kosten aller Schutzimpfungen in den ersten beiden Lebensjahren damit verdoppeln würden. Die Krankenkassen hatten Anfang 2001 vor zusätzlichen Kosten von 350 Millionen Euro gewarnt und eine generelle Kostenübernahme verweigert. Siebenfach-Kombinationsimpfstoffe mit DTPa, Hib, Hepatitis B und Polio sind bereits in der Entwicklung.
Im Juli 2001 modifizierte die STIKO ihre Empfehlungen für die Pneumokokkenimpfung (EB 2001). Es sollen nun Säuglinge ab dem dritten Lebensmonat geimpft werden, wenn sie durch chronische Krankheiten, Immundefekte und neurologische Erkrankungen vermehrt gesundheitlich gefährdet sind, zudem Säuglinge mit Gedeihstörungen oder niedrigem Geburtsgewicht (unter 2500 Gramm) und Frühgeborene. Nach dem zweiten Geburtstag soll der Impfschutz dann mit einem ab diesem Alter zugelassenen Impfstoff (Pneumovax 23, Pneumopur) aufgefrischt werden.
Wegen der komplizierten und wechselnden STIKO-Empfehlungen sind viele Kinderärzte inzwischen dazu übergegangen, kurzerhand alle Kinder zu impfen. Tatsächlich macht die ständige Erweiterung der Impfindikationen den Eindruck, dass sich die STIKO so lange um eine generelle Empfehlung herumdrückt, bis Siebenfach-Impfstoffe auf dem Markt sind. Die Prevenar-Herstellerfirma Wyeth versuchte 2003 nachzuhelfen: In einer groß angelegten Plakatkampagne warben traurig blickende Kinderaugen für die Pneumokokkenimpfung.

Nebenwirkungen der Pneumokokkenimpfung

Nebenwirkungen der verschiedenen Pneumokokkenimpfstoffe sind bisher nur ungenügend untersucht oder veröffentlicht. Wie in vielen anderen Fällen erfolgte auch hier die Zulassung und Vermarktung, bevor eine zuverlässigere Risikoabschätzung vorgenommen wurde. Sollten die Impfstoffe irgendwann in Vielfachkombination verabreicht werden, dürfte eine solche Abschätzung gänzlich unmöglich werden. Bereits in der US-amerikanischen Studie vor der Zulassung wurde der Impfstoff nicht allein untersucht, sondern in Kombination mit anderen Präparaten – eine Methode, die zu statistischen Manipulationen geradezu herausfordert.

Pneumovax 23 führt bei bis zu 50 Prozent der Geimpften zu Beschwerden an der Impfstelle. Wenige Stunden bis Tage nach der Impfung werden manchmal Fieber, Muskel-, Kopf- oder Gelenkschmerzen beobachtet (Quast 1997). Starke Impfreaktionen mit hohem Fieber treten bei etwa 1 Prozent der Geimpften auf. Gelegentlich kommt es zu extrem hohem Fieber und schweren allergischen Reaktionen (CID 1985). Wenn bei einer Impfauffrischung mit Pneumovax 23 noch messbare Antikörper im Blut sind, kann es zum so genannten Arthus-Phänomen kommen, einer sehr schmerzhaften Antigen-Antikörper-Reaktion an der Impfstelle. Eine Auffrischung sollte daher frühestens fünf, bei jungen Erwachsenen frühestens zehn Jahre nach der Grundimmunisierung vorgenommen werden. Auch eine vorangegangene Pneumokokkeninfektion kann eine starke Impfreaktion verursachen.

Prevenar führt bei bis zu 40 Prozent der Impflinge zu Lokalreaktionen wie Rötung, Schwellung und Schmerzen an der Impfstelle (Shinefield 1999). Nach der zeitgleichen Verabreichung mit einem DT-Keuchhusten-Präparat treten deutlich mehr Allgemeinreaktionen wie Fieber, Schläfrigkeit, Reizbarkeit und Appetitlosigkeit auf als nach dem DT-Keuchhusten-Impfstoff allein (Schmöle-Thoma 2000). Längerfristige Nebenwirkungen von Prevenar wurden nicht erforscht. Mögliche Reaktionen fragte man lediglich in den ersten zwei Wochen nach der Impfung in standardisierten Telefoninterviews ab. In einer weiteren Studie wurden bei 22 bis 38 Prozent der Kinder, die einen Kombinationsimpfstoff zusammen mit DT-Keuchhusten und Hib bekamen, Impfreaktionen wie Fieber, Apathie, Erbrechen oder Durchfall beobachtet; 3 Prozent der geimpften Kinder fielen durch stundenlanges Schreien auf, eines von 107 bekam eine hypotone-hyporesponsive Episode (Rennels 1998). Auch

Krampfanfälle wurden im Anschluss an die Impfung beobachtet, nach US-amerikanischen Daten etwa ebenso häufig wie nach der Keuchhustenimpfung (EB 2001, Pelton 2002). Zwei Meldungen in den USA betrafen eine mögliche Impfenzephalitis.

Zusammenfassung

- Pneumokokken sind ein weit verbreiteter Keim, der in seltenen Fällen zu schweren Infektionen wie Ohren-, Lungenentzündung, Meningitis oder Sepsis führen kann.
- Betroffen sind vor allem Kinder in den ersten zwei Lebensjahren, alte Menschen und chronisch Kranke.
- Eine öffentliche Impfempfehlung wurde in Deutschland für chronisch kranke Kinder und Mangel- oder Frühgeborene ausgesprochen, außerdem für Personen ohne Milz und über Sechzigjährige.
- Die Effektivität der Impfstoffe ist schlecht, langfristige Wirksamkeit und Nebenwirkungen sind kaum untersucht. Die Impfung ist nur in wenigen Ausnahmesituationen zu empfehlen.
- Mit einer Ausdehnung der Impfempfehlung ist durch die Entwicklung neuer Impfstoffe und neuer Kombinationspräparate zu rechnen.
- Für eine Massenimpfung gibt es jedoch keine wissenschaftlichen Argumente, auch nicht bei älteren Menschen.

Referenzen

AT (Arznei-telegramm): Neue Konjugat-Impfstoffe Prevenar und Meningitec. AT 2001, 4: 38–39

AT (Arznei-telegramm): Pneumokokken-Impfung – Wie ist der Stand der Kenntnis? AT 2003a, 34(10): 94

AT (Arznei-telegramm): Zur Pneumokokken-Impfung nach Entfernung der Milz. AT 2003b, 34(11): 102

Black, S., et al.: Efficacy, safety and immogenicity of heptavalent pneumococcal conjugate vaccine in children. Pediatr Infect Dis J 2000: 18: 187–195

Bluestone, C. D., Klein, J. O.: Otitis media in infants and children. Saunders, Philadelphia 1988

CID (Committee on Infectious Diseases), American Academy of Pediatrics: Recommendations for using pneumococcal vaccine in children. Pediatrics 1985, 95: 1153–1158

Del Mar, C. B., Glasziou, P. P.: Should we now hold back from initially prescribing antibiotics for acute otitis media? J Paediatr Child Health 1999, 35(1): 9–10

EB (Epidemiologisches Bulletin): Begründung der STIKO-Empfehlung zur Pneumokokkenimpfung. Epid Bull 2001, 28: 216–217

Ekdahl, K., Martensson, A., Kamme, C.: Bacteraemic pneumococcal infections in Southern Sweden 1981–96: trends in incidence, mortality, age-distribution, serogroups and penicillin-resistance. Scand J Infect Dis 1998, 30(3): 257–262

Ekdahl, K., Persson, K., Molstad, S., Melander, E., et al.: Reduced frequency of resistant pneumococci in Southern Sweden. Community based disease control projects to minimize antibiotic resistance. Lakartidningen, 1999, June 16, 96(24): 2962–2965

Eskola, J., Kilpi, T., Palmu, A., et al.: Efficacy of a pneumococcal conjugate vaccine against acute otitis media. N Engl J Med 2001, 344(6): 403–409

ESPED (Erhebungseinheit für seltene pädiatrische Erkrankungen in Deutschland): Invasive Infektionen durch Streptococcus Pneumoniae (Pneumokokken). www.esped.uni-duesseldorf.de/jabe2002_r.htm#pneumos

Fine, M. J., Smith, M. A., Carson, C. A., et al.: Efficacy of pneumococcal vaccination in adults. A meta-analysis of randomized controlled trials. Arch Intern Med 1994, 154(23): 2666–2667

Focht, J.: In-vitro-Aktivität von Cefpodoxim im Vergleich zu anderen oralen Antibiotika. Arzneimitteltherapie 1999, 10: 305–311

French, N., Nakiyingi, J., Carpenter, L. M., Lugada, E., et al.: 23-valent pneumococcal polysaccharide vaccine in HIV-1-infected Ugandan adults: double-blind, randomised and placebo controlled trial. Lancet 2000, 355(9221): 2106–2111

Grimwood, K., Collignon, P., Currie, B., Ferson, M., Gilbert, G., et al.: Antibiotic management of pneumococcal infections in an era of increased resistance. Journal of Paediatrics and Child Health. 1997, 33: 287–295

Honkanen, P. O., Keistinen, T., Miettinen, L., Herva, E., et al.: Incremental effectiveness of pneumococcal vaccine on simultaneously administered influenza vaccine in preventing pneumonia and pneumococcal pneumonia among persons aged 65 years or older. Vaccine 1999, 4; 17(20–21): 2493–2500

Jackson, L.A.: Effectiveness of pneumococcal polysaccharide vaccine in older adults. N Engl J Med 2003, 348: 1747–1755
Kasper, D.L.: Bacterial capsules – old dogmas and new tricks. J Infect Dis 1986, 153: 407–415
Kries, R. von: Epidemiologie von Pneumokokken-Infektionen bei Kindern. Kinderärztl Prax 2000, 7: 435–438
Lipsitch, M.: Bacterial vaccines and serotype replacement: lessons from Haemophilus influenzae and prospects for Streptococcus pneumoniae. Emerg Infect Dis 1999, 5(3): 336–345
Makela, P.H., Sibakov, M., Herva, E., Henricksen, J.: Pneumococcal vaccine and otitis media. Rev Inf Dis 1981, 3: 124–130
Mbelle, N., Huebner, R.E., Wasas, A.D., Kimura, A., Chang, I., Klugman, K.P.: Immunogenicity and impact on nasopharyngeal carriage of a nonavalent pneumococcal conjugate vaccine. J Infect Dis 1999, 180(4): 1171–1176
Nasrin, D.: Antibiotic resistance in Streptococcus pneumoniae isolated from children. J Paediatr Child Health 1999, 35(6): 558–561
Örtkvist, A., Hedlund, J., Burman, L.A., et al.: Randomised trial of 23-valent pneumococcal capsular polysaccharide vaccine in prevention of pneumonia in middle-aged and elderly people. Swedish Pneumococcal Vaccination Study Group: Lancet 1998, 351(9100): 399–403
Overturf, G.D.: Technical report: prevention of pneumococcal infections, including the use of pneumococcal conjugate and polysaccharide vaccines and antibiotic prophylaxis. Pediatrics 2000, 106, 1(2): 367–376
Peltola, H., Schmitt, J., Rooby, R.: Pneumococcal conjugate vaccine for acute otitis media – yes or no? Lancet 2003, 381: 2170–2171
Pelton, S.I., Klein, J.O.: The future of pneumococcal conjugate vaccines for prevention of pneumococcal diseases in infants and children. Pediatrics 2002, 110(4): 805–814
Quast, U., et al.: Impfreaktionen. Hippokrates Verlag (2. Aufl.), Stuttgart 1997
Rennels, M.B., Edwards, K.M., Keyserling, H.L., et al.: Safety and immunogenicity of heptavalent pneumococcal vaccine conjugated to CR [M.sub.197] in United States infants. Pediatrics 1998, 101: 604–611
Schmitt, H.J., Hülßle, C., Raue, W. (Hg.): Schutzimpfungen. Infomed, Berlin 1999
Schmöle-Thoma, D. (Wyeth Lederle Vaccines Europa): Siebenvalenter Pneumokokken-Konjugatimpfstoff (7VPnc: Prevenar). Kinderärztl Prax 2000, 7: 441–451
Shinefield, H.R., Black, S., Ray, P., et al.: Safety and immunogenicity of heptavalent pneumococcal CR[M.sub.197] conjugate vaccine in infants and toddlers. Pediatr Infect Dis J 1999, 18: 757–763
Sloyer, J.L., Ploussard, J.H., Howie, V.M.: Efficacy of pneumococcal polysaccharide vaccine in preventing acute otitis media in infants in Huntsville, Alabama. Rev Inf Dis 1981, 3: 119–123

Veenhoven, R., Bogaert, D., Uiterwaal, C., et al.: Effect of conjugate pneumococcal vaccine followed by polysaccharide pneumococcal vaccine on recurrent acute otitis media: a randomised study. Lancet 2000, 361: 189–195

Tollwut

Die Tollwuterkrankung

Tollwut ist eine fast immer tödlich endende Viruserkrankung des zentralen Nervensystems, die durch den Biss eines infizierten Tieres übertragen wird. Erreger ist das Rabiesvirus, das im Speichel erkrankter Tiere in hoher Konzentration vorkommt.
Die Inkubationszeit der Tollwut reicht beim Menschen von wenigen Tagen bis über mehrere Monate und schwankt je nach Tiefe der Wunde und ihrer Nähe zu Rückenmark oder Gehirn. Das Virus vermehrt sich zunächst an der Eintrittsstelle und wandert dann über Nervenbahnen ins Rückenmark und schließlich ins Gehirn.
Die Krankheit beginnt allmählich mit Kopfschmerzen, Übelkeit und Erbrechen. Hinzu kommt ein starkes Trockenheitsgefühl im Rachen mit Durst und Schluckbeschwerden. Einige Tage später zeichnen sich die Symptome einer Enzephalitis ab: Angst- und Erregungszustände, Lichtscheu, Verwirrtheit und Halluzinationen. Typisch sind die Schluckkrämpfe beim Denken an Wasser. Das Krankheitsbild steigert sich zu allgemeiner Übererregbarkeit mit Zuckungen und Krämpfen der gesamten Muskulatur, dann folgen Lähmungen und schließlich Koma und Tod durch Atmungs- und Herz-Kreislauf-Versagen, meist innerhalb von zwei bis fünfzehn Tage nach Auftreten der ersten Symptome. Intensivmedizinische Behandlung kann den Krankheitsverlauf verzögern, jedoch nicht aufhalten. Ein prominentes Opfer der Tollwut war übrigens Edgar Allan Poe (*Die Welt*, 9.9.2000).

Überträger der Tollwut sind Fleisch fressende Säugetiere – allen voran Füchse, Hunde und Katzen –, aber auch infizierte Weidetiere und Rotwild. Durch die Tollwuterkrankung werden die Tiere einerseits zutraulich, andererseits aggressiv und verbreiten das Virus durch Bisse, bevor sie daran sterben.

In Westeuropa und Russland spielen heute Füchse und streunende Hunde als Infektionsherd die größte Rolle; seltener ist die Übertragung durch Marder, Dachse und Wölfe. Im Jahr 2003 wurden in Deutschland 37 Tollwutfälle bei Tieren amtlich registriert: 21 Füchse, 13 Fledermäuse, 2 Dachse und ein Reh. Zum Vergleich: 1990 waren es noch über 5000 Fälle, darunter mehrere hundert Hunde und Katzen (BFAV 2002, 2003).

In Nordamerika können auch Waschbären, Kojoten und Stinktiere die Tollwut übertragen, in Nord- und Südamerika Fledermäuse, in Afrika und Asien Schakale und Affen. Durch kleine Nager wie Mäuse, Ratten, Meerschweinchen oder Hamster wird Tollwut zumindest in Europa nicht übertragen (Schriever 1999). Es gibt jedoch einige Berichte über Tollwutübertragung in Europa durch Fledermäuse (Nathwani 2003).

Ungefährlich ist das bloße Berühren oder Füttern von Tieren, auch wenn man sie an unverletzter Haut lecken lässt. Tollwutübertragung ist jedoch möglich, wenn erkrankte Tiere an verletzten Hautstellen lecken oder mit ihren Zähnen die Haut anritzen – selbst wenn es nicht blutet. Tierspeichelkontakt, etwa durch versehentliches Augenreiben mit speichelbenetzten Händen, ist hoch infektiös (STIKO 1997). In jedem Fall empfiehlt es sich, von zutraulichen oder toten Füchsen Abstand zu wahren. Auch Fledermäuse sollten besser nicht angefasst werden.

Nach Meinung der Experten ist in Gebieten, in denen Füchse mit Impfködern gegen Tollwut geimpft werden, die Berührung dieser Köder mit verletzter Haut oder mit Schleimhaut ein Grund zur Tollwutimpfung. Die Köder enthalten zwar abgeschwächte Tollwutviren, aber eine Rückmutation kann nie mit 100-prozentiger Sicherheit ausgeschlossen werden.

Die Bedeutung der Tollwut

Die Tollwut kommt in fast allen Teilen der Welt vor. In Indien sterben jährlich etwa 30000 Menschen an Tollwut. In Bangkok sind

3 Prozent der streunenden Hunde tollwutinfiziert, fast die Hälfte davon sind Welpen im Alter von unter sechs Monaten. Weltweit werden jährlich mehr als zehn Millionen Menschen nach einem möglichen Tollwutkontakt geimpft. Ein deutlicher Rückgang von Tollwut wird aus China, Thailand, Sri Lanka und Lateinamerika gemeldet (WHO 2001).
In Europa werden die meisten Haustiere gegen Tollwut geimpft. Durch groß angelegte Impfkampagnen bei Füchsen ist die Tollwut auch bei Wildtieren sehr selten geworden. Waren es in den achtziger Jahren noch mehrere tausend diagnostizierte Wildtiere, so sind es seit Ende der neunziger Jahre weniger als zweihundert pro Jahr. Seit den neunziger Jahren wurden in Europa jährlich nur etwa zehn Tollwutfälle beim Menschen bekannt, fast alle ereigneten sich in Russland, Rumänien und der Türkei (Poetzsch 2002).
In Deutschland wurden zwischen 1980 und 2000 sieben menschliche Tollwuterkrankungen gemeldet. Alle Patienten sind verstorben. Fünf wurden im Ausland und zwei in der ehemaligen DDR von Tieren gebissen (Jilg 2000). 2004 starb in München ein Mann an Tollwut, der in Indien von einem Hund gebissen worden war. Bei geschätzten 30 000 bis 50 000 Tierbissen pro Jahr ist damit das Risiko einer Tollwuterkrankung hierzulande äußerst niedrig. In vielen Verdachtsfällen wurde jedoch prophylaktisch geimpft, und es ist nicht abzuschätzen, wie viele Tollwuterkrankungen dadurch verhindert wurden.
Frei von Tollwut sind in Europa Skandinavien, Dänemark, die Beneluxländer, Frankreich, Island, Irland, Griechenland, Zypern, Gibraltar, Malta, Portugal und weite Teile Spaniens. Weiterhin gibt es keine Tollwut in Australien, Neuseeland, Papua-Neuguinea, Ozeanien, Taiwan, Japan, Kuwait, auf den Bermudas, einigen karibischen Inseln und den touristischen Inseln im Indischen Ozean.

Die Diagnose der Tollwut

Das Erkennen einer Tollwuterkrankung in der Inkubationszeit oder im Anfangsstadium ist nahezu unmöglich. Der Virusnachweis beim Tier ist unsicher, die Virusanzüchtung aus menschlichen Körperflüssigkeiten zeitaufwändig und daher keine Hilfe für die Therapieentscheidung. Auch lassen sich in der Inkubationszeit meist noch keine Tollwutantikörper im Blut nachweisen.

Oft wird bei einem Tierbiss nicht an Tollwut gedacht, weil das Tier zwar schon infektiös, aber noch nicht offensichtlich krank ist. In vielen Fällen erinnert sich der Patient nicht einmal an einen Tierbiss. Im Frühstadium können die neurologischen Beschwerden auch als psychiatrisches Zustandsbild verkannt werden.

Der Virusnachweis (»PCR«) kann aus dem Speichel oder der Nackenhaut von Tieren bzw. aus Körperflüssigkeiten wie Tränen, Speichel oder Rückenmarkswasser gebissener Menschen versucht werden. Ein negativer Befund ist aber kein Beweis gegen eine Infektion. Wichtig ist es in jedem Fall, überhaupt an die Möglichkeit einer Tollwut zu denken – ist die Krankheit erst einmal ausgebrochen, kommt jede Impfprophylaxe zu spät.

Der Tollwutimpfstoff

In Deutschland gibt es drei zugelassene Tollwutimpfstoffe: Rabipur, Rabivac und Tollwut Impfstoff Mérieux. Ersterer ist auf Hühnerzellen, die beiden Letzteren sind auf menschlichen Zellkulturen gezüchtet und besser verträglich. Der Mérieux-Impfstoff ist mit zirka 45 Euro (2004) pro Impfdosis deutlich billiger als Rabivac (etwa 70 Euro).

Die Präparate enthalten Spuren von Antibiotika, Polygelin (Rabipur und Rabivac) und Phenolsulfonphthalein (Mérieux-Impfstoff) – alles Substanzen, gegen die Allergien möglich sind.

Die Impfung ist geeignet als Schutz nach einem Tierbiss. Für bestimmte Risikogruppen wird jedoch auch die prophylaktische Impfung empfohlen. Sie ist beispielsweise zu erwägen für Tierärzte, Tierpfleger und Förster. Auch vor Abenteuerreisen oder Langzeitaufenthalten in Risikoländern muss die Impfung erörtert werden. Als Gebiete mit hoher Tollwutgefahr gelten die Länder des tropischen Afrika sowie Indien, Sri Lanka, Thailand, Vietnam, Nepal und Bangladesch. Kurzzeitige Urlaubsreisen, vor allem Pauschalreisen nach westlichem Standard, sind kein Grund zur Impfung.

Für den nahezu 100-prozentigen Impfschutz von Risikopersonen sind innerhalb von vier Wochen drei Injektionen in die Oberarmmuskulatur notwendig. Auffrischungen sollen dann zunächst nach einem Jahr, danach alle drei bis fünf Jahre erfolgen. Eventuell reichen jedoch auch längere Impfabstände aus. Da bei häufiger Tollwutimpfung die Nebenwirkungen zunehmen, ist es besser, in bestimmten, etwa jährlichen Abständen aus dem Blut die Antikörper überprüfen zu lassen und nur bei fehlendem Schutz zu impfen. Nach einem Tierbiss ist eine nochmalige sofortige Auffrischung empfohlen.

Nebenwirkungen der Tollwutimpfung

Etwa jeder fünfte Impfling klagt über leichte Reaktionen wie Beschwerden an der Impfstelle (Kagawa 1992). Seltener treten Fieber, Kopfschmerzen, Übelkeit und Krankheitsgefühl auf. In den ersten vierzehn Tagen kann es zu Gefühlsstörungen wie Kribbeln in der Nähe der Impfstelle kommen. Sehr selten wurde über neurologische Erkrankungen wie Nervenentzündungen oder das Guillain-Barré-Syndrom berichtet.

Bei häufigen Auffrischungsimpfungen kommt es eher zu allergischen Reaktionen. Etwa jeder Zehnte klagt in den ersten zwei Wochen nach einer Auffrischung über Nesselausschlag oder andere Hauterscheinungen, Gelenkbeschwerden und ödematöse Schwellungen (Dreesen 1986, Fishbein 1993). Bei Allergien gegen Substanzen im Impfstoff kann es auch zu schweren Reaktionen bis hin zum allergischen Schock kommen (Schmitt 1999).

In Afrika, Indien und Ostasien werden teilweise noch aus Hamster- oder Schafshirn gewonnene Tollwutimpfstoffe verwendet, die eine geringe Schutzquote aufweisen und in einem hohen Prozentsatz zu schwer wiegenden Nervenerkrankungen wie Enzephalomyelitis oder Guillain-Barré-Syndrom führen; außerdem bergen sie das Risiko einer Übertragung der tödlich verlaufenden Creutzfeldt-Jakob-Erkrankung. Diese Impfstoffe sind zwar deutlich billiger als die teuren Zellkulturpräparate, doch muss von ihrem Gebrauch dringend abgeraten werden. Die deutsche Botschaft kann in diesen

Ländern vertrauenswürdige Ärzte nennen, die die besser verträglichen modernen Impfstoffe verwenden.

Die Tollwutimpfung bei Tieren

Für die Impfung von Haustieren gibt es bei uns derzeit keine gesetzliche Pflicht, sie kann jedoch aus Gründen der Seuchenbekämpfung von den Gesundheitsbehörden angeordnet werden. An Tollwut erkrankte Tiere, aber auch solche ohne ausreichenden Impfschutz, die mit infizierten Tieren in Kontakt gekommen sind, müssen laut Tollwutschutzverordnung ausnahmslos getötet werden.
Viele Tierbesitzer und -züchter lassen daher ihre Tiere impfen, sodass zumindest in den Städten bei uns etwa 90 Prozent der Hunde und 40 Prozent der Katzen tollwutgeimpft sind (Schriever 1999). Ab der neunten Lebenswoche des Tieres muss der Impfstoff zweimal mit einem Abstand von vier Wochen verabreicht werden, danach einmal jährlich. Werden ein Hund oder eine Katze ins Ausland mitgenommen, ist die Tollwutimpfung obligatorisch.
Füchse werden in Gebieten, in denen noch Wildtollwut herrscht, lebend geimpft. Als Impfköder dienen braune Scheiben mit einem Durchmesser von 3 bis 4 Zentimetern und einem Geruch nach Fischmehl. Bei Berührung eines solchen Köders müssen die Körperteile, die mit dem Impfstoff in Kontakt gekommen sind, gründlich mit Wasser und Seife gewaschen werden. Die Berührung mit gesunder Haut ist unschädlich, bei Kontakt mit Schleimhaut oder verletzter Haut ist eine Impfung angeraten.

Impfung nach Tollwutkontakt

Die wichtigste Verhaltensregel zur Vorbeugung von Tollwut ist – insbesondere bei Reisen in Gebieten mit hohem Risiko wie Asien, Afrika oder Lateinamerika – größte Vorsicht vor streunenden Hunden und Katzen. Radfahrer oder Motorradfahrer müssen sich besonders in Acht nehmen.
Bei Bissverletzungen durch Tiere muss immer ärztliche Hilfe in An-

spruch genommen werden. Hierbei geht es zunächst um die Reinigung der Wunde mit Wasser und Seife und die anschließende Desinfektion – zum Beispiel mit 40- bis 70-prozentigem Alkohol oder Jodverbindungen (Betaisodona, Braunovidon oder Ähnlichem). Bisswunden dürfen nicht genäht werden. Da Tierbisse häufig zu Wundinfektionen führen, ist auch der Einsatz eines Antibiotikums zu erwägen. Tetanusschutz ist unerlässlich.
Bei der Einschätzung der Tollwutgefahr sind folgende Sachlagen denkbar:

- Der Biss stammt von einem wilden oder unbekannten Tier in einem Gebiet, in dem Tollwut vorkommt. Hier ist – außer es handelt sich um ein Nagetier – in jedem Fall eine Tollwutimpfung angezeigt.
- Der Biss stammt von einem Tier, dessen Halter bekannt ist. Hier kann auf die Tollwutimpfung verzichtet werden, wenn »unverzüglich eine mündliche oder schriftliche tierärztliche Bestätigung vorliegt, dass beim Tier ausreichender [Tollwut-]Impfschutz besteht« – so die medizinjuristische Formulierung (Rieger 1999).

Tollwutrisiko und damit Grund zur Impfung besteht nur, wenn das Haustier in einem nicht tollwutfreien Gebiet lebt und Kontakt zu Wildtieren möglich ist. Vorsichtshalber sollte in solchen Gegenden ein anscheinend gesundes Tier über mehrere Tage beobachtet werden. Wird es krank, ist eine Untersuchung seines Gehirns auf Tollwut durch den Amtsarzt angezeigt.
Im Verdachtsfall ist so früh wie möglich – am besten innerhalb von 24 Stunden – die erste Impfung durchzuführen. Sie wird in den allermeisten Fällen »schneller« sein als die Infektion.
Nach Tollwutkontakt sind fünf Impfungen nach dem Schema 0–3–7–14–30 Tage empfohlen. Weltweit werden jedes Jahr drei bis vier Millionen Menschen nach Tierbissen geimpft, davon allein 700 000 in Indien.
Ein sehr hohes Erkrankungsrisiko besteht, wenn die Tollwut beim Tier gesichert ist und sich die Bissstelle am Hals oder im Gesicht befindet oder Tierspeichel in Mund oder Auge gelangt ist. In solchen Fällen ist gleichzeitig mit der Impfung oder bis spätestens zum achten Tag danach die Verabreichung des Tollwut-Immunglobulins

Berirab empfohlen, das einen Großteil der Viren abfängt (Schriever 1999). Berirab wird aus Plasma gesunder menschlicher Spender hergestellt und ist sehr teuer (zurzeit [2004] etwa 175 Euro). Es birgt ein theoretisches Restrisiko für die Übertragung von BSE bzw. der menschlichen Variante des Rinderwahnsinns, der Creutzfeldt-Jakob-Erkrankung. In vielen Ländern wird ein Serum vom Pferd angewandt, das wesentlich billiger ist, aber eher zu allergischen Reaktionen führt. Wird die Serumgabe abgelehnt oder ist kein Serum erhältlich, empfiehlt sich ein verkürztes Schema mit zwei Impfungen am ersten Tag in jeweils einen Oberarm, dann Auffrischungsimpfungen am 7. und 21. Tag (»2-1-1-Muster«).

Zusammenfassung

- Tollwut ist eine tödliche Erkrankung, die durch Bisse infizierter Tiere oder durch Schleimhautkontakt mit ihrem Speichel übertragen wird.
- In Deutschland und Mitteleuropa ist das Erkrankungsrisiko praktisch gleich null.
- Nach Tierbissen muss dennoch immer die Möglichkeit einer Tollwutübertragung in Betracht gezogen werden.
- Impfindikationen sind:
  - Tierbisse in Afrika, Asien oder Lateinamerika,
  - der Biss durch ein ungeimpftes Haustier oder ein Wildtier (außer Nagetieren) in Gegenden Europas oder Nordamerikas, in denen die Tollwut noch heimisch ist,
  - eventuell vor Langzeitaufenthalten in tropischen oder subtropischen Ländern,
  - eventuell bei beruflich Gefährdeten (Jäger, Tierpfleger, Tierärzte).
- Bei Verdacht einer Tollwutübertragung ist nach dem üblichen Schema zu impfen.
- Aus Kosten- und Verträglichkeitsgründen empfiehlt sich der Impfstoff von Mérieux.

- Vorsicht vor Billigpräparaten im außereuropäischen Ausland! Nur Zellkulturimpfstoffe akzeptieren!
- Impfauffrischungen sollten erst erfolgen, wenn die Antikörperbestimmung im Blut keinen Schutz mehr anzeigt.

Referenzen

BFAV (Bundesforschungsanstalt für Viruskrankheiten der Tiere): Tollwutfälle in Deutschland nach Tierarten 1990 bis 2000. www.dainet.de/bfav, Tollwutdaten 2002 und 2003: mündliche und schriftliche Auskünfte der BFAV

Dreesen, D. W., Bernard, K. W., Parker, R. A., Deutsch, A. J., Brown, J.: Immune complex-like disease in 23 persons following a booster dose of rabies human diploid cell vaccine. Vaccine 1986, 4(1): 45–49

Fishbein, D. B., Yenne, K. M., Dreesen, D. W., Teplis, C. F., et al.: Risk factors for systemic hypersensitivity reactions after booster vaccinations with human diploid cell rabies vaccine: a nationwide prospective study. Vaccine 1993, 11(14): 1390–1394

Jilg, W.: Schutzimpfungen. eco-med-Verlag (2. überarb. Aufl.), Landsberg 2000

Kagawa, K. J., Chomel, B. B., Lery, L.: Rabies and brucellosis immunization status and adverse reactions to rabies vaccines in veterinary students. Comp Immunol Microbiol Infect Dis 1992, 15(2): 79–87

Nathwani, D., McIntyre, P. G., White, K., Shearer, A. J.: Fatal human rabies caused by European bat Lyssavirus type 2a infection in Scotland. Clin Infect Dis 2003, 37(4): 598–601

Poetzsch, C. J., Müller, T., Kramer, M.: Summarizing the rabies situation in Europe 1990–2002. Rabies Bulletin Europe 2002, 26: 11–16

Rieger, H.: Hunde- und Katzenbissverletzungen. Päd Prax 1999, 55f: 673–676

Roß, R. S., Stefan, R.: Menschliche Tollwuterkrankungen in Deutschland. Dt Ärztebl 1997, 94(1–2)A: 34–37

Schmitt, H. J., Hülßle, C., Raue, W. (Hg.): Schutzimpfungen. Infomed, Berlin 1999

Schriever, J.: Tollwutschutzimpfung. Päd Prax 1999, 57: 86–88

STIKO (Ständige Impfkommission am Robert-Koch-Institut): Neufassung der Impfempfehlungen. Dt Ärztebl 1997, 94 Suppl

Welt, Die: Edgar Allen Poe starb an Tollwut. 9. 9. 2000

WHO: Rabies. Fact Sheet No 9, Juni 2001, www.who.int/inf-fs/en/fact099.html

Reiseimpfungen

Der größte Teil nach Deutschland importierter Erkrankungen wird nicht durch Einwanderer oder Asylbewerber, sondern durch Reisende eingeschleppt, die als Urlauber oder Dienstreisende im Ausland waren. Hauptanteil an diesen Erkrankungen haben die Malaria mit bis zu tausend gemeldeten Fällen pro Jahr und die Ruhr mit zirka achthundert Meldungen im Jahr 2003. Auch die jährlich zirka 1500 gemeldeten Hepatitis-A-Erkrankungen haben ihren Gipfel nach Ende der Hauptreisesaison, dürften also zumindest teilweise auf dem Import aus Urlaubsländern beruhen. Weniger Bedeutung haben Typhus (58), Paratyphus (67), Cholera (keine Meldung im Jahr 2002, eine im Jahr 2001), Brucellose (35), Leishmaniose (20) oder Denguefieber (218) – in Klammern jeweils die Meldungen im Jahr 2002 (EB 2003).

Reiseerkrankungen werden hauptsächlich durch verseuchte Lebensmittel, Trinkwasser oder Insektenstiche erworben. Hier setzt die Vorbeugung durch entsprechende Verhaltensmaßnahmen ein: Zu empfehlen sind bedeckende Kleidung, Moskitonetze und Einreiben mit Repellents oder ätherischen Ölen gegen Moskitos, wobei Cremes auf Basis von DEET bei Kindern wegen der Gefahr neurologischer Nebenwirkungen nicht angewendet werden dürfen. Beim Essen gilt die bekannte Vorsichtsmaßnahme »Cook it, peel it or leave it« (»Koche es, schäle es oder lass es stehen«) und das Meiden von nicht abgekochtem Wasser und Eiswürfeln. Einen gewissen Effekt bei der Vorbeugung von Reisedurchfällen hat Bierhefe (Perenterol).

In vielen tropischen Ländern sind diese Vorsichtsmaßnahmen jedoch nicht ausreichend. Vor allem darf die Malaria nicht unterschätzt werden, da insbesondere die Malaria tropica eine extrem gefährliche Krankheit mit hoher Sterblichkeit ist und die Behandlung wegen der zunehmenden Resistenz der Erreger immer schwieriger wird. Es gilt also, sich in entsprechenden tropenmedizinischen Beratungsstellen genau über die Malariasituation im Reiseland zu

informieren, möglichst detailliert entlang der geplanten Reiseroute. Eine wirksame medikamentöse Malariaprophylaxe ist nur durch schulmedizinische Medikamente möglich; die homöopathische Prophylaxe etwa mit Malaria D200 ist weder konform mit der Theorie der Homöopathie noch in der Praxis wirksam.
Des Weiteren sollte man mithilfe tropenmedizinischer Beratung überlegen, ob die eine oder andere Impfung angezeigt ist. Gelbfieber dürfte hier meist keine Entscheidungsschwierigkeiten bereiten, da die Impfung in den entsprechenden Gegenden in der Regel obligatorisch ist. Abzuwägen sind in erster Linie die Impfungen gegen Hepatitis A, Typhus, Japanische Enzephalitis und in Sonderfällen Cholera, Tollwut und Meningokokken.
Bauchbare Informationsquellen für die meisten Reiseländer bieten im Internet das Deutsche Medizin-Netz (www.medizin-netz.de/framesets/fsetreisearchiv.htm) und die Deutsche Gesellschaft für Tropenmedizin (www.dtg.mwn.de).

Referenzen

EB (Epidemiologisches Bulletin): Reiseassoziierte Infektionskrankheiten im Jahr 2002. Epid Bull 2003, 49: 403–410

Schöneberg, I.: Reisebedingte Erkrankungen in Deutschland. Bundesgesundheitsbl-Gesundheitsforsch-Gesundheitsschutz 1999, 42: 381–388

Hepatitis A

Die Hepatitis-A-Erkrankung

Hepatitis A ist eine Viruserkrankung, die fäkal-oral – das heißt durch Verschlucken von infektiösem Stuhl – übertragen wird. Dies geschieht entweder direkt von Mensch zu Mensch oder über kontaminiertes Wasser oder Nahrungsmittel. Vorgebeugt werden kann also durch Befolgung der bereits erwähnten allgemeinen Ernährungsratschläge bei Tropenreisen – »Koche es, schäle es oder lass es stehen« – sowie durch häufiges und gründliches Händewaschen. Seltenere Übertragungswege sind der Sexualkontakt und die Übertragung über infiziertes Blut, zum Beispiel bei Drogensüchtigen.

Bei der Hepatitis A handelt es sich um eine gutartige Erkrankung – die Prognose ist »hervorragend« (Schaad 1997). Vor allem im Kindesalter bis zu sechs Jahren kommt es in über 90 Prozent der Fälle zu einem symptomlosen Verlauf mit lebenslanger Immunität (Tilzey 1991), bei unter Dreijährigen sogar in 97 Prozent der Fälle (Hall 1991). Von infizierten Sechs- bis Vierzehnjährigen erkranken etwa 50 Prozent, von Jugendlichen und Erwachsenen bis zu 70 Prozent (Lednar 1985). Vor allem in höherem Alter kann der Verlauf jedoch auch schwer sein, und eine Erkrankungsdauer von bis zu vier Wochen ist keine Seltenheit. Sehr selten kommt es bei älteren Patienten mit vorgeschädigter Leber – zum Beispiel durch Alkohol, Medikamente oder Hepatitis C – zu weiteren Funktionseinbußen des Organs und im Extremfall zum Tod: Zwölf bis neunzehn Todesfälle werden pro Jahr in Deutschland gemeldet. Es handelt sich dabei fast ausschließlich um Personen, die älter als sechzig Jahre sind (EB 1998).

Nach einer Inkubationszeit von zwei bis sieben, in den meisten Fällen vier Wochen treten zunächst allgemeines Krankheitsgefühl, Fieber, Bauchschmerzen, Erbrechen und meist auch Durchfall auf. Nach wenigen Tagen kommt es dann zur Leberschwellung mit den typischen Symptomen der Gelbsucht (»Ikterus«): gelblich verfärbte Haut und Augenbindehaut, grauweiß entfärbter Stuhl und dunkelfarbiger Urin. Die Diagnose kann durch eine Blutuntersuchung gesichert werden. Nach zwei bis spätestens vier Wochen verschwinden Gelbfärbung und Krankheitsgefühl.

Die Ansteckungsfähigkeit beginnt frühestens zwei Wochen vor dem Ikterus und ist am höchsten in den Tagen vor Beginn der Erkrankung. Mit Erkrankungsbeginn nimmt die Virusausscheidung bereits ab – nur die Hälfte der Patienten hat dann überhaupt noch Viren im Stuhl. Es macht also keinen Sinn, bereits Erkrankte völlig zu isolieren oder aus der Familie herauszunehmen. Es gibt weder chronische Virusträger wie bei der Hepatitis B noch chronische

Krankheitsverläufe. Nach überstandener Erkrankung bleibt eine lebenslange Immunität zurück.
Die Hepatitis A ist meldepflichtig mit dem Namen des Betroffenen. Zwei Wochen nach Krankheitsbeginn bzw. eine Woche nach Beginn des Ikterus darf der Erkrankte Gemeinschaftseinrichtungen wieder besuchen. Die schulmedizinische Behandlung der Hepatitis besteht aus symptomatischen Maßnahmen: Bettruhe, leicht verdauliche Diät, bei schweren Verläufen Infusionsbehandlung.

Die Häufigkeit der Hepatitis A

In tropischen und subtropischen Ländern ist die Hepatitis A eine typische Kinderkrankheit – oft haben dort mehr als 90 Prozent der Zehnjährigen die Infektion durchgemacht.
Bis in die Jahre nach dem Zweiten Weltkrieg infizierten sich auch in Deutschland noch 80 und 90 Prozent der Kinder und Jugendlichen mit der Hepatitis A, machten die Krankheit meist symptomlos durch und hatten dann lebenslang Antikörper. Aufgrund der verbesserten hygienischen Bedingungen in Familien, Kindereinrichtungen und in der Lebensmittel- und Wasserversorgung ging die Durchseuchung laufend zurück.
Derzeit sollen jährlich etwa 5 Prozent eines Geburtsjahrgangs, also etwa 400 000 Personen, mit Hepatitis A Kontakt haben (EB 2001). Es werden jedoch nur 1200 bis 1500 Fälle von Hepatitis A gemeldet. Das bedeutet einerseits, dass ein Großteil der unter Fünfzigjährigen heute nicht mehr gegen Hepatitis A immun ist und daher bei Kontakt erkranken kann. Andererseits erkrankt entgegen offiziellen Zahlen offensichtlich die Mehrzahl der infizierten Erwachsenen nicht manifest an »Gelbsucht«, sondern macht eine milde, unerkannte Hepatitis oder eine symptomlose »stille Feiung« durch.
Die häufigsten Krankheitsmeldungen betreffen ältere Kinder und Jugendliche. Etwa die Hälfte aller gemeldeten Erkrankungen werden im Ausland erworben (EB 2001). Risikogebiete sind die Länder Afrikas, Asiens und Mittel- und Südamerikas, aber auch bestimmte Regionen Südeuropas und vor allem die Türkei, die 40 Prozent der »Importe« ausmacht. Etwa drei bis sechs von 1000 Reisenden

erwerben in diesen Ländern eine Hepatitis A, bei Rucksacktouristen liegt das Risiko sechsmal so hoch (Steffen 1987). Im Umfeld von importierten Hepatitis-A-Erkrankungen kommt es dann unter Umständen zur Ausbreitung – zum Beispiel in der Familie, im Kindergarten oder in der Schule.

Der Hepatitis-A-Impfstoff

Geimpft wird mit abgetöteten (»inaktivierten«), an Aluminiumhydroxid gebundenen Hepatitis-A-Viren, die auf menschlichen Zellen angezüchtet werden. Im Handel sind zwei Einzelimpfstoffe für Erwachsene (Havrix, Vaqta) und zwei für Kinder und Jugendliche bis sechzehn (Havrix 720 Kinder) bzw. achtzehn Jahre (Vaqta pro infantibus). Seit 2002 sind zwei neue Impfstoffe auf dem Markt, Epaxal und Havpur, von deren neuem Wirkprinzip »Virosomen« man sich eine längere und bessere Wirksamkeit verspricht. Außerdem gibt es einen Kombinationsimpfstoff zusammen mit Hepatitis-B-Antigen (Twinrix). Die Impfstoffe sind in Deutschland nicht für Kinder im ersten Lebensjahr zugelassen, in den USA nicht in den ersten zwei Lebensjahren.
Bereits acht bis vierzehn Tage nach erstmaliger Impfung entwickeln 95 Prozent der Impflinge Antikörper; eine zweite Impfung für länger anhaltenden Schutz ist nach frühestens sechs Monaten angeraten.
Früher wurde vor Reisen in Länder mit Hepatitis-A-Risiko die Gabe von Immunglobulin (Beriglobin) als Passivimpfung durchgeführt. Dies ist heute nur noch empfohlen, wenn weniger als zwei Wochen Zeit bis zum Reisebeginn sind.

Impfindikation

Die Impfung ist derzeit in Deutschland nur für bestimmte Risikogruppen öffentlich empfohlen. Hierzu gehören gefährdetes Personal in pädiatrischen Infektionsabteilungen oder in medizinischen Laboratorien, Reisende in Länder mit hohem Hepatitis-A-Risiko, chronisch Leberkranke, Homosexuelle und Drogenabhängige. Personal in Kindertagesstätten ist einem nur gering erhöhten Risiko ausgesetzt (CDC 1999).

Eine generelle Impfempfehlung gibt es nicht, auch und gerade nicht für Kinder. Sie haben das geringste Risiko, schwer zu erkranken, und daher wiegen die möglichen Impfnebenwirkungen besonders schwer.

Soll die Impfung durchgeführt werden, so hält die STIKO eine vorherige Testung auf Hepatitis-A-Antikörper bei Personen für sinnvoll, die vor 1950 geboren sind, aus Gebieten mit hoher Durchseuchung stammen oder bereits früher eine Hepatitis durchgemacht haben. Da es jedoch auch im Erwachsenenalter häufig symptomlose Verläufe gibt, ist zu erwägen, ob nicht jeder Erwachsene vor der Impfung auf Antikörper untersucht werden soll. Zumindest empfiehlt sich das bei Personen, die schon öfter Fernreisen unternommen haben.

Eine US-amerikanische Untersuchung hält die Impfung für kosteneffektiv, wenn das Erkrankungsrisiko zehnmal höher ist als in der Normalbevölkerung. Eine routinemäßige Antikörperuntersuchung wird als zu teuer abgelehnt (Smith 1997). In einer Schweizer Studie wird die Impfung als »Luxus« beschrieben, bei Tropenreisenden müsse die Priorität auf hygienischen Ratschlägen liegen (Holzer 1993).

Bei engen Kontaktpersonen eines Erkrankten, zum Beispiel Haushaltsmitgliedern oder Kindern derselben Kindergartengruppe, kann durch Gabe von Immunglobulin (Beriglobin), verabreicht innerhalb der ersten zwei Wochen nach Inkubation, die Krankheit abgeschwächt oder unterdrückt werden. Die Effektivität liegt zwischen 80 und 90 Prozent (Kluge 1963), wird jedoch künftig möglicherweise nachlassen, da immer weniger Blutspender eine Hepatitis A durchgemacht haben und daher das aus ihrem Blut gewonnene Immunglobulin keinen Schutz mehr bietet (Tankersley 1988). Zu beachten ist das theoretische Restrisiko einer BSE-Übertragung durch alle Blutprodukte (siehe das Kapitel über Masern).

Auch die Hepatitis-A-Impfung eignet sich in den ersten 72 Stunden der Inkubationszeit als Schutz vor einem Krankheitsausbruch, weil sie bereits nach ein bis zwei Wochen Antikörper erzeugt und damit die längere Inkubationszeit des Wildvirus quasi »unterläuft«.

Die Kosten beider möglicher Präventionsmaßnahmen sind jedoch erheblich, da die Gruppe der Kontaktpersonen meist groß und schwer einzugrenzen ist. Berücksichtigt man, dass bei Diagnosestellung der Hepatitis A die Übertragung auf andere im Wesentlichen schon stattgefunden hat und dass die Hygienebedingungen in westlichen Ländern das Übertragungsrisiko innerhalb eines Haushalts generell gering halten, ist der Verzicht auf jegliche Prophylaxe sicher eine gut zu rechtfertigende Entscheidung.

Effektivität und Wirksamkeitsdauer

Nach der ersten Impfdosis werden mehr als 85 Prozent der Impflinge, nach der zweiten 94 bis 100 Prozent gegen Hepatitis A immun (Clemens 1995). In einer Studie war bereits neunzehn Tage nach der Impfung ein sehr guter Schutz vorhanden. Die Wirksamkeit der Impfung wird auf über zwanzig Jahre geschätzt (Van Damme 1994), obwohl in bisherigen Nachbeobachtungsstudien die Antikörper relativ schnell absinken, nach Chan (1999) auf weniger als ein Viertel nach fünf Jahren.

Der Kombinationsimpfstoff mit Hepatitis B

Der Kombinationsimpfstoff Twinrix, den es jeweils für Kinder vom zweiten bis fünfzehnten Lebensjahr und für Erwachsene gibt, immunisiert gegen Hepatitis A und B. Zum Aufbau eines über fünf bis zehn Jahre anhaltenden Schutzes muss er dreimal innerhalb eines halben Jahres verabreicht werden. Ebenso wie nach der Hepatitis-B-Einzelimpfung ist bei Erwachsenen die Kontrolle des Impferfolgs durch eine Blutuntersuchung ratsam, denn die Schutzquote des Kombinationsimpfstoffes wird seit den dokumentierten Erkrankungen etlicher Impflinge in Zweifel gezogen. Berichtet wird von nur 35 Prozent Impferfolg bei älteren Erwachsenen (AT 2002).
Abgesehen von der grundsätzlichen Problematik von Kombinationsimpfstoffen und der geringen Erfahrung mit Twinrix ist die Anwendung nur in Ausnahmesituationen in Betracht zu ziehen,

denn für »normal« Reisende bedeutet die Hepatitis B keine besondere Gefährdung. Die STIKO empfiehlt auch aus anderen Erwägungen keine Kombinationsimpfung gegen Hepatitis A und B: Da die Hepatitis-A-Impfung und das Kombinationspräparat Twinrix für das erste Lebensjahr keine Zulassung haben, könnte die Hepatitis-B-Impfung erst sehr spät durchgeführt werden und würde auch weniger zuverlässig aufgefrischt als in der Kombination mit den üblichen Impfstoffen im ersten Lebensjahr (EB 1999).
Dennoch ist der Druck der Pharmaproduzenten in Richtung auf eine »Durchimpfung« der ganzen Bevölkerung spürbar. Bei der Werbeaktion »Take Care« für den Hepatitis-B-Impfstoff, die im Frühjahr 1999 von der Firma SmithKlineBeecham zusammen mit dem Kultus- und Gesundheitsministerium an Bayerns Schulen durchgeführt wurde, war die Werbung für Twinrix (Hepatitis A und Hepatitis B) unübersehbar: Die Kampagne war in den Produktfarben von Twinrix gehalten, und die ausgestellten Impfausweise enthielten den Eintrag »Hepatitis A + B« (EFI 1999).
Auch das *Deutsche Ärzteblatt*, offizielles Organ der Bundesärztekammer, gab sich als Werbeträger her und setzte sich im Interesse der Pharmaindustrie über die offizielle Impfempfehlung hinweg: Der Artikel »Hepatitis A und B: Kombinierter Impfschutz für Kinder empfehlenswert« wurde zusammen mit dem Foto eines Impfvorgangs veröffentlicht, das von SmithKlineBeecham zur Verfügung gestellt wurde (DÄ 1999).
Die Impfung gegen Hepatitis A und B ist zu erwägen bei Langzeitaufenthalten in Afrika, China, Mittel- und Südostasien, im Südpazifik, im Amazonasgebiet, in Haiti und in der Dominikanischen Republik. Auch vor medizinischen Eingriffen in diesen Gebieten sowie vor sexuellen Kontakten ist die Impfung gegen Hepatitis B zu empfehlen (Med Lett 1998). Bei Vielreisenden sollte durch eine Blutuntersuchung überprüft werden, ob nicht schon Antikörper gegen Hepatitis A oder B vorhanden sind, da man sich dann die Impfung sparen kann. Besteht der Wunsch nach einem Schutz vor beiden Krankheiten, ist Twinrix praktikabler und um etwa 40 Prozent preisgünstiger als die Einzelimpfstoffe. Drei Präparate für die Grundimmunisierung kosten etwa 200 Euro (Stand 2004).

Nebenwirkungen des Hepatitis-A-Impfstoffs

Bei 10 bis 20 Prozent der Geimpften kommt es zu Beschwerden an der Impfstelle, bei etwa 10 Prozent zu Störungen des Allgemeinbefindens wie Abgeschlagenheit, Kopfschmerzen oder leichtem Fieber (Quast 1997). Der Impfstoff Vaqta ist besser verträglich als Havrix (Braconier 1999).
Meldungen über Nebenwirkungen betreffen Hautreaktionen wie Erythema multiforme, allergische Reaktionen bis hin zum allergischen Schock sowie neurologische Komplikationen, vor allem Nervenentzündungen, Guillain-Barré-Syndrom, Enzephalopathie, multiple Sklerose und transverse Myelitis (BCSM 1994, SmithKlineBeecham 1996). Ein Zusammenhang mit dem Impfstoff ist bisher nicht belegt. In der medizinischen Literatur gibt es weitere Berichte über Blutgefäßentzündungen (Bani-Sadr 1996), Arthritis (Ferrazzi 1997), Bauchspeicheldrüsenentzündung (Haviv 2000) und Leberfunktionsstörungen (Castillo 1999).

Zusammenfassung

- Hepatitis A ist eine unangenehme, aber harmlose Erkrankung, die meist bei Fernreisen erworben wird.
- Kinder unter zehn Jahren erkranken in der Regel nur sehr leicht oder gar nicht.
- Eine Impfung ist nur für Jugendliche oder Erwachsene in Erwägung zu ziehen, die in Risikogebiete reisen. Eine vorherige Testung auf bereits vorhandene Antikörper empfiehlt sich vor allem bei Personen, die schon öfter Fernreisen unternommen haben.
- Die Beachtung hygienischer Vorsichtsmaßnahmen bei Fernreisen verringert das Erkrankungsrisiko deutlich.
- Der Impfstoff Vaqta ist besser verträglich als Havrix.
- Langzeitstudien zu Wirkdauer und Nebenwirkungen der Impfung gibt es bisher nicht.

- Die Kombinationsimpfung mit Hepatitis B, Twinrix, ist nur in Ausnahmefällen in Betracht zu ziehen, etwa bei Langzeitaufenthalten und vor sexuellen Kontakten in Risikogebieten.

Referenzen

AT (Arznei-telegramm): Impferfolg gegen Hepatitis A altersabhängig? AT 2002, 33(8): 87

Bani-Sadr, F.: Vasculitis related to hepatitis A vaccination. Clin Infect Dis 1996, 22(3): 596

BCSM (British Committee on Safety of Medicines): Current Problems. 1994, 20: 16/ati d

Braconier, J.H., Wennerholm, S., Norrby, S.R.: Comparative immunogenicity and tolerance of Vaqta and Havrix. Vaccine 1999, 17(17): 2181–2184

Castillo de Febres, O., Chacon de Petrola, M., Casanova de Escalona, L., Naveda, O., et al.: Safety, immunogenicity and antibody persistence of an inactivated hepatitis A vaccine in 4 to 15 year old children. Vaccine 1999, 18(7–8): 656–664

CDC (Centers for Disease Control): Viral Hepatitis. 1999, www.cdc.gov/ncidod/disease/hepatitis/

Chan, C.Y., et al.: Long term follow-up of hepatitis A vaccination in children. Vaccine 1999, 17(4): 369–372

Clemens, R., et al.: Clinical experience with an inactivated hepatitis A vaccine. J Infect Dis 1995, 171(suppl 1): S44–49

DÄ (Deutsches Ärzteblatt): Hepatitis A und B: Kombinierter Impfschutz für Kinder empfehlenswert. Dtsch Ärztebl 1999, 96(11): A-672

EB (Epidemiologisches Bulletin): Virushepatitiden. Epid Bull 1998, 13: 85–86

EB (Epidemiologisches Bulletin): Zur Kombinationsimpfung gegen Hepatitis A und B. Epid Bull 1999, 2: 10

EB (Epidemiologisches Bulletin): Ratgeber Infektionskrankheiten: Hepatitis A. Epid Bull 2001, www.rki.de/INFEKT/INFEKT.HTM?/INFEKT/HCV_LINK.HTM&1

EFI (Interessengemeinschaft Eltern für Impfaufklärung): Stellungnahme zu der Hepatitis-B-Impfaktion »Take Care« an den Schulen. Augsburg, 7.3.1999

Ferrazzi, V.: Inflammatory joint disease after immunizations. A report of two cases. Rev Rhum Engl Ed, 1997, 64(4): 227–232

Hall, A.J.: Hepatitis A immunization. British Medical Journal 1991, 303: 327

Haviv, Y.S., Sharkia, M., Galun, E., Safadi, R.: Pancreatitis following hepatitis A vaccination. Eur J Med Res 2000, 5(5): 229–230

Holzer, R.B.: Hepatitis-A-Impfung – ein begreiflicher Luxus? Schweiz Rundsch Med Prax, 1993, 82(7): 183–185

Jilg, W.: Immunisierung gegen Hepatitis A. Die gelben Hefte 1992, 32: 107–118

Kluge, T.: Gamma-globulin in the prevention of viral hepatitis: a study on the effect of medium-size doses. Acta Med Scand 1963, 174: 469–477

Lednar, W.M., Lemon, S.M., Kirkpatrick, J.W., et al.: Frequency of illness associated with epidemic hepatitis A virus infections in adults. Am J Epidemiol 1985, 122: 226–233

Med Lett (Medical Letters on drugs and therapeutics): Advice for travellers. 1998, 50(1025): 47–50

Quast, U., et al.: Impfreaktionen. Hippokrates (2. Aufl.), Stuttgart 1997

Schaad, U.B. (Hg.): Pädiatrische Infektiologie. Hans Marseille (2. Aufl.), München 1997: 392–339

Smith, S., et al.: Cost-effectiveness of hepatitis A vaccination in healthcare workers. Infect Control Hosp Epidemiol, 1997, 18(10): 688–691

SmithKlineBeecham: unveröffentlichte Daten, zitiert nach CDC (Centers for Disease Control): Prevention of Hepatitis A Through Active or Passive Immunization. MMWR, 27.12.1996, www.thebody.com/cdc/hepatitisprev/prophyl.html

Steffen, R., et al.: Health problems after travel to developing countries. J Infect Dis 1987, 156: 84–91

Tankersley, D.L., Preston, M.S.: Quality control of immune globulins. In: Krijnen, H.W., et al. (Hg.): Immunoglobulins: proceedings of an international symposium. Amsterdam: Central Laboratory of Netherlands Red Cross Blood Transfusion Service, 1988: 381–399

Tilzey, A.J., et al.: Hepatitis A. Changing prevalence and possible vaccines. BMJ 1991, 302: 1552–1553

Van Damme, P., et al.: Inactivated hepatitis A vaccine: reactogenicity, immunogenicity, and long-term antibody persistence. J Med Virol 1994, 44: 446–451

Cholera

Die Choleraerkrankung

Die Cholera ist eine schwere Durchfallerkrankung mit unterschiedlicher, in manchen Jahren weltweiter Verbreitung. Ausgangspunkt der sieben Epidemien, die in den letzten 185 Jahren beobachtet wurden, war jedes Mal der indische Subkontinent, wo die Krankheit endemisch ist; das heißt, es werden ständig Krankheitsfälle beobachtet. Derzeit ist jedoch Afrika führend mit 94 Prozent aller weltweiten Erkrankungsfälle. 2001 wurden mehr als 180 000 Erkrankungen und 2700 Todesfälle in 54 Ländern registriert (WHO 2003). Die letzte große Epidemie durch den Erregertyp 01 »El Tor« ereignete sich zwischen 1961 und 1992 mit zahlreichen Erkrankungsfällen vor allem in Südostasien, Afrika und Süd- und Mittelamerika. Mit einer erneuten weltweiten Ausbreitung durch den eher aggressiven Erregertyp 0139 »Bengal« wird in den nächsten Jahren gerechnet, da bereits in elf südostasiatischen Ländern Krankheitsfälle registriert wurden.

Cholera tritt hauptsächlich in armen Bevölkerungsschichten auf. Opfer sind vor allem unterernährte Menschen mit Vitaminmangel und Abwehrschwäche. Für gesunde Reisende ist das Erkrankungsrisiko extrem gering. Nur ganz vereinzelt wird Cholera nach Deutschland eingeschleppt. Hier ist sie eine der vier Quarantäneerkrankungen: Die Betroffenen müssen isoliert, ihre Ausscheidungen und damit kontaminierte Gegenstände desinfiziert werden.

Die Erkrankung wird durch das Bakterium Vibrio cholerae verursacht. Von diesen Erregern gibt es mehrere Typen (zum Beispiel »El Tor« oder »Bengal«) mit unterschiedlichen immunologischen Eigenschaften. Sie sind nur für den Menschen krank machend und werden über infektiösen Stuhl übertragen. Da die Erreger mehr als zehn Tage außerhalb des Körpers überleben, kann die Cholera auch über mit Stuhl verunreinigtes Trinkwasser oder Nahrungsmittel erworben werden. Zur Vorbeugung ist daher bei Reisen in Südasien und im tropischen Afrika die bereits erwähnte gewissenhafte Einhaltung der Nahrungsmittelhygiene notwendig: »Koche es, schäle es oder lass es stehen.« Vermeiden muss man vor allem das Trinken

von nicht abgekochtem Wasser, den Genuss von Eiswürfeln und das Essen lauwarmer Speisen, die eventuell verkeimt, mit verkeimter Rohkost vermischt oder anderweitig kontaminiert sind. Eine Übertragungsmöglichkeit besteht auch in öffentlichen Schwimmbädern oder beim Baden in Lagunen. Während der Regenzeit ist die Choleragefahr größer als in der Trockenzeit.
In etwa 95 Prozent der Fälle kommt es nach der Aufnahme von Cholerabakterien zu einer Infektion ohne Krankheitserscheinungen oder mit nur leichtem Durchfall, aber mit Erregerausscheidung über den Stuhl. Im selteneren Erkrankungsfall treten innerhalb weniger Stunden bis Tage nach der Ansteckung heftige wässrige Durchfälle und eventuell auch Erbrechen auf, was innerhalb kurzer Zeit zu bedrohlichem Flüssigkeits- und Salzverlust führen kann. Fehlt eine Behandlungsmöglichkeit, beträgt die Sterblichkeit durch Kreislauf- und Nierenversagen bei unter- oder mangelernährten Patienten bis zu 60 Prozent. Nach überstandener Erkrankung existiert nur ein unsicherer Schutz vor einer erneuten Infektion.

Die Therapie ist sehr einfach und besteht in der Gabe von Flüssigkeit und Elektrolyten – entweder über entsprechend zusammengesetzte Getränke, was bei 80 bis 90 Prozent der Patienten ausreicht, oder über Infusionen. Antibiotika (Tetrazykline) werden zusätzlich empfohlen, um die Durchfalldauer und die Keimausscheidung zu verkürzen; sie haben jedoch in letzter Zeit zu immer mehr Resistenzen bei den Erregern geführt.
Unter adäquater Therapie wird die Cholera in fast allen Fällen ohne Folgeerscheinungen überstanden. Die hohe Sterblichkeit – in Asien bis zu 30 Prozent – ist hauptsächlich Folge der schlechten Ernährungslage und der mangelhaften medizinischen Versorgung in den betroffenen Gebieten.

Die Choleraimpfung

Derzeit sind in Europa zwei orale Choleraimpfstoffe im Handel: der Lebendimpfstoff Orochol Berna aus der Schweiz und der Totimpfstoff Dukoral aus Schweden. Beide müssen über eine internationale

Apotheke angefordert werden und haben in Deutschland keine offizielle Zulassung. Die Schutzrate ist mit 50 bis 60 Prozent schlecht (Graves 2003). Die Wirkung setzt nach frühestens acht Tagen ein und hält etwa sechs Monate an. Gegen den derzeit vorherrschenden Choleratyp 0139 wird überhaupt kein Schutz vermittelt. Impfstoffe, die in gewissem Maß auch gegen 0139 wirksam sind, werden in Vietnam, Indonesien und China hergestellt, sind aber auch nur dort erhältlich.

Weder die WHO noch die sonst so impffreudigen Centers for Disease Control (CDC) der USA empfehlen die Choleraimpfung wegen ihrer unsicheren und kurzen Wirkung; sie würde ein falsches Sicherheitsgefühl geben und dadurch eventuell sogar zu mehr Krankheitsfällen führen (WHO 2000). Die eigentlich wichtigen Maßnahmen zur Kontrolle einer Epidemie sind Hygiene und Quarantäne.

Nebenwirkungen der Choleraimpfstoffe

An Nebenwirkungen wurden vor allem Bauchschmerzen, Übelkeit und Durchfälle beobachtet. Des Weiteren kann es zu Kopfschmerzen, Fieber und Hautausschlägen kommen. Es gibt bisher keine Untersuchungen zur Auswirkung europäischer Impfstoffe auf die Darmflora, der deutliche Störeffekt eines chinesischen Choleraimpfstoffs auf die normalen Darmbakterien lässt jedoch vermuten, dass der Darm nach der Impfung weniger widerstandsfähig gegen andere Durchfallerreger sein könnte, was gerade bei einer Fernreise unerwünscht ist (Wu 2004).

Choleraimpfungen dürfen nicht angewandt werden bei angeborener oder erworbener Immunschwäche, bei gleichzeitiger Einnahme von Antibiotika oder Malariamedikamenten, in der Schwangerschaft und bei Kindern unter zwei Jahren. Wurde eine Typhusimpfung durchgeführt, muss der Abstand zur Choleraimpfung mindestens drei Tage betragen.

Zusammenfassung

- Cholera ist eine schwere Durchfallerkrankung in Ländern mit niedrigem hygienischem Standard.
- Opfer sind vor allem geschwächte und unterernährte Personen – Touristen sind kaum gefährdet.
- Die Prophylaxe besteht aus der Einhaltung hygienischer Vorsichtsmaßnahmen: Wasser und Nahrungsmittel nur frisch gekocht, rohes Gemüse oder Obst nur geschält verzehren.
- Die Choleraimpfstoffe haben ein schlechtes Nutzen-Risiko-Verhältnis und werden auch von der WHO nicht empfohlen. Die Impfung erübrigt sich.

Referenzen

Auswärtiges Amt: Informationen des Gesundheitsdienstes: Cholera. 2000, www.auswaertiges-amt.de/5_laende/5-1b-c3.html

Graves, P., Deeks, J., Demicheli, V., Pratt, M., et al.: Vaccines for preventing Cholera (Cochrane review). The Cochrane Library, Oxford 2003, Issue 3

Quast, U., et al.: Impfreaktionen. Hippokrates (2. Aufl.), Stuttgart 1997

Schmitt, H.J., Hülßle, C., Raue, W. (Hg.): Schutzimpfungen. Infomed, Berlin 1999

WHO: Fact Sheet: Cholera. März 2000, www.who.int/inf-fs/en/fact107.html

WHO: Diarrhoeal diseases. 2003, www.who.int/vaccine_research/documents/new_vaccines/en/index1.html

Wu, H.X., Chen, Q., Li, J.D., Huang, X.F.: Dynamics of intestinal flora after oral vaccination with inactivated whole-cell/recombinant B subunit 0139 cholera vaccine. Di Yi Jun Yi Da Xue Xue Bao 2004, 24(2): 220–222

Gelbfieber

Die Gelbfiebererkrankung

Gelbfieber ist eine schwere Infektionskrankheit, die ausschließlich in den tropischen Gegenden Afrikas und Südamerikas verbreitet ist. In Asien und Ozeanien gibt es seit längerem keine Erkrankungsfälle. Das auslösende Virus wird durch tropische Stechmücken übertragen (Aedes, Haemagogus). Diese sind, wenn mit dem Virus infiziert, zu nahe 100 Prozent ansteckend, tragen das Virus ihr Leben lang in sich und können es sogar an die nächste Mückengeneration weitergeben.
Es werden zwei Formen von Gelbfieber mit jeweils gleichem Erreger, aber unterschiedlicher Ausbreitungsart unterschieden: das urbane Gelbfieber und das Dschungel-Gelbfieber. Das urbane Gelbfieber, das in dichter besiedelten Regionen durch Mücken von Mensch zu Mensch übertragen wird, ist durch gezielte Insektenbekämpfung in Lateinamerika nahezu verschwunden, wird aber in Afrika weiter beobachtet. Das Dschungel-Gelbfieber wird von verschiedenen tropischen Affenarten über Moskitos auf den Menschen übertragen und kann zu regelrechten Epidemien in ländlichen Regionen führen. Kleinere Epidemien mit einigen hundert Erkrankungs- und vielen Todesfällen gab es in den Jahren 1993 in Kenia, 1994 in Nigeria, 1990 und 1998 in Bolivien und Peru sowie 2000 in Liberia. Weltweit erkranken etwa 200 000 Menschen pro Jahr, wobei in den letzten zwanzig Jahren eine deutliche Zunahme registriert wurde. Als Ursachen werden der zunehmende internationale Reiseverkehr, die Besiedlung ehemaliger Tropenwaldgebiete und die globale Klimaveränderung diskutiert.

Bei über 80 Prozent der Infizierten verläuft das Gelbfieber nur wie ein leichter grippaler Infekt, führt aber dennoch zu einer lebenslangen Immunität. Bei den restlichen 20 Prozent kommt es nach einer Inkubationszeit von drei bis sechs Tagen plötzlich zu schwerem Krankheitsgefühl mit hohem Fieber, Kopf- und Gliederschmerzen, Erbrechen und typischerweise sehr langsamem Pulsschlag. Das Fieber bleibt drei bis vier Tage und fällt dann zunächst ab.

Bei etwa jedem Zweiten folgt dann jedoch das Stadium des Organbefalls, vor allem von Leber und Nieren. Häufigste Symptome sind Gelbsucht, Eiweiß im Urin und Blutgerinnungsstörungen. Es kann aber auch zum Organversagen mit Bluterbrechen und Koma kommen. Schwere Verlaufsformen haben eine Sterblichkeit von 20 Prozent. Die eindringliche Schilderung einer schweren Gelbfiebererkrankung findet sich im Roman *Georg Letham, Arzt und Mörder* von Ernst Weiß (Frankfurt 2000).
Die Diagnose des Gelbfiebers ist oft nicht einfach, vor allem die Abgrenzung von anderen Tropenkrankheiten wie Malaria oder Typhus. Eine ursächliche Behandlung gibt es nicht. Durch symptomatische, in der Regel intensivmedizinische Behandlung muss versucht werden, die Beschwerden des Patienten zu lindern und ihn über die kritische Phase hinwegzuretten.
Die Ausrottung des Gelbfiebers ist nicht möglich, da der Mensch nicht der einzige Wirt ist. Zur Eindämmung werden von der WHO zwei Maßnahmen empfohlen: Kontrolle und Vernichtung der übertragenden Mücken sowie Impfprogramme in den gefährdeten Gebieten.

Die Gelbfieberimpfung

Seit 1936 gibt es Impfstoffe gegen Gelbfieber. In Deutschland sind zwei Impfstoffe zugelassen, ein vom Robert-Koch-Institut hergestelltes Präparat und Stamaril von Aventis Pasteur MSD. Es handelt sich um Lebendimpfstoffe mit abgeschwächten Viren, die auf Hühnerembryozellen angezüchtet werden. Sie müssen nur einmal verabreicht werden und bieten nach einer Anlaufzeit von zehn Tagen einen Schutz für mindestens zehn Jahre.
Die WHO gibt Schutzraten von 95 Prozent an. Bei einer Nachuntersuchung nach einer Impfkampagne in Brasilien hatten jedoch nur 75 Prozent nachweisbare Antikörper (Guerra 1997). Bei Kindern im ersten Lebensjahr ist der Erfolg noch schlechter und liegt nur bei 60 Prozent (Osinusi 1990). Ein gesichertes Impfversagen wurde in der medizinischen Literatur jedoch bisher nicht berichtet (RKI 1999). Die Impfung war sicher ein wichtiger Faktor bei der Ein-

dämmung des Gelbfiebers in verschiedenen Regionen Afrikas und Südamerikas.
Die WHO hat die Gelbfieberimmunisierung für Reisende in und aus bestimmten Gebieten zur Pflichtimpfung erklärt und unter ihre Kontrolle gestellt. Damit soll die Verschleppung der Erkrankung in gelbfieberfreie Gebiete verhindert werden. Die Impfstoffherstellung ist von der WHO lizenziert; ein Impfausweis ist nur bei Verwendung von ihr zugelassener Präparate gültig. Die Immunisierung darf allein durch Impfärzte an staatlich zugelassenen und bei der WHO registrierten Impfstellen vorgenommen und bescheinigt werden. Alle Länder der Welt haben sich verpflichtet, Gelbfieberimpfungen für den internationalen Reiseverkehr nach den Regeln der WHO durchzuführen.
In Deutschland werden wegen des zunehmenden Ferntourismus jährlich etwa 100 000 Gelbfieberimpfstoffe verabreicht. Kinder im ersten Lebensjahr brauchen bei der Einreise in Gelbfiebergebiete in der Regel keine Impfbescheinigung. Einige Länder fordern aber bei Kindern ab dem siebten Lebensmonat ein Impfzeugnis, wenn sie aus Gelbfiebergebieten einreisen.
In den 33 Ländern Afrikas, in denen Gelbfieber vorkommt, ist die Impfung aus Kostengründen noch wenig verbreitet. In keinem dieser Länder sind mehr als 45 Prozent der Kinder geimpft (WHO 2000). Ein Problem bei den Impfkampagnen ist die mögliche Übertragung von Hepatitis B oder C und Aids durch unsauberes Spritzbesteck. An der Entwicklung eines nasalen Impfsprays wird gearbeitet.
Informationen über das Vorkommen von Gelbfieber in Reiseländern kann man bei Tropeninstituten einholen. Eine gute deutschsprachige Informationsquelle im Internet ist das Deutsche Medizin-Netz unter der Adresse www.medizin-netz.de/framesets/fsetreisearchiv.htm.

Kontraindikationen und Nebenwirkungen

Die Gelbfieberimpfung darf nicht durchgeführt werden bei Hühnereiallergikern, bei Patienten mit Erkrankungen des Immunsystems und bei Kindern in den ersten sechs Lebensmonaten. In der

Schwangerschaft oder Stillzeit müssen Nutzen und Risiko besonders abgewogen werden.
Bei Kontraindikationen besteht die Möglichkeit einer Impfbefreiung *(exemption certificate)*, die aber von den Einreiseländern nicht unbedingt anerkannt werden muss.

Nebenwirkungen sind nach der Gelbfieberimpfung häufig und treten bei etwa jedem Vierten auf. Bei bis zu 10 Prozent der Geimpften kommt es zu Beschwerden an der Impfstelle. Mehr als 20 Prozent klagen in der Phase der Virusvermehrung, zwischen dem fünften und siebten Tag, über Krankheitsgefühl mit Temperaturerhöhung, Kopf- oder Gliederschmerzen. Einer von fünfzig entwickelt »schwere Nebenwirkungen« (Pivetaud 1986).
Bei einer Impfung in der Schwangerschaft ist eine Impfvirusübertragung auf den Fötus möglich. Eine Beeinträchtigung seiner neurologischen Entwicklung kann nicht ausgeschlossen werden (Tsai 1993).
Allergische Reaktionen treten gelegentlich bei Hühnereiallergikern auf, vermehrt auch bei Personen mit Allergien gegen Bettfedern, Tierhaare und Gelatine. Es kann zu Hautausschlägen, Atemwegsbeschwerden durch Asthmaanfall oder Kehlkopfschwellung und auch zum lebensbedrohlichen allergischen Schock kommen. Das Risiko hierfür liegt bei etwa 1 zu 130000 (Kelso 1999). Vor der Impfung muss also nach etwaigen früheren allergischen Reaktionen gefragt werden.
In seltenen Fällen ereignen sich neurologische Impfkomplikationen *(yellow fever vaccine associated neurotropic disease)*. Im *Arzneitelegramm* ist der Fall eines Guillain-Barré-Syndroms beschrieben (AT 1995). Gravierend ist die mit bisher 23 beobachteten Fällen sehr seltene Impfenzephalitis. Sie tritt eher bei Kindern im ersten Lebensjahr auf, wurde aber auch bei Erwachsenen beobachtet. Bleibende Hirnschäden können die Folge sein (MMWR 2002).
In den letzten Jahren wurden vierzehn Erkrankungsfälle und sieben Todesfälle durch Multiorganversagen *(yellow fever vaccine associated viscerotropic disease)* nach Gelbfieberimpfung erfasst, davon einer in Deutschland (AT 2001, MMWR 2002, CDC 2004). Das Risiko für diese Komplikation wird auf mindestens 1 zu 400000

geschätzt. Dies sollte Anlass sein, die Impfung nur dann zu verabreichen, wenn eine Region bereist wird, in der auch tatsächlich und aktuell Gelbfieber vorkommt. Eine detaillierte Beratung ist daher unbedingt erforderlich.

Zusammenfassung

- Gelbfieber ist eine gefährliche Erkrankung, die nur in bestimmten tropischen und subtropischen Ländern Afrikas und Südamerikas vorkommt.
- Bei der Einreise in die meisten Länder mit Gelbfieberrisiko ist ein Impfzeugnis obligatorisch.
- Vorsorge ist jedoch auch ratsam, wenn keine Impfpflicht, aber Infektionsrisiko besteht – bei Fernreisen empfiehlt sich daher eine tropenmedizinische Beratung.
- Die Impfung ist eine nicht unproblematische Lebendimpfung. Gerade für Schwangere, stillende Mütter und Kleinkinder ist ein Urlaubsziel ohne Gelbfieber-Impfpflicht zu empfehlen.

Referenzen

AT (Arznei-telegramm): Guillain-Barré-Syndrom als Medikamentenfolge. AT 1995, 8: 88

AT (Arznei-telegramm): Todesfälle nach Impfung gegen Gelbfieber. AT 2001, 8: 84

CDC (Centers for Disease Control): Yellow fever. 2004, www.cdc.gov/travel/diseases/yellowfever.htm

EB (Epidemiologisches Bulletin): Zu Nebenwirkungen und vereinzelten Komplikationen nach Gelbfieberimpfung. Epid Bull 2001, 44: 336

Guerra, H.L., Sardinha, T.M., Rosa, A.P. da, Lima e Costa, M.F.: Efetividade da vacina antiamarílica 17D: uma avaliação epidemiológica em serviços de saúde (Effectiveness of the yellow fever vaccine 17D: an epidemiologic evaluation in health services). Rev Panam Salud Publica 1997, 2(2): 115–120

Kelso, J.M., Mootrey, G.T., Tsai, T.F.: Anaphylaxis from yellow fever vaccine. J Allergy Clin Immunol 1999, 103(4): 698–701
MMWR (Morbidity and Mortality Weekly Report): Yellow fever vaccine. MMWR 2002, 51: RR.-17
Osinusi, K., Akinkugbe, F.M., Akinwolere, O.A., Fabiyi, A.: Safety and efficacy of yellow fever vaccine in children less than one-year-old. West Afr J Med 1990, 9(3): 200–203
Pivetaud, J.P., Raccurt, C.P., M'Bailara, L., Le Vigouroux, A., Le Bras, M.: Reactions post-vaccinales à la vaccination anti-amarile (Reactions to vaccination against yellow fever). Bull Soc Pathol Exot Filiales 1986, 79(5 Pt 2): 772–776
RKI (Robert-Koch-Institut): Kein Anhaltspunkt für ein Impfversagen bei Berliner Gelbfieberpatienten. Pressemitteilung, 16.8.1999, http://yellow-fever.rki.de/PRESSE/PD/PD99/PD16_99.HTM
Tsai, T.F., Paul, R., Lynberg, M.C., Letson, G.W.: Congenital yellow fever virus infection after immunization in pregnancy. J Infect Dis 1993, 168(6): 1520–1523
WHO: Yellow Fever. 2000, www.who.int/vaccines-diseases/diseases/Yellow_fever.htm

Typhus

Die Typhuserkrankung

Der Erreger des Typhus ist das Bakterium Salmonella typhi, verwandt mit den meist harmloseren Erregern der Salmonellosen. Einige Untergruppen von Typhussalmonellen kommen nur in den Tropen vor. Die Übertragung geschieht fäkal-oral; das heißt durch Aufnahme von Nahrung oder Wasser, die mit infiziertem Stuhl verunreinigt sind, oder auch durch verschmutzte Hände oder Gegenstände.

Einziger Wirt der Typhusbakterien ist der Mensch. Verursacher von Infektionen sind häufig so genannte Dauerausscheider. Das sind Personen, die trotz völliger Gesundheit Typhuserreger im Darm tragen und über den Stuhl ausscheiden. Eine dem Typhus ähnliche Erkrankung, der Paratyphus, wird von Salmonella paratyphi verursacht, gegen die es keinen Impfstoff gibt.

In Afrika und Südostasien ist der Typhus immer noch weit ver-

breitet – jedes Jahr erkranken dort ein bis zwei von tausend Einwohnern (Schmitt 1999). Weltweit kommt es jährlich zu siebzehn Millionen Erkrankungen und 600 000 Todesfällen. Besondere Risikogebiete für Urlauber waren in den letzten Jahren Indonesien, Thailand, Indien, Pakistan, Iran, Türkei, Marokko, Ägypten, Algerien und das tropische Afrika (EB 2000).
In Deutschland gibt es aufgrund der Versorgung mit hygienisch einwandfreiem Trinkwasser und der Überwachung von Typhus-Dauerausscheidern kaum noch einheimische Typhuserkrankungen. Wurden in den fünfziger Jahren noch mehr als 10 000 Typhusfälle pro Jahr gemeldet, waren es in den letzten Jahren nur fünfzig bis hundert (EB 2004). Die meisten Erkrankungen werden aus dem Ausland eingeschleppt – gelegentlich durch Einwanderer, in den häufigsten Fällen aber durch zurückkehrende Fernreisende.

Im Gegensatz zu den Salmonellosen, bei denen die Schwere der Erkrankung von der Anzahl der aufgenommenen Keime abhängt, können bei Typhus schon relativ wenige Erreger ein bedrohliches Krankheitsbild hervorrufen. Sie sind nämlich in der Lage, die Darmwand zu durchdringen, sich im lymphatischen Gewebe des Darmes zu vermehren und von da aus zu streuen. In der Mehrzahl der Fälle verlaufen Typhusinfektionen zwar mild, aber bei etwa jedem Dritten kommt es zu einem schweren Verlauf.
Nach einer Inkubationszeit von ein bis drei Wochen beginnt der Typhus mit allmählich steigendem Fieber ohne Schüttelfrost, das schließlich konstant über 40 °C bleibt (»Continua«) und ohne Behandlung bis zu drei Wochen anhalten kann. Der Patient wirkt schwer krank, ist benommen (altgriechisch *typhos* = »Nebel«), hat einen eher langsamen Puls und entwickelt nach anfänglicher Verstopfung ab der zweiten Woche einen Durchfall, der wie Erbsbrei aussieht. Zusätzlich kommt es meist zur Leber- und Milzschwellung, gelegentlich zu einem typischen rötlichen Hautausschlag am Bauch (»Roseolen«) und häufig auch zu Husten.
Auch ohne antibiotische Behandlung tritt bei den meisten Patienten nach etwa drei Wochen eine spontane Genesung ein. Jeder fünfte unbehandelte Patient erleidet allerdings innerhalb der folgenden zwei Wochen einen Rückfall.

Der Typhus ist anfangs oft schwer zu diagnostizieren, da auch andere Tropenerkrankungen, vor allem Malaria oder Gelbfieber, und schwere Allgemeininfektionen ein ähnliches Krankheitsbild erzeugen können. Die Diagnose wird gesichert durch das typische Blutbild, durch den Nachweis von Antikörpern oder Bakterien im Blut, ab der dritten Woche durch Bakteriennachweis im Stuhl.
Die gefährlichen Komplikationen des Typhus treten meist in der dritten Krankheitswoche auf: Hirnabszess oder -schwellung mit meningitisartigen Symptomen, Darmblutung, -durchbruch, Herzmuskel-, Lungenentzündung und Blutvergiftung mit Kreislauf- und Nierenversagen. Vor allem bei Kindern kann es zur Meningitis kommen. Die Sterblichkeit des Typhus beträgt etwa 1 Prozent, unter antibiotischer Therapie liegt sie wesentlich niedriger.

Die Behandlung mit Antibiotika über zwei Wochen – bei Erwachsenen Chinolone, bei Kindern Cephalosporine – ist trotz zunehmender Resistenzen immer noch sehr effektiv; der Verlauf wird abgekürzt, Komplikationen und Sterblichkeit werden deutlich verringert. Die antibiotische Behandlung führt jedoch eher dazu, dass Erreger im Darm bleiben und über lange Zeit mit dem Stuhl ausgeschieden werden (Dauerausscheider). Je nach Schwere des Verlaufs sind zusätzlich Infusionen und gegebenenfalls intensivmedizinische Maßnahmen notwendig.
Die Typhuserkrankung ist schon bei Verdacht meldepflichtig. Nach überstandener Krankheit scheiden 2 bis 5 Prozent der Erkrankten noch monate-, manche jahrelang Typhusbakterien mit dem Stuhl aus. Diese Dauerausscheider müssen sich regelmäßig vom Gesundheitsamt untersuchen lassen und dürfen nicht im Lebensmittelbereich arbeiten. Durch Langzeitbehandlung mit Antibiotika und Laktulose gelingt es oft, die Salmonellen zu beseitigen. Gelegentlich wird jedoch noch die operative Entfernung der Gallenblase empfohlen, wenn die Bakterien von dort nicht zu eliminieren sind.

In Deutschland sind derzeit mehrere Typhusimpfstoffe zugelassen: Typhus Stada, Vivotif und Typhoral L als Schluckimpfstoffe und Typhim Vi und Typherix für die einmalige Injektion. Infrage kommende Personen für eine Typhusvorbeugung sind Reisende in Gebieten, in denen Typhus häufig vorkommt, Laborpersonal und Personen, die mit Typhus-Dauerausscheidern in einem Haushalt leben.

Die Schluckimpfstoffe sind eine Mischung aus abgeschwächten Lebendkeimen und abgetöteten Keimen. Sie sind ab dem zweiten Lebensjahr zugelassen, werden aber wegen der Größe der zu schluckenden Kapsel nur von älteren Kindern akzeptiert. Man muss je eine Kapsel zuverlässig am ersten, dritten und fünften Tag schlucken – bei 33 bis 67 Prozent der Impflinge ist dann nach etwa zehn Tagen ein Schutz vor einer Typhusinfektion aufgebaut (Plotkin 1995). Die Dauer des Schutzes ist davon abhängig, ob Kontakt mit Typhusbakterien eintritt. Ist dies der Fall, so schützt die Schluckimpfung bis zu drei Jahre, ansonsten nur ein Jahr. Da aber niemand weiß, ob er im Urlaub Typhussalmonellen aufgenommen hat, ist immer von einem Impfschutz für höchstens ein Jahr auszugehen.

Die oralen Präparate werden leidlich vertragen. Bei etwa zwei von hundert Impflingen kommt es zu Fieber, bei einem von hundert zu Übelkeit, Erbrechen, Durchfall, Bauchkrämpfen oder Nesselausschlag. Eine Gelenkentzündung nach der Typhusschluckimpfung wurde bei zwei Impflingen beschrieben (Adachi 2000).

Während antibiotischer Behandlung oder Einnahme einer Malariaprophylaxe (vor allem Lariam) ist die orale Typhusimpfung wirkungslos. Malariamedikamente dürfen frühestens drei Tage nach der dritten Impfkapsel eingenommen werden.

Die zu injizierenden Impfstoffe enthalten Bestandteile der Bakterienhülle und geringe Mengen an Phenol. Sie sind erst ab dem dritten Lebensjahr zugelassen. Vierzehn Tage nach der einmaligen Verabreichung bieten sie einen Schutz, der mit einer Rate von 55 bis 74 Prozent auch nicht deutlich besser ist als bei der oralen Impfung (Plotkin 1995). Dies liegt vor allem an dem schmalen

Wirksamkeitsspektrum: Nicht alle Typhussalmonellen werden abgedeckt – resistente Bakterienstämme kommen unter anderem in Südafrika und Südostasien vor (Schmitt 1999). Vorteil der Impfspritze ist aber, dass mögliche Einnahmefehler wie bei der Schluckimpfung ausgeschlossen sind.
Die Schutzdauer soll zuverlässig bei drei Jahren liegen. Die Verträglichkeit ist jedoch deutlich schlechter als bei den oralen Impfstoffen: Bei mehr als jedem Zehnten kommt es zu Beschwerden an der Impfstelle oder Fieber. Häufig treten auch Kopfschmerzen und Übelkeit auf.

Zusammenfassung

- Typhus ist eine schwere Darm- und Allgemeininfektion.
- Das Erkrankungsrisiko bei Fernreisen ist gering und geht bei Einhaltung entsprechender hygienischer Vorsichtsmaßnahmen gegen null.
- Die zugelassenen Impfstoffe haben eine geringe und kurze Wirksamkeit. Langzeitnebenwirkungen sind nicht untersucht.
- Wer sich dennoch impfen lassen will, hat die Wahl zwischen der etwas besseren Wirksamkeit der Impfspritze und der besseren Verträglichkeit der Schluckimpfung.

Referenzen

Adachi, J.A., D'Alessio, F.R., Ericsson, C.D.: Reactive arthritis associated with typhoid vaccination in travelers: report of two cases with negative HLA-B27. J Travel Med 2000, 7(1): 35–36

AT (Arznei-telegramm): Typhus: oral oder parenteral impfen? AT 1996, 2: 21

EB (Epidemiologisches Bulletin): Ratgeber Infektionskrankheiten – Typhus und Paratyphus. Epid Bull 2000, 40: 309–322

EB (Epidemiologisches Bulletin): Aktuelle Statistik meldepflichtiger Infektionskrankheiten. Epid Bull 2004, 2: 22

Plotkin, S.A., Bouveret-Le Cam, N.: A new typhoid vaccine composed of the Vi capsular polysaccharide. Arch Intern Med 1995, 155(21): 2293-2299
Schmitt, H.J., Hülßle, C., Raue, W. (Hg.): Schutzimpfungen. Infomed, Berlin 1999

Meningokokken

Die Meningokokkenerkrankung

Meningokokken sind Bakterien, die bei bis zu 20 Prozent aller gesunden Menschen im Rachenabstrich nachgewiesen werden können. Die meisten Meningokokken sind harmlose Rachenbewohner und führen zu keiner ernsthaften Krankheit. Einzelne Stämme jedoch können bösartig werden und zu schweren Erkrankungen wie Meningitis oder Sepsis führen. Ebenso wie Pneumokokken oder Hib-Bakterien haben Meningokokken nämlich eine für das Abwehrsystem schwer angreifbare Kapsel. Außerhalb des menschlichen Körpers sterben sie schnell ab. Sie verbreiten sich daher ausschließlich über Tröpfchen beim Husten, Niesen oder Küssen. Als begünstigend für eine Erkrankung werden ein vorausgehender Virusinfekt, aber auch die zusätzliche Belastung des Organismus durch Zigarettenrauch oder Alkohol vermutet (EB 2003).
Haupterkrankungszeiten sind Winter und Frühjahr. Im Winter 1997/98 kam es in Niederbayern zu sechs schweren Meningokokkenerkrankungen durch Erreger der Gruppe C, die wahrscheinlich beim Besuch von Faschingsveranstaltungen oder Diskotheken erworben worden waren.
Risikogruppen für Erkrankungen sind Säuglinge und Jugendliche. In Deutschland kommt es jährlich zu 700 bis 800 Gehirnhautentzündungen durch Meningokokken (Häufigkeit 0,9 von 100 000 Einwohnern), etwa die Hälfte davon betrifft Kinder. Im Vergleich mit dem europäischen Ausland ist dies eine eher niedrige Häufigkeit. Relativ viele Erkrankungen (bis zu 2 auf 100 000 Einwohner pro Jahr) gibt es in Großbritannien, Norwegen, Dänemark, den Beneluxländern und Tschechien. In bestimmten Gegenden Afrikas –

zwischen Sahara und Äquator, vom Senegal bis Äthiopien (»Meningitisgürtel«) – erkranken bis zu 100 von 100 000 Einwohnern an Meningokokkeninfektionen.
Symptome der Meningokokkenerkrankung sind plötzliches hohes Fieber, starkes Krankheitsgefühl, rasch schlechter werdender Allgemeinzustand, Kopfschmerzen mit meist einhergehender Nackensteife und oft auch ein Hautausschlag. Im typischen Fall treten durch Blutungen rote Flecken in der Haut auf, die bei Druck etwa mit einem Glas nicht abblassen. Bei ungünstigem Verlauf kommt es schnell zu schwersten Krankheitsbildern mit Bewusstlosigkeit und Kreislaufschock (»Waterhouse-Friderichsen-Syndrom«).
Meningokokkenerkrankungen verlaufen trotz Therapie in bis zu 10 Prozent der Fälle tödlich – bei Erwachsenen eher häufiger, bei Kindern seltener. 2002 wurden in Deutschland 66 Todesfälle gemeldet (EB 2003). Bei Überleben können Spätfolgen wie Hirn-, Hör- und Sehschäden und Beeinträchtigungen anderer Organe auftreten. Bei rechtzeitiger antibiotischer Behandlung kommt es jedoch in der Mehrzahl der Fälle zu völliger Ausheilung.

Von Meningokokken gibt es zwölf unterschiedliche Stämme mit jeweils unterschiedlichen Antigeneigenschaften, die nach Buchstaben geordnet sind. Die häufigsten sind Meningokokken A, B und C. Während Infektionen in Afrika vor allem durch die Gruppe A verursacht werden, sind in Deutschland für 70 Prozent der Erkrankungen Meningokokken der Gruppe B verantwortlich. In anderen europäischen Ländern wie Spanien, Tschechien oder Griechenland herrscht der Typ C vor. Zu Erkrankungen mit dem selteneren Typ W kommt es gelegentlich bei Pilgerreisen nach Mekka; er führte aber auch im Jahr 2003 in Burkina Faso und angrenzenden Gebieten zu einer Epidemie, bei der mehr als 13 000 Menschen erkrankten und 1500 starben; mit Geldern der Bill-Gates-Stiftung wurde von GlaxoSmithKline ein Impfstoff speziell für die Bekämpfung dieser zentralafrikanischen Epidemien entwickelt (Fleck 2003).

Die Inkubationszeit beträgt meist bis vier, im Extremfall bis zu zehn Tage. Personen, die mit einem Erkrankten in Kontakt waren, müssen über diese Zeit sorgfältig beobachtet und bei Krankheitssymptomen sofort einem Arzt vorgestellt werden. Besteht die Möglichkeit, dass sie mit dem Speichel des Erkrankten Kontakt hatten, so ist zur Verhinderung einer Infektion eine antibiotische Prophylaxe mit Rifampicin empfohlen. Dies gilt für

- alle Haushaltsmitglieder,
- Personen, bei denen der begründete Verdacht besteht, dass sie mit Speichel oder Speicheltröpfchen des Patienten in Berührung gekommen sind, zum Beispiel Intimpartner, enge Freunde, eventuell Banknachbarn in der Schule, medizinisches Personal, zum Beispiel nach Mund-zu-Mund-Beatmung, Intubation und Absaugen des Patienten ohne Mundschutz,
- Kontaktpersonen in Kindereinrichtungen mit Kindern unter sechs Jahren (bei guter Gruppentrennung nur die betroffene Gruppe),
- enge Kontaktpersonen in sonstigen Gemeinschaftseinrichtungen, zum Beispiel Internaten, Kasernen (RKI 2003).

Ein zufälliger Kontakt etwa auf dem Pausenhof, in der Toilette oder im Schwimmbad führt nicht zu einer Keimübertragung. In der Empfehlung des Robert-Koch-Instituts heißt es jedoch weiter:

> »In Schulen und anderen Gemeinschaftseinrichtungen wird der Kreis der engen Kontaktpersonen entscheidend vom Verhalten der Schüler abhängig sein. So kann es z.B. in Schulen mit turbulentem Pausenverhalten (Anhusten, Anniesen, Anspucken) schwierig sein, den Kreis der Kontaktpersonen zu begrenzen, während dies in anderen Schulen durchaus möglich sein kann. Die Entscheidung, ob nur Banknachbarn und enge Freunde oder die ganze Schulklasse als enge Kontaktpersonen angesehen werden, muss daher das Gesundheitsamt in Abhängigkeit von der jeweiligen Situation treffen. Die Chemoprophylaxe muss schnellstmöglich durchgeführt werden. Sinnvoll ist eine solche Maßnahme bis 10 Tage nach dem letzten Kontakt zu einem Erkrankten.

Mittel der Wahl ist Rifampicin. Es wird über 2 Tage in einer Dosierung von 2 × 10 mg/kg KG/Tag gegeben. Die maximale Einzeldosis beträgt 600 mg. Bei Säuglingen im ersten Monat beträgt die Tagesdosis 2 × 5 mg/kg KG/Tag. Weiterhin ist eine Prophylaxe mit Ceftriaxon (nur i.m.-Applikation) möglich. Eine einmalige Gabe von 125 mg bei Kindern unter 12 Jahren und 250 mg bei Kontaktpersonen über 12 Jahren führt mit hoher Sicherheit zur Sanierung von Keimträgern. Bei Schwangeren ist Ceftriaxon das Mittel der Wahl. Bei Personen über 18 Jahren kann auch einmalig oral 500 mg Ciprofloxacin gegeben werden. Bei Patienten, die eine Therapie mit Penicillin G erhalten haben, wird ebenfalls eine initiale Chemotherapie empfohlen, da Penicillin G nicht zu einer Eliminierung der Keime im Nasen-Rachen-Raum führt« (RKI 2003).

Die Meningokokkenimpfung

Bis Ende 1999 waren zwei Totimpfstoffe gegen die Meningokokkengruppen A, C, W 135 und Y im Handel: Mencevac ACWY und Meningokokkenimpfstoff Mérieux. Diese Präparate sind erst ab einem Lebensalter von achtzehn Monaten zugelassen – davor wirken sie nicht. Zwei neue Konjugatimpfstoffe gegen Meningokokken C, die auch schon bei Säuglingen zu einem Impferfolg führen, wurden im Jahr 2000 zugelassen: Meningitec von der Firma Wyeth-Lederle und NeisVac-C von Baxter. Ihre Wirksamkeit beruht auf einem ähnlichen Trick wie die des Hib-Impfstoffs: Das Antigen ist an Diphtherietoxoid gekoppelt, um auch bei noch unreifem Immunsystem zur Bildung von Antikörpern zu führen.
Die Impfstoffe gegen Meningokokken enthalten kein Thiomersal. Die Milch, die zur Herstellung von Ausgangsprodukten verwendet wird, stammt nach Firmenangaben aus BSE-freien Rinderbeständen (DH 2000b).
Meningokokken, gegen die die zugelassenen Impfstoffe schützen, sind in Deutschland eher selten. Da die Wirksamkeit der Meningokokkenimpfung zudem auf wenige Jahre begrenzt ist, gibt es bei uns bisher keine allgemeine Impfempfehlung. Nur im Freistaat Sachsen rät seit Juli 2003 die Landesimpfkommission wegen eines etwas erhöhten Krankheitsrisikos zur Impfung aller Kinder gegen

Meningokokken C. Die gesetzlichen Krankenkassen übernehmen die Kosten dafür nicht.
In allen anderen Bundesländern ist die Impfung nur empfohlen für Personen mit Immundefekten, für gefährdetes Laborpersonal und für Reisende - vor allem mit Langzeitaufenthalt, etwa Entwicklungshelfer oder Schüler/Studenten - in Ländern, in denen die Meningitis C häufig ist oder in denen eine allgemeine Impfempfehlung ausgesprochen ist. Hierzu zählen die Länder der Sahelzone, Kenia, Tansania, Kamerun und während der Trockenzeit die Republik Kongo. Saudi-Arabien verlangt bei der Einreise ein Impfzeugnis über zwei Impfungen, auch bei Kindern in den ersten zwei Lebensjahren.
Eine allgemeine Impfempfehlung besteht in England, Wales, Irland, Spanien und den Niederlanden für alle Kinder ab dem Alter von zwei Monaten.
In besonderen Fällen, etwa bei Häufungen von Infektionen mit den Typen A oder C, kann auch in Deutschland die Impfung bestimmter Bevölkerungsgruppen angeraten werden. Zu einer solchen Empfehlung der Gesundheitsämter kam es jedoch bisher nicht.
In Kuba wurde bereits Mitte der achtziger Jahre ein Impfstoff entwickelt, der gegen Meningokokken der Gruppen B und C wirksam ist, VA-Mengoc-BC. Nach kubanischen Veröffentlichungen hat er eine Wirksamkeit von über 80 Prozent (Rico 1995). Er fiel jedoch unter das Handelsembargo der USA und konnte nicht exportiert werden. Erst im Juli 1999 erließ das US-Finanzministerium eine Ausnahmegenehmigung, woraufhin eine Zulassung zunächst in Lateinamerika erfolgte. Bei Erprobungen in Argentinien, Brasilien, Chile und Kolumbien war die Wirksamkeit des Impfstoffes bei Kleinkindern schlecht. Für Europa gibt es bisher keine Zulassung.

Wirksamkeit und Nebenwirkungen des Meningokokkenimpfstoffs

Die Wirkdauer des Impfschutzes der bisher in Deutschland zugelassenen Impfstoffe soll bei drei Jahren liegen, wobei eine Schutzrate von über 85 Prozent anzunehmen ist (ACHA 1999, Schmitt 1999).

Ist ein länger dauernder Schutz angestrebt, kann beispielsweise ein halbes Jahr nach der Meningokokken-C-Impfung mit einem der älteren Impfstoffe nachgeimpft werden. In England und den Niederlanden hat die Impfkampagne zu einem Rückgang schwerer Krankheitsverläufe und Todesfälle um 90 Prozent geführt (EB 2003, Ruggeberg 2003).
Mittel- und langfristig wird jedoch ein Nutzen des Impfprogramms bezweifelt, da die Meningokokken äußerst variable Keime sind und schnell die Serogruppe wechseln können (AT 2001). Dies wurde in Großbritannien bereits im Jahr nach der Impfeinführung beobachtet (Hall 2001).

Etwa sechs Monate nach Einführung des neuen Konjugatimpfstoffs in Großbritannien kam es zu einer heftigen öffentlichen Debatte über die Nebenwirkungen. Fast alle britischen Zeitungen brachten am 12. 6. 2000 ihre Sorge über die Häufung von Impfkomplikationen, die auch verschiedentlich zu Notarzteinsätzen geführt hatten, zum Ausdruck – der *Daily Express* beispielsweise auf der ersten Seite unter der Überschrift »Children in Meningitis Jabs Alert« (»Alarm bei Kindern nach Meningitisimpfung«). Tausende von Kindern hätten seit Einführung der Impfung Nebenwirkungen erlitten, und zwölf Kinder seien im Anschluss an die Impfung verstorben.
Das Gesundheitsministerium betonte in einer Gegendarstellung, der Impfstoff sei »sehr sicher«, da es sich nur um 16 527 gemeldete Nebenwirkungen bei 15 Millionen Impfdosen handle, empfahl jedoch weitere Vorsichtsmaßnahmen, etwa was Kombinationen mit anderen Impfstoffen anbelangt. Nur bei einem von 10 000 Impflingen komme es zu schweren Nebenwirkungen. Vier der Fachberater des britischen Gesundheitsministeriums in dieser Angelegenheit hatten nach Recherchen des *Observer* enge Verbindungen zu mindestens einem der Impfhersteller (Bright 2000).
Jedes vierte Kind reagiert mit Rötung oder Schwellung an der Impfstelle, bei einem von zwanzig Kleinkindern kommt es zu Fieber. Häufig wird über Schwindel, Übelkeit, Erbrechen und Schlafstörungen geklagt. Bei Vorschulkindern führt der Meningokokken-Konjugatimpfstoff häufig zu Kopfschmerzen – jeder zwanzigste Impfling klagt hierüber (DH 2000a).

An schweren Nebenwirkungen wurden allergischer Schock, Krampfanfälle und verzögerte allergische Syndrome (Angioödem, Stevens-Johnson-Syndrom, Purpura Schoenlein-Henoch) beschrieben (AT 2001, Courtney 2001, Lambert 2003). Ernst zu nehmen ist auch, dass jeder zweite (!) Säugling und jedes fünfte Kleinkind nach der Impfung durch erhöhte Irritabilität auffällig werden. Dieses Symptom ist bedenklich, denn es könnte auch auf einer diffusen Störung des sich entwickelnden zentralen Nervensystems beruhen. Eine Impfenzephalitis wurde aus Brasilien berichtet (Py 1997). Kinder mit nephrotischem Syndrom, einer chronischen Nierenerkrankung, können infolge der Meningokokkenimpfung einen Krankheitsschub erleiden (Abeyagunawardena 2003).

Zusammenfassung

- Meningokokkeninfektionen sind lebensbedrohliche Erkrankungen, die sofortiger antibiotischer und intensivmedizinischer Behandlung bedürfen.
- Frühzeichen sind hohes Fieber, Nackensteife und Hautblutungen.
- Ein Impfstoff gegen die in Deutschland vorherrschenden Meningokokkenstämme ist derzeit nicht auf dem Markt.
- Eine Empfehlung für die Meningokokkenimpfung besteht nur für Reisen in Sonderfällen, zum Beispiel für Entwicklungshelfer im »Meningitisgürtel« Afrikas.
- Für Schüler und Studenten, die längere Zeit in Ländern mit offizieller Impfempfehlung wie England, Wales, Irland, Spanien oder den Niederlanden verbringen, ist die Impfung zwar empfohlen. Das Risiko einer Erkrankung ist jedoch verschwindend gering und kann angesichts der unbekannten Langzeitnebenwirkungen des Impfstoffs eingegangen werden.

Referenzen

Abeyagunawardena, A. S., Goldblatt, D., Andrews, N., Trompeter, R. S.: Risk of relapse after meningococcal C conjugate vaccine in nephrotic syndrome. Lancet 2003, 362(9382): 449–450

ACHA (American College Health Organisation): Frequently asked questions – Meningococcal Disease. 21. 10. 1999, www.acha.org/specialprj/men/faq.htm

AT (Arznei-telegramm): Neue Konjugat-Impfstoffe Prevenar und Meningitec. AT 2001, 4: 38

Bright, M., McVeigh, T.: Fresh controversy surrounding Britain's Meningitis C vaccination programme. Observer, 3. 9. 2000

Courtney, P. A., Patterson, R. N., Lee, R. J. E.: Henoch-Schönlein purpura following meningitis C vaccination. Rheumatology 2001, 40: 345–346

DH (Department of Health of the United Kingdom): Meningitis C vaccine. 2000a, www.doh.gov.uk/meningitis-vaccine/keypharm.htm

DH (Department of Health): The safety of meningitis C vaccine. 13. 6. 2000b, www.doh.gov.uk/cmo/cmo00_08.htm

EB (Epidemiologisches Bulletin): Invasive Meningokokken-Erkrankungen im Jahr 2002. Epid Bull 2003, 50: 415–418

Fleck, F.: WHO and MSF appeal for funds for new meningitis vaccine. BMJ 2003, 327: 769

Hall, C.: Experts check for signs of increase in meningitis B. Daily Telegraph, 4. 1. 2001

Lambert, E. M., Liebling, A., Glusac, E., Antaya, R. J.: Henoch-Schönlein purpura following a meningococcal vaccine. Pediatrics 2003, 112(6 Pt 1): e491

Py, M. O., Andre, C.: Acute disseminated encephalomyelitis and meningococcal A and C vaccine: case report. Arq Neuropsiquiatr 1997, 55(3B): 632–635

Rico Cordeiro, O., Pereira Colls, C., Fernández, A. A.: Eficacia poslicenciamiento de VA-MENGOC-BC en menores de 6 años en Holguín, Cuba. Primer año de observación (The post-licensing efficacy of VA-MENGOC-BC in children under 6 in Holguín, Cuba. The first year of observation). Rev Cubana Med Trop 1995, 47(1): 59–64

RKI (Robert-Koch-Institut): Ratgeber Infektionskrankheiten – Meningokokken-Erkrankungen. 2003, www.rki.de/INFEKT/INF_A-Z/RAT_MBL/MENINGOKOKKEN.PDF

Ruggeberg, J., Heath, P. T.: Safety and efficacy of meningococcal group C conjugate vaccines. Expert Opin Drug Saf 2003, 2(1): 7–19

Schmitt, H. J., Hülße, C., Raue, W. (Hg.): Schutzimpfungen. Infomed, Berlin 1999

Japanische Enzephalitis

Die Erkrankung

Die Japanische Enzephalitis ist eine wenig bekannte Reisekrankheit, die ausschließlich in Asien vorkommt. Es handelt sich um eine Virusinfektion, die durch bestimmte Stechmücken der Gattung Culex, vor allem durch die Reisfeldmücke, übertragen wird. Diese Mücken kommen in feuchtem Klima hauptsächlich in Gebieten mit ausgedehnter Wasserlandschaft, etwa in Reisfeldern, vor und stechen abends und nachts. Sie übertragen das Virus von infizierten Schweinen, aber auch Eidechsen, Fledermäusen und Vögeln.
Sommer und Herbst sind Risikozeiten in Nordindien, Nepal, Bangladesch, Burma, Nordthailand, Laos, Kambodscha, Nordvietnam, Südjapan (Kyushu), Korea, China und Ostsibirien. In der Regenzeit gibt es die Japanische Enzephalitis in Pakistan, Südindien, Südthailand, Südvietnam, Sri Lanka, Malaysia, Taiwan, Indonesien, Philippinen. Genauere Gebietsangaben veröffentlichen die Centers of Disease Control im Internet (www.cdc.gov/ncidod/dvbid/jence phalitis/qa.htm).
Obwohl in manchen Gebieten praktisch jede Mücke vom Virus befallen ist, ist das typische Krankheitsbild der Enzephalitis selten und bricht nur bei einem von fünfhundert bis tausend Infizierten aus. Schwere Erkrankungen gibt es vor allem bei Kindern und älteren Menschen – nach einer großen Recherche in China machten Kinder 94 Prozent der Erkrankungsfälle und alle achtzehn Todesfälle aus (Zhou 1999). Dies mag allerdings auch daran liegen, dass Erwachsene zu einem großen Prozentsatz die Krankheit bereits »still« durchgemacht haben und immun sind.
In touristisch erschlossenen Gebieten besteht aufgrund der Infrastruktur in der Regel keine Gefahr. Es gibt kaum Berichte über Erkrankungen bei Touristen. Höchstens einer von einer Million Reisenden, die sich kurzzeitig in gefährdeten Gebieten aufhalten, erkrankt an der Japanischen Enzephalitis. Bei Reisen in ländliche Gebiete während der Regenzeit liegt das Risiko jedoch mit 1 zu 5000 bis 1 zu 20000 deutlich höher (Plesner 2003). Eine Impfung ist daher empfohlen, wenn etwa aus beruflichen Gründen ein Auf-

enthalt von mehr als vier Wochen während der Regenzeit in einem Risikogebiet geplant ist.

Die Krankheit macht sich nach einer Inkubationszeit von vier bis vierzehn Tagen durch hohes Fieber mit Zeichen einer Gehirnentzündung bemerkbar: Kopfschmerzen, Erbrechen, Benommenheit und Schläfrigkeit, in schweren Fällen Lähmungen, Krampfanfälle und Koma. Die Sterblichkeit liegt bei Erwachsenen unter 10 Prozent, bei Kindern ist sie jedoch höher. Bei einem Viertel der Überlebenden bleiben nach der Entfieberung Hirnschäden zurück (Quast 1997).
Eine spezielle Therapie gibt es nicht, selbst eine intensivmedizinische Behandlung kann den Verlauf letztlich nicht beeinflussen.
Das Hauptaugenmerk muss in Risikogebieten daher auf der Prophylaxe liegen: Schutz vor Moskitos durch bedeckende Kleidung, Repellents und Moskitonetze. Hierdurch werden auch andere Krankheiten wie Malaria oder Denguefieber verhütet, die durch Mücken übertragen werden. Bei Langzeitaufenthalten ist die Impfung gegen Japanische Enzephalitis zu erwägen.

Die Impfung gegen die Japanische Enzephalitis

Die Impfstoffe, die in Japan oder Korea hergestellt werden, enthalten abgetötete Viren aus einer Emulsion von Mäusehirn. Weitere Bestandteile sind Thiomersal, Formaldehyd, Dextran und Gelatine. Die Impfstoffe sind in Deutschland nicht zugelassen und müssen über eine internationale Apotheke bestellt werden. Da es oft Probleme mit der Dosierung und der Verträglichkeit gibt, sollten sie nur von erfahrenen Tropenmedizinern verabreicht werden.
In China gibt es modernere, besser verträgliche und auch billigere Impfstoffe, deren Wirksamkeit schon nach einmaliger Anwendung sehr hoch ist (Bista 2001). Sie sind jedoch mit Zellmaterial hergestellt, das von der WHO nicht zugelassen ist, und daher außerhalb von China nicht erhältlich.
Die Impfung muss dreimal verabreicht werden, wobei auch eine Schnellimmunisierung innerhalb von zwei Wochen durchgeführt

werden kann. Bei Kindern zwischen ein und drei Jahren wird nur die halbe Dosis geimpft. Bei Säuglingen gibt es keine Erfahrung mit der Impfung.
Zehn Tage nach der dritten Impfung haben 80 bis 90 Prozent der Impflinge einen Schutz über die Dauer von mehreren Jahren. Für einen anhaltenden Schutz muss die Impfung alle ein bis zwei Jahre aufgefrischt werden. Nach chinesischen Angaben hat ein ungeimpftes Kind im Vergleich zu einem geimpften in Risikogebieten das mehr als vierfache Risiko einer Enzephalitiserkrankung (Luo 1994).
Empfohlen ist die Impfung bei Langzeitaufenthalten in ländlichen Risikogebieten – vor allem mit Reisanbau und Schweinehaltung – in der feuchten Jahreszeit. In Japan, Südkorea und einigen Gegenden Chinas gibt es eine allgemeine Impfempfehlung für Kinder. In vielen anderen Ländern Asiens verhindern die hohen Kosten des Präparats eine Anwendung in größerem Maßstab.
Die Impfung verbietet sich bei Allergien gegen einen Inhaltsstoff und während einer akuten Erkrankung oder Schwangerschaft.

Nebenwirkungen der Impfstoffe

Die Impfstoffe sind aufgrund ihres Gehalts an Fremdeiweiß und der Zusatzstoffe schlecht verträglich. Zudem sind die Meldesysteme in Ländern, in denen geimpft wird, zum Großteil völlig ungenügend, sodass viele, besonders erst nach mehr als einer Woche auftretende Impfkomplikationen unterschätzt werden oder unbekannt sind (Plesner 2003).
Bei bis zu 50 Prozent der Impflinge kommt es zu Beschwerden an der Impfstelle oder Allgemeinsymptomen wie Glieder- und Kopfschmerzen, Übelkeit und auch Fieber.
Sehr häufig sind allergische Reaktionen: Etwa einer von 150 reagiert allergisch auf einen der Impfbestandteile. Dies trifft vor allem Personen, die bereits früher allergische Reaktionen wie Nesselsucht (Urtikaria) hatten. Die Symptome reichen von Urtikaria über Kehlkopfschwellung bis hin zum allergischen Schock. Sogar Todesfälle sind beschrieben (Nielsen 1996). Impflinge müssen da-

her etwa dreißig Minuten nach der Impfung beobachtet werden. Bis zum Auftreten allergischer Beschwerden können allerdings auch mehrere Tage vergehen.
Neurologische Impfschäden sind zwar selten, aber schwerwiegend. In Japan liegt die Häufigkeit bei 1 zu 500 000 (Takahashi 2000). Von sieben Fällen einer akuten demyelinisierenden Enzephalomyelitis (ADEM) – einer schweren generalisierten Entzündung des zentralen Nervensystems mit bleibenden Schäden – berichtet Ohtaki (1995). Die Herstellung des Impfstoffes aus Mäusehirn führt in solchen Fällen anscheinend zur Antikörperbildung gegen eigenes Nervengewebe. In Südkorea und Japan hat die hohe Anzahl von bleibenden Impfschäden zur Einrichtung eines Entschädigungsfonds geführt.

Zusammenfassung

- Die Japanische Enzephalitis ist eine schwere Erkrankung, die nur in Süd- und Ostasien vorkommt.
- Ein Risiko besteht in der feuchten Jahreszeit in ländlichen Gebieten mit Reisanbau und Schweinezucht.
- »Normal« Reisende haben praktisch kein Erkrankungsrisiko.
- Eine Impfung ist zu erwägen bei Langzeitaufenthalten (mehr als vier Wochen) in Risikogebieten während der Regenzeit.
- Die derzeit erhältlichen Impfstoffe sind schlecht verträglich.

Referenzen

Bista, M.B., Banerjee, M.K., Shin, S.H., et al.: Efficacy of single-dose SA 14-14-2 vaccine against Japanese encephalitis: a case control study. Lancet 2001, 358(9284): 791–795

CDC (Centers of Disease Control): Traveler's health – Japanese encephalitis 2003, www.cdc.gov/travel/diseases/jenceph.htm

Luo, O., Yin, H., Xili, L., Song, J., Wang, Z.: The efficacy of Japanese ence-

phalitis vaccine in Henan, China: a case-control study. Southeast Asian J Trop Med Public Health 1994, 25(4): 643–646
Nielsen, G., et al.: Japanische Enzephalitis. In: Knobloch, J. (Hg.): Tropen- und Reisemedizin. Fischer, Jena 1996
Ohtaki, E., Matsuishi, T., Hirano, Y., Maekawa, K.: Acute disseminated encephalomyelitis after treatment with Japanese B encephalitis vaccine (Nakayama-Yoken and Beijing strains). J Neurol Neurosurg Psychiatry 1995, 59(3): 316–317
Plesner, A.M.: Allergic reactions to Japanese encephalitis vaccine. Immunol Allergy Clin North Am 2003, 23(4): 665–697
Quast, U., et al.: Impfreaktionen. Hippokrates (2. Aufl.), Stuttgart 1997: 94–95
Schmitt, H.J., Hülßle, C., Raue, W. (Hg.): Schutzimpfungen. Infomed, Berlin 1999
Takahashi, H., Pool, V., Tsai, T.F., Chen, R.T.: Adverse events after Japanese encephalitis vaccination: review of post-marketing surveillance data from Japan and the United States. The VAERS Working Group, Vaccine 2000, 18(26): 2963–2969
Zhou, B., Jia, L., Xu, X.: A large-scale study on the safety and epidemiological efficacy of Japanese encephalitis (JE) live vaccine (SA14-14-2) in the JE endemic area. Chung Hua Liu Hsing Ping Hsueh Tsa Chih 1999, 20(1): 38–41

Malaria

Die Malaria ist mit jährlich drei- bis fünfhundert Millionen Neuerkrankungen weltweit eine der bedeutendsten Infektionskrankheiten. Ein wirksamer Impfstoff steht bisher nicht zur Verfügung, jedoch gibt es eine medikamentöse Prophylaxe. Wegen ihrer Bedeutung für Fernreisende soll die Krankheit in diesem Impfratgeber besprochen werden.

Das Vorkommen der Malaria

Die Malaria kommt im Wesentlichen in subtropischen und tropischen Gebieten der Erde vor. Mehr als 40 Prozent der Weltbevölkerung leben in malariagefährdeten Gebieten. Die meisten Erkrankungen – nämlich mehr als 90 Prozent – ereignen sich in Afrika

südlich der Sahara. Durch zunehmende Resistenz der Erreger gegen die üblichen Medikamente, durch Bevölkerungswachstum und Klimaveränderungen nehmen die Erkrankungszahlen Jahr für Jahr zu.
Die WHO teilt die Malariagebiete je nach Resistenz der Erreger gegen das wichtige Medikament Chloroquin in drei Regionen ein:

- Länder mit geringem Malariarisiko und fehlender Resistenz gegen Chloroquin, zum Beispiel Südchina, Mittelamerika und Neuguinea,
- Länder mit geringer Resistenz gegen Chloroquin, zum Beispiel Mittel- und Südasien, Indonesien, Philippinen,
- Länder mit bedeutender Resistenz gegen Chloroquin, zum Beispiel Südostasien, Afrika und Amazonasbecken.

Diese Einteilung sagt jedoch nichts über das Erkrankungsrisiko aus. 90 Prozent der Thailandreisenden brauchen beispielsweise keine Malariaprophylaxe, während das Risiko einer Malariaerkrankung in Papua-Neuguinea, Tansania, Kenia, Ghana, Gambia und Kamerun bei einem vierwöchigen Aufenthalt mehr als 1 zu 50 beträgt und somit außerordentlich hoch ist (AT 1998a). Das Erkrankungsrisiko in den lateinamerikanischen Ländern ist wiederum äußerst gering (1 zu 20000 bei einem vierwöchigen Aufenthalt; Bialek 2003). Vor jeder Reise in ein Malariagebiet ist daher genaue Information über das Risiko im Reiseziel wichtig, entweder über einen erfahrenen Tropenarzt oder beispielsweise über das Internet (etwa www.dtg.mwn.de).
Frei von Malaria sind unter anderem folgende Länder: Australien, Bahamas, Chile, Hawaii, Israel, Jamaika, Kanada, Kuba, Libanon, Malediven, Seychellen, Singapur, Tunesien, USA. Nahezu risikolos sind Reisen nach Syrien, Marokko, China, Korea, Argentinien, Mauritius, in die Türkei und in die Arabischen Emirate (AT 2001).
In Europa gibt es keine einheimische Malaria – das nächstgelegene Erkrankungsgebiet ist die südöstliche Türkei. Durch zunehmenden Ferntourismus stellt die Malaria jedoch ein immer größeres Problem dar. In Deutschland werden jährlich etwa tausend eingeschleppte Malariaerkrankungen gemeldet; die meisten davon

werden in Kenia oder anderen afrikanischen Ländern erworben. Jeder Arzt sollte daher mit dem Problem Malaria vertraut sein und bei fieberhaften Erkrankungen auch nach Fernreisen in den letzten zwei Jahren fragen.

Die Malariaerkrankung

Die Malariaerreger sind keine Bakterien, sondern mikroskopisch kleine Einzeller, so genannte Plasmodien. Sie werden durch den Stich der tropischen Mücke Anopheles übertragen. Zunächst vermehren sie sich in der Leber und befallen von dort aus die roten Blutkörperchen. In mehr oder weniger regelmäßigen Vermehrungszyklen werden diese zerstört, was zu Anämie und Fieberschüben führt. Weitere Symptome und Komplikationen werden durch die Verklumpung der zerstörten Blutkörperchen und durch immunologische Prozesse hervorgerufen.

Es gibt verschiedene Formen der Malaria. Das typische »Wechselfieber« mit regelmäßigem Fieberrhythmus alle zwei oder drei Tage – Malaria tertiana oder quartana – wird durch die eher gutartigen Plasmodien vivax, ovale und malariae hervorgerufen. Die Fieberschübe beginnen mit Schüttelfrost, dauern sechs bis zwölf Stunden und klingen dann mit Schweißausbrüchen ab. Bei Kindern kommt es während des Fiebers häufig zu Fieberkrämpfen, Erbrechen und Kollaps. Im Anfangsstadium ist die Periodizität meist noch nicht ausgeprägt, was die Diagnose verzögern kann.

Diagnostische und therapeutische Probleme bietet die gefährliche Malaria tropica, deren Erreger das Plasmodium falciparum ist. Bei ihr kommt es zu keinem Fieberrhythmus, sondern zu einem schweren Krankheitsbild mit meist heftigem Fieber, Bauchschmerzen durch Leber- und Milzschwellung und häufig auch zu Durchfällen und Gelbsucht. Typische Komplikationen sind Blutungen, Nierenversagen, Kreislaufschock und Bewusstseinsstörungen bis hin zum Koma.

Die Sterblichkeit bei Malaria tropica beträgt unter unbehandelten Erwachsenen 10 bis 20 Prozent, unter Kindern liegt sie deutlich höher. Selbst bei nach Deutschland importierter Malaria belief sich

die Sterblichkeit in den neunziger Jahren auf 2,0 Prozent, im Jahr 2000 auf 0,7 Prozent (Mockenhaupt 1998, EB 2001).
Weltweit kommt es jedes Jahr zu schätzungsweise 2,7 Millionen Todesfällen durch Malaria, wovon hauptsächlich Kleinkinder betroffen sind. Säuglinge in Malariagebieten werden durch mütterliche Antikörper vor schweren Verläufen geschützt. Ältere Kinder, Jugendliche und Erwachsene haben meist eine so genannte Teilimmunität erworben; das heißt, sie leben im Gleichgewicht mit den Malariaerregern und sind nur wenig oder gar nicht beeinträchtigt. Bestimmte vererbte Bluterkrankungen wie etwa die Sichelzellanämie bieten einen gewissen Schutz vor Malaria und sind durch diesen Selektionsvorteil daher in Malariagegenden häufiger.
Die Inkubationszeit beträgt bei allen Malariaformen mindestens acht Tage und kann Monate bis Jahre dauern. Jedes Fieber, das ab dem achten Tag nach der Einreise in ein Malariagebiet und bis zu zwei Jahre nach der Rückkehr auftritt, muss zunächst als Malaria angesehen und auf diesen Verdacht hin abgeklärt werden – auch wenn während der Reise eine medikamentöse Prophylaxe eingenommen wurde!
Die WHO rät davon ab, mit Säuglingen oder Kleinkindern in Malariagebieten Urlaub zu machen. Schwangere Frauen gehen im Erkrankungsfall das Risiko einer Fehl- oder Totgeburt ein. Ist eine Reise unvermeidlich, sollte sie möglichst in der Trockenzeit erfolgen.
Von 2001 bis 2003 gab es in Deutschland dreizehn Kinder, die wegen Malaria tropica behandelt werden mussten, davon waren fünf als Touristen in Malariagebiete gereist, die anderen stammten aus solchen Gebieten und waren dort auf Verwandtenbesuch gewesen. Keines hatte eine Malariaprophylaxe erhalten (Bialek 2003).

Diagnose und Therapie

Die Diagnose der Malaria durch mikroskopische Untersuchung eines Blutausstriches ist einfach – man muss nur an die Möglichkeit der Erkrankung denken. Fieber oder Gelbsucht in den zwei Jahren nach einem Aufenthalt in Malariagebieten müssen Anlass für die

Abklärung sein. Eine verzögerte Diagnose verschlechtert die Heilungschancen. Fieber in den ersten sieben Tagen nach Einreise in ein Malariagebiet ist sehr wahrscheinlich keine Malaria.
Zur Therapie stehen verschiedene Medikamente zur Auswahl, die meist Variationen des alten Heilmittels Chinin sind. Auch Chinin selbst spielt in der Therapie schwerer Malariaverläufe noch eine Rolle. Bei Resistenz gegen die üblichen Mittel kann die Anwendung von Ersatzmitteln wie Doxyzyklin oder Extrakten der Artemisiapflanze, einer alten chinesischen Heilpflanze, notwendig werden. Alle Mittel zeichnen sich durch eine geringe »therapeutische Breite« mit einem hohen Risiko von auch schwer wiegenden Nebenwirkungen aus.

Prophylaxe der Malaria

Zur Prophylaxe zählt in erster Linie der Schutz vor Mückenstichen, da die medikamentöse Vorbeugung keine Garantie bietet. Anophelesmücken stechen nur abends und nachts. Moskitonetze – eventuell imprägniert – über dem Bett und bedeckende helle Kleidung in den Abend- und Nachtstunden verringern das Erkrankungsrisiko. Besonders wichtig sind lange Hosen, da Anophelesmücken bevorzug in die Beine stechen. Mückenschutzmittel (Repellents) wirken durch das Überdecken von Körpergeruch und halten umso länger, je langsamer sie verdunsten. Die Schutzwirkung beschränkt sich nur auf den Körperbereich, der behandelt wird, und wird durch Schwitzen, Baden oder Zugluft reduziert:

> »Die WHO empfiehlt Produkte auf Basis von Diethyltoluamid (DEET) oder Bayrepel. Im Test (mit heimischen Mücken) schneidet die Bayrepel-haltige Milch AUTAN FAMILY am besten ab. Der Schutz vor Mückenstichen hält drei bis vier Stunden an. Hundertprozentig verhindern lassen sich die Stiche jedoch nicht. Das Bayrepel-Präparat AUTAN ACTIVE Lotion, das Zecken besonders gut abwehrt, wirkt gegen Mücken weniger gut. Dies gilt auch für das DEET-Produkt JAICO Muggenmelk und die Mischung von DEET mit Dimethylphthhalat PIZ BUIN Anti-Mosquito After Sun« (AT 2001).

Bei Ratten kann DEET Verhaltensstörungen erzeugen. DEET kann zu Augenbrennen, Juckreiz und Schwellungen führen. Bei Kindern muss DEET sehr kritisch gesehen werden, etliche Fälle von Gehirnerkrankungen (Enzephalopathie) und Krampfanfällen wurden berichtet:

»Die Daten unserer Fallanalyse zeigen, dass DEET-haltige Repellents auf der Haut von Kindern nicht sicher sind und daher bei Kindern vermieden werden sollten. Da die potenzielle Giftigkeit von DEET hoch ist, sollten DEET-haltige Repellents wo immer möglich durch weniger toxische Substanzen ersetzt werden« (Briassoulis 2001).

Bayrepel, seit 1998 Grundlage von Autan, ist ein neu entwickelter Wirkstoff, dessen Nebenwirkungsprofil, abgesehen von den bekannten Hautreizungen, noch wenig erforscht ist.
Harmloser, aber auch weniger wirksam ist das häufig wiederholte Auftragen ätherischer Öle – etwa Zedernöl oder Citronella – auf Haut oder Kleidung. Eventuell kommt in den nächsten Jahren ein Repellent auf Basis von Tomatenextrakt auf den Markt. Ultraschall und Vitamin B haben bei der Mückenabwehr keine Wirkung. Elektroverdampfer oder abzubrennende »Mosquito-Coils« können durch ihre Inhaltsstoffe, etwa organische Lösungsmittel, Atemwegsirritationen auslösen und sollten nicht in Gegenwart von Kindern angewandt werden.

Die Einnahme von Malariamedikamenten ist das zweite Standbein der Prophylaxe. Sie verhindern zwar nicht die Infektion mit Malariaerregern, töten diese aber bei ihrer Aussaat im Blut ab. Immer wieder wechselnde Empfehlungen wegen der Zunahme von Resistenzen und Nebenwirkungen machen das Thema »Malariaprophylaxe« zu einem Feld für Spezialisten. Die Wahl der Medikamente richtet sich nach der Dauer des Aufenthalts, dem genauen Reiseziel und nach persönlichen Faktoren. Ein 100-prozentiger Schutz vor Malaria wird in keinem Fall geboten, sodass von Reisen in Malariagebiete mit Säuglingen, Kleinkindern und Schwangeren abgeraten werden muss.

1. Stand-by: In Gebieten mit geringer Gefährdung (Risiko unter 0,4 Prozent in vier Reisewochen) reicht es nach den Empfehlungen der Deutschen Gesellschaft für Tropenmedizin aus, Malariamedikamente mitzuführen, um im Falle von Fieber über 38,5 Grad Celsius und sofern nicht innerhalb von 24 Stunden ein Arzt erreichbar ist, eine Selbstbehandlung einzuleiten – ein so genanntes Stand-by (DTG 2001). Dies gilt vor allem für Reisen nach Südamerika und Asien oder wenn im Rahmen einer Reise nur Kurzzeitaufenthalte in Malariagebieten vorgesehen sind. Auch nach Einleitung der Selbstbehandlung ist baldmöglichst ein Arzt zur Bestätigung der Diagnose aufzusuchen. Für die Stand-by-Therapie eignet sich in Mittelamerika Resochin, in Südamerika und Asien Lariam, Malarone oder Riamet (Letzteres nicht für Kinder unter zwölf Jahren).

2. Chemoprophylaxe: Die Chemoprophylaxe mit Resochin (einmal pro Woche) und Paludrine (einmal täglich) ist empfohlen für:

- Bangladesch und Nepal (Südprovinzen),
- Indien nördlich der Linie Goa–Madras (nur in Gebieten unter 2000 Metern Höhe).

Die Chemoprophylaxe mit wöchentlicher Einnahme von Lariam ist empfohlen für folgende Regionen:

- tropisches Afrika (südlich der Sahara inklusive Madagaskar bis zum Norden von Namibia, Botswana und Südafrika),
- einige Inseln Indonesiens (Irian Jaya, Flores, Timor und auf den Kleinen Sundainseln östlich von Lombok),
- Ozeanien (Papua-Neuguinea, Salomon-Inseln) sowie
- einige Provinzen Brasiliens (Rondonia, Acre, Roraima).

In den Grenzgebieten von Thailand zu Myanmar (Tak) und im Südosten zu Kambodscha (Trat) besteht ein hohes Malariarisiko mit hoch resistenten Erregern. Hier ist die Prophylaxe mit Malarone empfohlen, allerdings nur bis zu einer Behandlungsdauer von vier Wochen.

Resochin ist für Säuglinge ab der sechsten Lebenswoche zugelassen, Lariam für Säuglinge ab dem dritten Lebensmonat, Malarone

junior erst für Kinder ab 11 Kilogramm Gewicht. Bei Säuglingen muss man sich auch wegen der Nebenwirkungen und fehlender Erfahrungen überlegen, ob man es bei dem Schutz durch Moskitonetze abends und nachts bewenden lässt. Schwangere dürfen nur mit Resochin oder Malarone behandelt werden.
Reservemittel bei Unverträglichkeit anderer Prophylaxemittel ist Doxyzyklin, das zwar am besten von allen Malariamitteln vertragen wird, aber bei starker Sonneneinstrahlung zu Hautschäden und bei Kindern unter acht Jahren zu Zahnschäden führen kann.
Jede Malariaprophylaxe muss vor der Reise begonnen und bis vier Wochen nach der Ausreise aus dem Malariagebiet weitergeführt werden. Lediglich Malarone kann bereits sieben Tage nach der Rückkehr abgesetzt werden. Die Malariaprophylaxe mit homöopathischen Mitteln, etwa Malaria D200, bietet keinen nachweisbaren Schutz und gilt bei Versagen als Kunstfehler (AT 1998b).

Nebenwirkungen der Prophylaxemittel

Resochin kann zu Magen-Darm-Beschwerden, Allergien und Lichtsensibilisierung führen. Problematisch ist bei Langzeiteinnahme die mögliche Schädigung der Augen durch Einlagerungen in die Hornhaut und Netzhaut (Retinopathia pigmentosa). Bei Langzeiteinnahme müssen daher regelmäßig die Augen untersucht werden. Auch Nieren und Herz können geschädigt werden.
Malarone kann ebenfalls zu Magen-Darm-Beschwerden führen; Geschwüre im Mundbereich sind eine häufige Nebenwirkung. Weiter sind Hautausschläge, Haarausfall, Zerstörung von Blutzellen (Neutropenie, Thrombopenie) und bei Überdosierung Nierenschäden beschrieben.
Lariam zeichnet sich durch häufige zentralnervöse Nebenwirkungen aus. Gemeldet wurden unter anderem Schwindel, Gleichgewichtsstörungen, Angstzustände bis hin zu Desorientiertheit, Panikattacken, Depressionen mit Suizidgefahr und Psychosen. Um diese Nebenwirkungen möglichst früh zu erkennen und auf andere Medikamente ausweichen zu können, soll mit der Einnahme daher schon zwei bis drei Wochen vor der Reise begonnen werden. Rei-

senden, die eine Malariaprophylaxe mit Lariam durchführen, wird empfohlen, in den Personalpapieren den Beipackzettel mitzuführen, damit eventuelle psychiatrische Nebenwirkungen im Reiseland richtig eingeschätzt werden (AT 2003). Bei Krampfanfällen oder psychiatrischen Erkrankungen in der Vorgeschichte verbietet sich die Lariam-Prophylaxe. Sie ist auch in der Schwangerschaft kontraindiziert, da sie zu Fehl- oder Totgeburten und Fruchtschäden führen kann. In den drei Monaten nach Einnahme von Lariam sollte eine Frau nicht schwanger werden.
Riamet kann zu Magen-Darm-, Schlafstörungen, Kopfschmerzen, Schwindel und anderen neurologischen Störungen wie unsicherem Gang oder verwaschener Sprache führen.

Zusammenfassung

- Malaria ist eine schwere und ernst zu nehmende Erkrankung in den meisten subtropischen und tropischen Ländern der Erde.
- Besonders gefährdet sind Ungeborene und Kinder – von Reisen in Malariagebiete mit Schwangeren oder Kindern sollte daher Abstand genommen werden.
- Vor jeder Fernreise ist eine genaue Information über das Malariarisiko wichtig.
- Die Prophylaxe besteht aus Schutz vor Mückenstichen, in Ländern mit höherem Risiko auch aus der Einnahme einer medikamentösen Prophylaxe.
- Ein sicherer Schutz ist durch keine Maßnahme gewährleistet; bei Fieber während oder auch noch Monate nach der Reise in ein Malariagebiet muss immer eine Blutuntersuchung auf Malaria durchgeführt werden.
- Für alle Malariagebiete ist die Mitnahme eines geeigneten Medikaments zur Selbstbehandlung (»Stand-by«) empfohlen – für den Fall, dass Fieber auftritt und innerhalb von 24 Stunden kein Arzt erreichbar ist.

Referenzen

AT (Arznei-telegramm): Vorsorge für Fernreisen. AT 1998a, 7: 63–65
AT (Arznei-telegramm): Homöopathie zur Malariaprophylaxe ungeeignet. AT 1998b, 4: 42
AT (Arznei-telegramm): Malariaprophylaxe im Umbruch? Neue Empfehlungen, neue Produkte. AT 2001, 7: 64–68
AT (Arznei-telegramm): USA – neue Warnung vor neuropsychischen Störwirkungen von Mefloquin (LARIAM). AT 2003, 34(8): 78–79
Bialek, R.: Malaria (Plasmodien). Consilium infectiorum 2003, 3: 52
Briassoulis, G., Narlioglou, M., Hatzis, T.: Toxic encephalopathy associated with use of DEET insect repellents: a case analysis of its toxicity in children. Hum Exp Toxicol 2001, 20(1): 8–14
EB (Epidemiologisches Bulletin): Reiseassoziierte Infektionskrankheiten in Deutschland. Epid Bull 2001, 49: 373–377
DTG (Deutsche Gesellschaft für Tropenmedizin und Internationale Gesundheit): Empfehlungen zur Malariaprophylaxe 2001. www.dtg.mwn.de/malaria/prinzip.htm
Herold, G., et al.: Malaria. In: Innere Medizin. Selbstverlag, Köln 1991: 617–622
Mockenhaupt, F.P., Thies, F.L., Meyer, C.G.: Malaria im Kindesalter. Pädiatr Prax 1998, 55: 305–318

ANHANG

Die Impfempfehlungen der STIKO

Impfstoffe	Vollendeter Lebensmonat				Vollendetes Lebensjahr		
	2.	3.	4.	11.–14.	1.–2.	5.–6.	9.–17.
Diphtherie, Tetanus[1]	1.	2.	[5]	3.		A[4]	A[4]
Keuchhusten	1.	2.	3.	4.			A
Hib (Haemophilus influenzae B)	1.	2.	[5]	3.			
Polio[2]	1.	2.	[5]	3.			A
Hepatitis B	1.	2.	[5]	3.			G
MMR (Masern-Mumps-Röteln)				1.	2.[3]		G
Windpocken				1.			1[6]

Stand 2004

A: Auffrischimpfung.

G: Grundimmunisierung: Alle Kinder und Jugendliche, die bisher nicht geimpft wurden (bzw. Komplettierung eines unvollständigen Impfschutzes).

[1] Abstand zwischen erster und zweiter Impfung mindestens vier Wochen; Abstand zwischen zweiter und dritter Impfung mindestens sechs Monate.

[2] Bei Verwendung von IPV-Virelon nur zweimalige Impfung. Siehe Beipackzettel.

[3] Die zweite MMR-Impfung kann bereits vier Wochen nach der ersten MMR-Impfung erfolgen.

[4] Ab Beginn des sechsten Lebensjahres wird zur Auffrischimpfung ein Impfstoff mit reduziertem Diphtherietoxoidgehalt (»d«) verwendet.

[5] Bei Kombinationsimpfstoffen mit Keuchhustenkomponente Wiederholung im vierten Monat notwendig.

[6] Alle Zwölf- bis Fünfzehnjährigen, die bisher keine Windpocken durchgemacht haben. Seit 2004 Impfempfehlung für alle Kinder im zweiten Lebensjahr.

Alternativer Impfplan

Dieser alternative Impfplan enthält Vorschläge, die als Entscheidungsgrundlage für ein individuelles Vorgehen dienen sollen.

DT (Diphtherie/Tetanus)

Die Kombinationsimpfstoffe Tetanus-Diphtherie (Td-pur und Td-rix) und Tetanus-Diphtherie-Polio (Revaxis, Td-Virelon) sind erst ab dem Alter von fünf Jahren zugelassen. Ihre Wirksamkeit ab dem Alter von sechs bis neun Monaten ist jedoch in aller Regel gut. Sie sind der einzige Ausweg, wenn man gegen Diphtherie, aber nicht gegen Keuchhusten impfen will.
Mögliche Varianten:

- zu Beginn des Laufalters dreimal Td im Abstand von vier bis acht Wochen, dann noch einmal nach sechs bis zwölf Monaten; weitere Auffrischungsimpfungen alle zehn bis fünfzehn Jahre.
- Kombination mit der Polioimpfung: zu Beginn des Laufalters zweimal Td im Abstand von vier bis acht Wochen, dann Td-Polio nach vier bis acht Wochen und nach sechs bis zwölf Monaten.
- Eine Alternative sind diese Varianten mit lediglich drei Impfungen – die zweite Td-Impfung entfällt – und sicherheitshalber eine Kontrolle der Diphtherieantikörper aus dem Blut vier Wochen nach der dritten Impfung.

Alternativen mit Impfstoffen, die für Säuglinge und Kleinkinder zugelassen sind:

- alleinige Tetanusimpfung mit Tetanol pur (Zulassung ab drei Monaten).
- Drei-, Fünf- oder Sechsfachimpfstoff. Ein Vierfachimpfstoff TD-Polio-Pertussis ergibt sich, wenn beim Fünffachimpfstoff auf Beimischung der Hib-Komponente verzichtet wird.

Polio

Im zweiten oder dritten Lebensjahr zwei Impfungen im Abstand von sechs Monaten (IPV-Virelon), dann noch einmal abschließend mit zehn Jahren (etwa in Kombination mit Td).
Alternative (ohne Zulassung): Kombination mit Tetanus und Diphtherie (Revaxis, Td-Virelon), zweimal im Abstand von mindestens einem halben Jahr.

Keuchhusten

Für Risikokinder mit chronischen Atemwegserkrankungen, Herzfehlern und anderen schweren Grundleiden.
Der einzige verfügbare Einzelimpfstoff enthält Thiomersal, daher ausschließlich in Kombination zu empfehlen:

- Dreifachimpfstoff mit Diphtherie und Tetanus (Infanrix),
- Vierfachimpfstoff mit Polio, Diphtherie und Tetanus (Pentavac unter Aussparung des Hib-Fläschchens) oder
- Fünffachimpfstoff (Pentavac, Infanrix-IPV+Hib).

Hib

Zu überlegen für Krippenkinder oder nicht gestillte Kinder: Einzelimpfung dreimal ab dem dritten Lebensmonat (zum Beispiel Hiberix aus der Schweiz) oder einmalig ab dem dreizehnten Lebensmonat. Ansonsten nur in Fünf- oder Sechsfachimpfstoffen verfügbar.

Masern

Zweimalige Impfung spätestens im Alter von zehn Jahren, bei chronisch kranken Kleinkindern ab dem zwölften bis fünfzehnten Lebensmonat.
Achtung: Da es den Mumpsimpfstoff nur in der Kombination mit

dem Masernimpfstoff gibt, sollte bei Schulbuben vor der Masernimpfung der Mumpstiter untersucht werden. Ist er negativ, besser MMR impfen!

Mumps

Vor Eintritt der Pubertät zweimalige Impfung bei Buben ohne Mumpsantikörper. Der Mumpsimpfstoff ist nur noch in der MMR-Kombination verfügbar.

Röteln

Bei Mädchen vor oder während der Pubertät nach Antikörpertestung zweimalige Impfung im Abstand von mindestens vier Wochen.

Hepatitis B

Entscheidungsfindung zusammen mit dem Jugendlichen während oder nach der Pubertät.

Windpocken

Nur für bestimmte Risikogruppen und für Erwachsene, die nachweislich (fehlende Antikörper) noch keine Windpocken hatten.

Alternatives Impfschema für gesunde Kinder

Impfstoffe	Lebensmonat				Lebensjahr	
	10.–13. (Beginn Laufalter)	4–8 Wochen später	1–6 Monate später	6–12 Monate später	2.–11.	10.–13.
Diphtherie, Tetanus (Td)	1.	2.	3.	4.		A
Polio (als Td-Polio)			1.	2.		A
Masern					1. und 2.	
MMR						1. und 2.[1]
Röteln						1. und 2.[2]

A: Auffrischungsimpfung.

[1] Bis Beginn der Pubertät bei Buben, falls Mumpsantikörper negativ.

[2] Bis Beginn der Pubertät bei Mädchen, falls Rötelnantikörper negativ.

Thiomersal-freie Impfstoffe für das erste Lebensjahr

Impfstoff	Tetanus	Diphtherie	Polio	Keuchhusten	Hib	Hepatitis B
Tetanol pur	×					
IPV-Virelon; IPV Mérieux			×			
Hiberix					×	
Engerix B; HBVax PRO						×
Infanrix	×	×		×		
Pentavac; Infanrix-IPV +Hib	×	×	×	×	×	
Hexavac; Infanrix Hexa	×	×	×	×	×	×
Procomvax					×	×

Erst ab dem fünften Geburtstag zugelassene Impfstoffe

Impfstoff	Tetanus	Diphtherie	Polio	Keuchhusten	Hib	Hepatitis B
Td pur	×	×				
Revaxis Td Virelon	×	×	×			
Boostrix	×	×		×		
Repevax	×	×	×	×		

Glossar

akute demyelinisierende Enzephalomyelitis (ADEM): Gehirn- und Rückenmarksentzündung mit vielen kleinen Entzündungsherden; Impffolge mit neurologischen Symptomen wie Lähmungen, Ausfällen von Sinnesorganen und auch schweren Bewusstseinsstörungen oder Krampfanfällen

Antigen: körperfremde Stoffe, meist Bestandteile von Krankheitserregern, die im Körper die Bildung von Antikörpern anregen

Antikörper: vom Körper gebildete Abwehrstoffe, die Antigene erkennen und binden und damit ihre Zerstörung einleiten

Arthritis: Gelenkentzündung

Ataxie: Störung der Muskelkoordination und des Gleichgewichts durch Schäden im Nervensystem, vor allem im Kleinhirn

Autoimmunerkrankung: Erkrankung, die durch Antikörper gegen körpereigenes Gewebe hervorgerufen wird (zum Beispiel rheumatische Erkrankungen)

boostern: auffrischen

Demyelinisierung: Zerstörung der die Nerven umhüllenden Markscheide

Diabetes: Zuckerkrankheit

Enzephalitis: Entzündung des Gehirns

Enzephalopathie: Erkrankung des Gehirns

Epidemie: örtlich oder zeitlich gehäuftes Auftreten einer Infektionskrankheit

Erythema multiforme: Hautausschlag mit runden, teils blasigen Herden, in schweren Fällen mit zusätzlichem Befall der Schleimhäute (Stevens-Johnson-Syndrom)

Granulom: Geschwulstbildung im Bindegewebe

Guillain-Barré-Syndrom: Entzündung der Nervenwurzeln mit über Wochen anhaltenden Lähmungen

humoral: die Körperflüssigkeit betreffend, nichtzellulär

Immunglobuline: Abwehrstoffe in Blut und Gewebsflüssigkeiten

Immunkomplex: Verklumpung zwischen Antigen und Antikörper, die bei Anhaftung an bestimmte Gewebe zu Entzündungen führen kann

immunogen: die Bildung von Antikörpern hervorrufend

immunsuppressiv: die Abwehr schwächend oder unterdrückend

intramuskulär: Injektion in einen Muskel (meist Gesäß, Oberarm oder Oberschenkel)

invasiv: über die Blutbahn einbrechend und innere Organe befallend

Kontraindikation: Gegenanzeige; Grund, eine medizinische Maßnahme nicht anzuwenden

Kryoglobulinämie: krankhafte kältebedingte Eiweißausfällung in der Blutbahn mit Blutgefäßverstopfung

Lupus erythematodes: schwere Autoimmunerkrankung mit Haut-, Gelenk- und Nierenbefall

Meningitis: Entzündung der Gehirnhaut

Meningoenzephalitis: Entzündung von Gehirnhaut und Gehirn

multiple Sklerose: schubweise verlaufende schwere Nervenerkrankung mit Lähmungen, Gefühlsstörungen, Schwindel, Sehstörungen und psychischen Veränderungen

Myasthenia gravis: schwere, allmählich zunehmende Muskelerkrankung mit Übergang in Lähmungen; Autoimmunerkrankung

Myelin: Fettstoff, der unter anderem die schützende Umhüllung der Nerven (Nervenscheide) bildet

Myokarditis: Entzündung des Herzmuskels

nephrotisches Syndrom: schwere Nierenerkrankung mit Verlust von Eiweiß und Abwehrstoffen über den Urin; Autoimmunerkrankung

Neuritis: Nervenentzündung

Neuropathie: Nervenerkrankung

Non-Responder: jemand, der nicht auf eine Impfung anspricht; Impfversager

Pneumonie: Lungenentzündung

postvakzinal: nach einer Impfung auftretend

Serumkrankheit: Krankheit durch Überempfindlichkeit gegen artfremdes Eiweiß: Hautausschläge, Fieber, Gelenkschwellungen, selten auch allergischer Schock

Sepsis: Blutvergiftung

Stevens-Johnson-Syndrom: schwere Form eines Erythema multiforme (siehe dort) mit Fieber und Schleimhautbeteiligung

STIKO: Ständige Impfkommission am Robert-Koch-Institut

subkutan: unter die Haut gespritzt

Thrombozytopenie: verminderte Zahl an Blutplättchen, kann zu Haut- und Organblutungen führen

transverse Myelitis: Entzündung des Rückenmarks mit querschnittsartigen Beschwerden wie Lähmungen oder Gefühlsstörungen

Toxin: Giftstoff

Toxoid: »entgifteter« Giftstoff, der als Impfstoff verwendet wird (Tetanus, Diphtherie)

Vaskulitis: autoimmune Entzündung der Blutgefäße mit möglichen Organschäden

Virostatikum: Medikament, das die Vermehrung von Viren hemmt

Wegener'sche Granulomatose: Autoimmunerkrankung der Blutgefäße, vor allem in Lunge und Nieren

WHO: Weltgesundheitsorganisation (World Health Organization)

Zyste: flüssigkeitsgefüllte, mit einer Kapsel umgebene Geschwulst

Zytomegalie: Virusinfektion, die vor allem während der Schwangerschaft durch Schädigung des Fötus problematisch ist

zytotoxisch: zellschädigend